カラー図解

脳神経ペディア

Brainpedia

「解剖」と「機能」が見える・つながる事典

著 渡辺雅彦
（北海道大学大学院医学研究院）

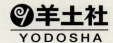

【注意事項】本書の情報について

　本書に記載されている内容は，発行時点における最新の情報に基づき，正確を期するよう，執筆者，監修・編者ならびに出版社はそれぞれ最善の努力を払っております．しかし科学・医学・医療の進歩により，定義や概念，技術の操作方法や診療の方針が変更となり，本書をご使用になる時点においては記載された内容が正確かつ完全ではなくなる場合がございます．
　また，本書に記載されている企業名や商品名，URL等の情報が予告なく変更される場合もございますのでご了承ください．

序

『脳神経ペディア』は，神経系のマクロスコピック（巨視的）からメゾスコピック（中間的）なレベルでの神経解剖学テキストをめざして出版した．その基となり契機となったのが，北海道大学医学部医学科で現在使用している神経解剖学の講義テキストである．これに加えて本書は，医学生の神経解剖学の履修だけでなく，この科目に続く神経生理学・神経薬理学などの基礎科目や，精神科学・神経内科学・脳神経外科学・放射線診断学などの臨床科目を学ぶ際に振り返って活用でき，さらに神経解剖学の基礎を学ぼうとする生命科学・医学分野の大学院生・若手研究者などの学習書にもなるようにと考えて作成した．

第Ⅰ部では，中枢神経系と末梢神経系の各部の解剖学的構成とその主な機能についてまとめた．第Ⅱ部では感覚系と運動系のシステムについて概説した．第Ⅰ部が神経解剖学の横糸とすれば，第Ⅱ部はそれらの機能を紡いだ縦糸である．さらに，MRI画像を使ってマクロスコピックな脳の構造的理解の一助となるように，最後に第Ⅲ部を配した．

本書は，北海道大学名誉教授である井上芳郎先生（1978～2005年 本学医学部解剖学第一講座教授）が，「統合・基礎神経学」の講義テキストとして長年履修学生に配布してきたものが土台となっている．私がこの科目担当を引き継いでから，井上先生のマクロスコピックな神経解剖学の内容に，神経核の機能と投射関係に関するメゾスコピックな情報やニューロンやシナプスに関するミクロスコピック（微視的）な内容，さらにMRI画像を加えて完成させたものである．なお，ミクロスコピックな内容については拙著『みる見るわかる脳・神経科学入門講座 改訂版 前編・後編』（羊土社）で解説しているので割愛した．興味のある方はそちらも参照してほしい．

本書で学びを深めた1人でも多くの読者が，未来の『脳神経ペディア』に新たな1ページを加えてくれることを心から願っている．

2017年7月

渡辺雅彦

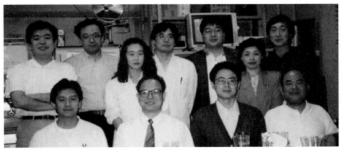

1993年当時の北大・解剖学第一講座の教室員
前列左から2人目が井上教授（当時53歳），3人目が筆者（当時34歳，助教授）

目次概略

第Ⅰ部　神経系の解剖学〜脳の地図を知る

◆1章　中枢神経系
1　終脳（大脳）の構成 ... 22
2　間脳の構成 ... 66
3　中脳の構成 ... 85
4　橋の構成 ... 103
5　延髄の構成 ... 117
6　小脳の構成 ... 136
7　脊髄の構成 ... 152

◆2章　末梢神経系
1　脳神経の構成 ... 168
2　脊髄神経の構成 ... 171
3　自律神経系の構成 ... 174

第Ⅱ部　神経系の機能〜脳のしくみを知る

◆1章　感覚系
1　体性感覚系 ... 187
2　視覚系 ... 193
3　聴覚系 ... 203
4　平衡覚系 ... 210
5　嗅覚系 ... 214
6　味覚系 ... 218

◆2章　運動系
1　高次運動関連領野 ... 221
2　錐体路系 ... 223
3　錐体外路系 ... 226

第Ⅲ部　MRI画像で深める脳構造の理解

◆1章　画像集 ... 232

◆2章　構造の理解
1　脳表画像からの脳回と脳溝の同定 ... 246
2　MRアンギオグラフィーとMRベノグラフィー ... 249
3　断面画像の観察 ... 255

カラー図解
脳神経ペディア
「解剖」と「機能」が見える・つながる事典

Contents

◆ 序

第I部 神経系の解剖学～脳の地図を知る

概論
- **A** 中枢神経系とは ……………………………… 14
  - 1）3つの外形的区分～脳の区分①　2）6つの解剖学的領域～脳の区分②
- **B** 末梢神経系とは ……………………………… 17

用語解説
- ❶ 灰白質と白質 …………………………………… 18
- ❷ 皮質と髄質 ……………………………………… 18
- ❸ 神経核と神経節 ………………………………… 18
- ❹ 神経路（伝導路，投射路） …………………… 18
- ❺ 投射線維，交連線維，連合線維 ……………… 19
- ❻ 脳溝と脳回 ……………………………………… 19
- ❼ 脳室系 …………………………………………… 19
- ❽ 脳脊髄液 ………………………………………… 21
- ❾ 髄膜 ……………………………………………… 21

1章　中枢神経系

1　終脳（大脳）の構成　22
- **A** 構成と機能のまとめ …………………………… 22

①大脳皮質　25
- **A** 脳葉 ……………………………………………… 25
  - 1）前頭葉　2）頭頂葉　3）後頭葉　4）側頭葉　5）島　6）辺縁葉
- **B** 大脳皮質のブロードマン領野 ………………… 29
- **C** 新皮質の6層構造 ……………………………… 29
  - 1）第Ⅰ層（分子層）：大脳皮質全体の活動調節
  - 2）第Ⅱ層（外顆粒層）と第Ⅲ層（外錐体細胞層）：皮質間の連絡　3）第Ⅳ層（内顆粒層）：視床からの入力層　4）第Ⅴ層（内錐体細胞層）：皮質下核への出力層　5）第Ⅵ層（多形細胞層）：視床への出力層
- **D** 機能局在と機能中枢 …………………………… 33
  - 1）運動性皮質　2）感覚性皮質

E 連合野 ... 35
1) 前頭連合野　2) 頭頂連合野　3) 側頭連合野　4) 後頭連合野（視覚連合野）

F 大脳辺縁系 ... 39

G 大脳髄質 ... 40
1) 投射線維　2) 交連線維　3) 連合線維

② 海馬 ... 44

A アンモン角 ... 45
1) 錐体細胞と錐体細胞層　2) アンモン角への入力　3) アンモン角からの出力

B 歯状回 ... 46

C 一方向性の神経回路 ... 47

D 陳述記憶とシナプス可塑性 ... 48

③ 扁桃体 ... 51

A 基底外側核 ... 52

B 中心核 ... 53

C 皮質内側核 ... 54

④ 大脳基底核 ... 55

A 構成要素 ... 55
1) 線条体　2) 淡蒼球　3) 視床下核　4) 黒質と腹側被蓋野

B 入力核，出力核，内在核 ... 56
1) 入力核：線条体　2) 出力核：淡蒼球内節，黒質網様部，腹側淡蒼球　3) 内在核：淡蒼球外節，黒質緻密部，腹側被蓋野

C 4つの並列ループ回路 ... 57
1) 運動ループ　2) 眼球運動ループ　3) 認知ループ　4) 辺縁系ループ

D 直接路と間接路 ... 59
1) 直接路　2) 間接路　3) 直接路と間接路による相反的制御

⑤ 前脳基底部 ... 62

A マイネルト基底核 ... 63

B 内側中隔とブローカの対角帯垂直部 ... 64

C ブローカの対角帯水平部 ... 64

D 認知症とアセチルコリン ... 64
1) アルツハイマー型認知症　2) アルツハイマー型認知症のコリン仮説　3) アルツハイマー型認知症のアミロイド仮説

2 間脳の構成 ... 66

A 構成と機能のまとめ ... 66

B 間脳の構成 ... 67
1) 視床　2) 視床上部　3) 視床下部

① 視床 ... 70

A 位置による背側視床の分類 ... 70
1) 前核　2) 内側核（背内側核）　3) 外側核　4) 腹側核　5) 視床後部　6) 視床網様核　7) 髄板内核

B 投射様式に基づく背側視床の分類 ... 73
1) 特殊核（中継核）　2) 連合核　3) 非特殊核　4) 視床網様核

C 腹側視床 ... 74
1) 視床下核　2) 不確帯　3) フォレル野

D 視床の感覚性ゲート ... 75
1) 視床網様核を介した感覚性ゲーティング　2) 脳幹コリン作動性ニューロンによる感覚性ゲートの制御

② 視床上部 ... 77

A 視床上部の構成要素 ... 77
1) 松果体　2) 手綱（手綱核）

③ 視床下部 ... 79

A 視床下部下垂体系 ... 79
1) 室傍核と視索上核　2) 弓状核（漏斗核）

B 視床下部下垂体系以外の神経核 ... 81
1) 乳頭体核　2) 視交叉上核　3) 視床下部外側野　4) 視床下部腹内側核　5) 結節乳頭核　6) 視索前野

C 視床下部を通過する神経路 ... 83
1) 脳弓　2) 室周線維系　3) 内側前脳束　4) 分界条

3 中脳の構成 ... 85

A 構成と機能のまとめ ... 85

① 中脳蓋 ... 88
A 上丘 ... 88
B 視蓋前域 ... 88
1）対光反射（瞳孔反射）　2）輻輳・調節反射（近見反射）
C 下丘 ... 89

② 中脳被蓋 ... 90
A 中心灰白質 ... 90
B 赤核 ... 91
1）皮質赤核路　2）小脳赤核路　3）赤核オリーブ路　4）赤核脊髄路
C 黒質 ... 92
1）緻密部：大脳基底核の内在核　2）網様部：大脳基底核の出力核
D 腹側被蓋野 ... 94
E 中脳網様体 ... 95
F 脚間核と吻内側被蓋核 ... 96
G 縫線核 ... 97
1）中脳背側の縫線核群　2）延髄腹側の縫線核群
H 脚橋被蓋核 ... 97
I 動眼神経核 ... 99
1）動眼神経核　2）動眼神経副核
J 滑車神経核 ... 100

③ 中脳を通過する神経路 ... 101
1）内側縦束　2）上小脳脚交叉　3）中心被蓋路　4）内側毛帯　5）外側毛帯　6）大脳脚

4　橋の構成 ... 103
A 構成と機能のまとめ ... 103

① 橋の構成要素 ... 106
A 橋網様体 ... 106
B 青斑核 ... 106
1）覚醒制御　2）選択的注意　3）ストレス反応　4）下行性疼痛抑制系
C 背外側被蓋核 ... 108
D 結合腕傍核 ... 108
E 三叉神経核 ... 108
1）三叉神経脊髄路核　2）三叉神経主知覚核　3）三叉神経中脳路核　4）三叉神経運動核
F 外転神経核 ... 109
G 顔面神経の神経核 ... 109
1）顔面神経核　2）上唾液核　3）孤束核外側部
H 前庭神経核 ... 111
1）眼球運動脳性神経核への投射　2）外側前庭脊髄路　3）内側前庭脊髄路　4）前庭小脳路　5）大脳皮質への上行性投射
I 蝸牛神経核と上オリーブ複合体 ... 112
1）前腹側核　2）後腹側核　3）背側核
J 橋核 ... 114

② 橋を通過する神経路 ... 115
1）内側毛帯　2）前側索系（脊髄視床路）　3）台形体と外側毛帯　4）中心被蓋路　5）内側縦束　6）顔面神経膝　7）縦橋線維　8）横橋線維

5　延髄の構成 ... 117
A 構成と機能のまとめ ... 117

① 延髄の構成要素 ... 121
A 後索核 ... 121
B 副楔状束核（外側楔状束核）... 122
C 延髄網様体 ... 122
1）外側網様核　2）巨細胞性網様核　3）縫線核　4）傍巨細胞性網様核
D 下オリーブ核 ... 123
1）下オリーブ核からの出力　2）下オリーブ核への入力
E 孤束核 ... 124
1）孤束核内側部（孤束核尾側部）　2）孤束核外側部（孤束核吻側部）
F 最後野 ... 125
G 疑核 ... 128
H 下唾液核 ... 128
I 舌下神経核 ... 129

- **J** 副神経の神経核 ……………………… 129
- **K** 迷走神経の神経核 ……………………… 129
- **L** 舌咽神経の神経核 ……………………… 131
- **M** 延髄のアドレナリン神経系 ……………… 133

②延髄を通る神経路　134
　1）内側毛帯　2）孤束　3）錐体路と錐体交叉

6　小脳の構成　136
- **A** 構成と機能のまとめ ……………………… 136
　1）概観

①小脳の構成要素　138
- **A** 組織構築 ……………………………………… 138
　1）小脳皮質　2）小脳髄質　3）小脳核
- **B** 小脳脚 ……………………………………… 140

②小脳の構成と機能　141
- **A** 3つの機能的区分 ……………………… 141
　1）脊髄小脳　2）大脳小脳（橋小脳）　3）前庭小脳
- **B** 細胞構築とシナプス回路 ……………… 144
　1）小脳皮質の投射ニューロン　2）小脳皮質の興奮性介在ニューロン　3）小脳皮質の抑制性介在ニューロン　4）小脳核ニューロン　5）グリア細胞
- **C** 登上線維によるプルキンエ細胞の
  単一支配 ……………………………………… 147
- **D** 運動のフィードバック学習 ……………… 149
- **E** 運動のフィードフォワード制御 ………… 150
- **F** 小脳の機能異常 …………………………… 150
　1）協調運動障害　2）筋緊張の減退　3）企図振戦　4）運動失調　5）構語障害　6）注視方向性眼振

7　脊髄の構成　152
- **A** 構成と機能のまとめ ……………………… 152
- **B** 用語の整理 …………………………………… 152
　1）髄節　2）頸膨大と腰膨大　3）脊髄円錐と馬尾　4）脊髄神経の根・枝・神経節　5）中心管

①脊髄の構成要素　156
- **A** 灰白質 ……………………………………… 156
　1）前角（前柱）　2）側角（側柱）または中間質　3）後角（後柱）　4）レクセドの層分類
- **B** 白質 ………………………………………… 159
　1）前索　2）側索　3）後索

②脊髄の神経路　161
- **A** 脊髄の上行性神経路 ……………………… 161
　1）意識にのぼる感覚路　2）意識にのぼらない感覚路
- **B** 脊髄の下行性神経路 ……………………… 164
　1）錐体路　2）錐体外路
- **C** 脊髄の固有束 ……………………………… 166
- **D** 脊髄の反射弓 ……………………………… 166

2章　末梢神経系

1　脳神経の構成　168
- **A** 解剖学的構成 ……………………………… 168
- **B** 脳神経の名称の由来 ……………………… 168
- **C** 脳神経を構成するニューロン …………… 169
　1）感覚性脳神経のニューロン　2）運動性脳神経のニューロン

2　脊髄神経の構成　171
- **A** 解剖学的構成 ……………………………… 171
- **B** 神経叢 ……………………………………… 171
- **C** 皮節 ………………………………………… 171
- **D** 脊髄神経を構成するニューロン ………… 173

3　自律神経系の構成　174
- **A** 解剖学的構成 ……………………………… 174
- **B** 交感神経系 ………………………………… 175
- **C** 副交感神経系 ……………………………… 176
- **D** 腸管神経系 ………………………………… 177

第Ⅱ部 神経系の機能～脳のしくみを知る

概論

- A 感覚系，統合系，運動系 ······· 180
- B 神経の機能的分類 ······· 180
- C 末梢神経と神経核の機能的対応性 ······· 182
- D 運動系の構成要素 ······· 183

用語解説

1. 求心性と遠心性 ······· 185
2. 体性と臓性 ······· 185
3. 体節と鰓弓 ······· 186
4. プラコード ······· 186

1章　感覚系

1 体性感覚系 ······· 187

- A 体性感覚のモダリティー ······· 187
  1) 痛覚と温度覚　2) 触覚（触圧覚）　3) 深部知覚（固有知覚）
- B 受容器 ······· 188
  1) 侵害受容器（痛覚の受容器）　2) 温度受容器　3) 触覚受容器や圧受容器　4) 伸展受容器（深部受容器）
- C 一次感覚ニューロン ······· 189
  1) 太い有髄神経線維（Aα/Aβ線維）　2) 細い有髄神経線維（Aδ線維）　3) 無髄神経線維（C線維）
- D 体性感覚の神経路 ······· 190
  1) 内側毛帯系：触圧覚と意識にのぼる深部知覚の伝導路　2) 前側索系：温痛覚と粗大な触圧覚の伝導路　3) 三叉神経毛帯：顔面の体性感覚の伝導路
- E 一次体性感覚野 ······· 191
- F 高次体性感覚皮質 ······· 191

2 視覚系 ······· 193

- A 網膜 ······· 193
  1) 視細胞：杆状体細胞と錐状体細胞　2) 光受容体　3) 視細胞における光・電位変換　4) 明順応と暗順応　5) ON経路とOFF経路　6) 神経節細胞
- B 視覚認知の神経路 ······· 197
  1) 視交叉　2) 外側膝状体　3) 視放線　4) 一次視覚野　5) 高次視覚野
- C 視覚反射の神経路 ······· 201

3 聴覚系 ······· 203

- A 蝸牛 ······· 203
  1) コルチ器　2) 内有毛細胞　3) 外有毛細胞　4) コルチ器基底膜による周波数同調　5) 有毛細胞による振動・電位変換
- B 聴覚の神経路 ······· 206
  1) 蝸牛神経核　2) 上オリーブ複合体　3) 下丘　4) 内側膝状体　5) 聴覚野

4 平衡覚系 ······· 210

- A 前庭 ······· 210
  1) 半規管　2) 球形嚢と卵形嚢　3) 前庭器官の有毛細胞
- B 平衡覚の神経路 ······· 212
  1) 前庭神経核　2) 眼球運動神経核への投射：前庭動眼反射　3) 脊髄への投射：前庭脊髄反射　4) 前庭小脳への投射：眼球と頸部の協調運動と学習　5) 大脳皮質への上行路：身体と視覚情報の定位

5 嗅覚系 ······· 214

- A 嗅上皮 ······· 214
  1) 嗅細胞　2)「1嗅細胞-1受容体」ルール　3) 同じ受容体を発現する嗅細胞軸索は同じ糸球体に収束
- B 嗅覚の神経路 ······· 216
  1) 嗅球　2) 一次嗅皮質

6 味覚系 218

A 味蕾 218
　1）味細胞　2）味覚受容体

B 味覚の神経路 219
　1）味覚神経　2）孤束核　3）結合腕傍核
　4）視床VPM核　5）一次味覚野（43野）：
　　島皮質と弁蓋

2章　運動系

1 高次運動関連領野 221

A 前頭前野 221

B 運動前野 221

C 補足運動野 221

D 前補足運動野 222

E 帯状皮質運動野 222

2 錐体路系 223

A 上位運動ニューロン 223
　1）一次運動野　2）皮質脊髄路　3）外側下行
　路と内側下行路

B 下位運動ニューロン 224
　1）脊髄前角運動ニューロンの体部位局在性と
　下行性神経路　2）運動単位

3 錐体外路系 226
　1）赤核脊髄路　2）網様体脊髄路　3）前庭脊
　髄路　4）視蓋脊髄路

第Ⅲ部　MRI画像で深める脳構造の理解

用語解説

❶ 3つの軸 230

❷ 3つの解剖学的断面 230

❸ MRアンギオグラフィーと
　MRベノグラフィー 231

1章　画像集

MRI 1 MRI脳表画像と
　　MRベノグラフィー 232

MRI 2 MRベノグラフィー 234

MRI 3 MRアンギオグラフィー 235

MRI 4 MRアンギオグラフィーと
　　MRベノグラフィー 236

MRI 5 MRI水平断 238

MRI 6 MRI冠状断 241

MRI 7 MRI矢状断 244

2章　構造の理解

1 脳表画像からの脳回と脳溝の同定 246

A 外側溝 246

B 中心溝 246
　1）弁蓋部から探す　2）縁上回から探す
　3）中心傍小葉から探す

C 前頭溝 247

D 頭頂間溝 247

E 側頭溝 247

F 頭頂後頭溝と鳥距溝 248

2 MRアンギオグラフィーとMRベノグラフィー 249

A 脳の動脈 249
　1）内頸動脈　2）前大脳動脈　3）中大脳動脈
　4）後大脳動脈　5）椎骨動脈と脳底動脈

B 脳の静脈 252
　1）表在性の大脳静脈　2）深部の大脳静脈
　3）硬膜静脈洞

3 断面画像の観察 255

A 脳の6つの区分 255
B 大脳皮質の脳溝と脳回 255
C 白質 255
D 海馬 256
E 大脳基底核と視床 256
F 脳室系 257

◆ 巻末付録　1. 略語一覧 258
　　　　　　2. 英和対訳一覧 262

◆ 索引 274

＜第Ⅰ部　神経系の解剖学〜脳の地図を知る＞

ブロードマン領野 … 30	ノルアドレナリン作動性ニューロンの分布領域 … 107
大脳皮質の末梢対応局在性 … 34	ベル麻痺 … 110
n-バック課題 … 36	延髄における神経核の配置 … 120
フィネアス・ゲージの鉄梃事件 … 37	登上線維と運動学習 … 124
内包と片麻痺 … 42	内臓の運動や反射にかかわる一般臓性運動GVEの節前ニューロン … 125
分離脳 … 43	動脈圧受容器反射 … 126
優位半球と劣位半球 … 43	鰓弓筋の運動神経核 … 128
恐怖記憶の消去 … 53	顔面の腺の神経支配 … 128
霊長類とげっ歯類における大脳基底核の違い … 56	迷走神経背側複合体 … 130
ハイパー直接路 … 60	アドレナリン作動性ニューロンの分布領域 … 133
コリン作動性ニューロンの分布領域 … 65	カテコールアミンの合成経路とニューロンの分類 … 135
ロボトミー（前頭前白質切断術） … 72	小脳糸球体 … 146
深部脳刺激 … 74	副神経脊髄根の神経核 … 157
パペッツの情動回路 … 81	クラーク氏背核（胸髄核） … 157
黒質を中心とした線維連絡 … 94	神経管の背腹軸における領域化 … 158
ドパミン作動性ニューロンの分布領域 … 94	解離性知覚障害 … 162
脳幹網様体による自律神経機能の調節 … 95	反射弓の構成要素 … 166
上行性網様体賦活系 … 96	レンショー細胞 … 167
セロトニン作動性ニューロンの分布領域 … 99	自律神経の上位中枢 … 176
注視（共同性眼球運動） … 100	
視運動性反応 … 101	

＜第Ⅱ部　神経系の機能〜脳のしくみを知る＞

赤緑色覚異常 … 194	錐体外路系と錐体外路症状 … 227

第Ⅰ部

神経系の解剖学
～脳の地図を知る

第Ⅰ部 神経系の解剖学～脳の地図を知る

概 論

神経系は**中枢神経系** central nervous system（CNS）と**末梢神経系** peripheral nervous system（PNS）からなり，表1の構成要素をもつ．

A．中枢神経系とは

中枢神経系は**脳** brain と**脊髄** spinal cord から構成される（図1）．中枢組織は柔らかく脆弱であるため，これらを物理的に守ることは個体の成長と生存に不可欠である．このため，中枢神経系は，**頭蓋** skull や**脊柱** vertebral column という骨性容器（図2）の中で，**脳脊髄液** cerebrospinal fluid に浸った状態で格納されている．脳脊髄液の浮力により，1.2～1.4 kg にもなるヒト脳であっても，見かけの重量は大幅に減少する．さらに，脳を包む髄膜のなかで最も丈夫な硬膜が，左右の大脳半球の間（大脳鎌とよばれる⇒第Ⅰ部用語解説 図3）や大脳半球と小脳の間（小脳テント）に向かって張り出して，重力や加速度による脳の変形や変位を最小限に食い止めている．まさに中枢神経系は「箱入り娘」の状態にある．

1）3つの外形的区分～脳の区分①

特徴的な外観から，脳は**大脳半球** cerebral hemisphere，**脳幹** brainstem，**小脳** cerebellum の3部に分けられる（図1）．

2）6つの解剖学的領域～脳の区分②

大脳半球は終脳（大脳）が左右に膨隆した構造で，ここにみられる多数の'しわ'（**脳回** gyrus）はヒト大脳半球の特筆すべき特徴であり，高度で知的な脳機能中枢がここに集まる．

小脳にも横走する多数のしわが観察できるが，大脳半球のそれと比べると，こまかで緻密である．小脳は，器用で精緻な運動の発現や，練習・訓練に伴う運動技能の向上（運動学習）にかかわる．

脳幹は，**間脳**，**中脳**，**橋**，**延髄**が直列した脳領域の総称で，呼吸・循環・消化・意識など生命機能を営むための中枢である．橋の腹側への著明な膨隆により，中脳や延髄との境界は明瞭になる．

かくして，脳は，**終脳** telencephalon（**大脳** cerebrum），**間脳** diencephalon，**中**

脳 midbrain，橋 pons，延髄 medulla oblongata，小脳 cerebellum の6つの解剖学的領域（図3）に区分される．

表1 神経系の構成要素

中枢神経系 central nervous system（CNS）		脳 brain
		脊髄 spinal cord
末梢神経系 peripheral nervous system（PNS）	体性神経系 somatic nervous system	脳神経 cranial nerve
		脊髄神経 spinal nerve
	自律神経系 autonomic nervous system	交感神経 sympathetic nerve
		副交感神経 parasympathetic nerve
		腸管神経系 enteric nervous system

（人体の図：文献1を参考に作成）

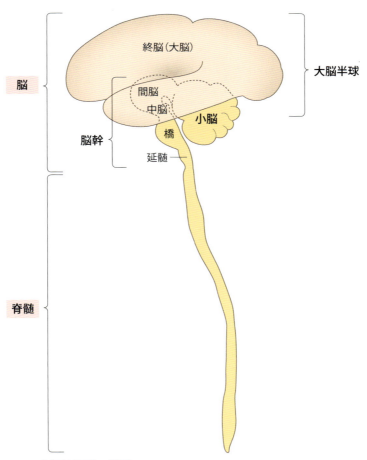

図1 中枢神経系の概観

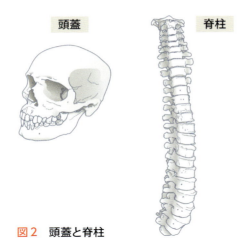

図2 頭蓋と脊柱

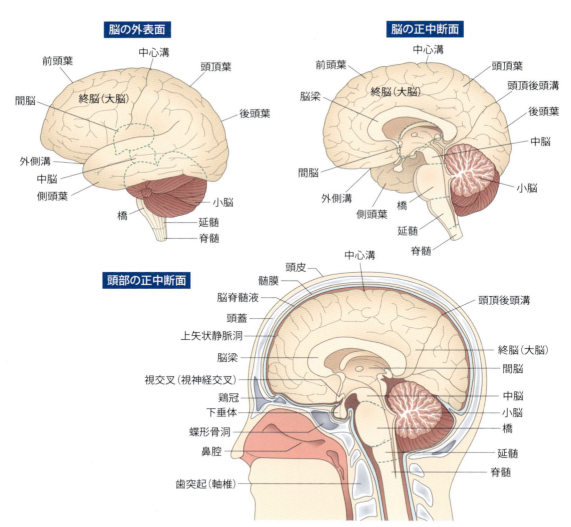

図3 ヒト脳の概観
終脳（大脳）は，中心溝・外側溝・頭頂後頭溝の存在により前頭葉・頭頂葉・後頭葉・側頭葉に区画される．脳は脳脊髄液に浸った状態で，頭蓋とその深部にある髄膜に囲まれて存在する．

B. 末梢神経系とは

末梢神経系は，体壁（体幹と四肢）の感覚と運動を伝える**体性神経系** somatic nervous system（動物神経系ともいう）と，内臓の感覚と運動を伝える**自律神経系** autonomic nervous system（内臓神経系，植物神経系ともいう）とに分類される（表1）．さらに，体性神経系は，脳と連絡する**脳神経** cranial nerve と，脊髄と連絡する**脊髄神経** spinal nerve に，自律神経系は**交感神経** sympathetic nerve と**副交感神経** parasympathetic nerve に分けられる．**腸管神経系** enteric nervous system は自律神経系の第3の構成要素である．副交感神経線維は，その走行の途中まで脳神経や脊髄神経の内部を走るため，体性神経系と自律神経系の走行は一部オーバーラップしている．

かくして，末梢神経系は次の3種類からなる．
① 脳神経 cranial nerve
② 脊髄神経 spinal nerve
③ 自律神経系 autonomic nervous system
   ▶ 交感神経 sympathetic nerve
   ▶ 副交感神経 parasympathetic nerve
   ▶ 腸管神経系 enteric nervous system

文献
1)「はじめの一歩の生化学・分子生物学 第3版」（前野正夫，磯川桂太郎／著），羊土社，2016

第Ⅰ部 神経系の解剖学～脳の地図を知る

用語解説

第Ⅰ部をより理解するために知っておきたい専門用語

❶ 灰白質と白質

　脳と脊髄からなる中枢神経系のなかで，**灰白質** gray matter はニューロン（神経細胞）の細胞体が集まる領域を指す（⇒ 第Ⅰ部1章1図1A の表層の ▬ 部分）．一方，細胞体に乏しく主に神経線維（軸索）が走行している領域を**白質** white matter とよぶ（⇒ 同図1Aの ▬ 部分）．中脳から脊髄上部にかけては，灰白質と白質が混然となった領域もあり，**網様体** reticular formation とよばれる．

❷ 皮質と髄質

　脳や腎臓などの実質性臓器では，しばしば表層を**皮質** cortex，深層や中心部を**髄質** medulla とよぶ．終脳（大脳）や小脳では表層に灰白質があり，それぞれ**大脳皮質** cerebral cortex（⇒ 第Ⅰ部1章1図1A の表層の ▬ 部分），**小脳皮質** cerebellar cortex とよぶ．白質は深層を占め，**大脳髄質** cerebral medulla（⇒ 同図1A の ▬ 部分），**小脳髄質** cerebellar medulla とよばれる．

　脊髄では逆で，表層を白質，深層を灰白質が占めるが，それを皮質や髄質とはよばない．その位置により，脊髄の灰白質を**前角** anterior horn・**側角** lateral horn・**後角** posterior horn，白質を**前索** anterior funiculus・**側索** lateral funiculus・**後索** posterior funiculus とよぶ（⇒ 第Ⅰ部1章7図3）．

❸ 神経核と神経節

　大脳皮質，小脳皮質，脊髄を除く中枢神経系領域では，関与する神経機能と投射の違いに応じてニューロンの細胞体が集団を形成し，これを**神経核** nucleus とよぶ．例えば，線条体にドパミン作動性投射を行って随意運動を調節するニューロンは中脳腹側部に集まって**黒質**を形成し（⇒ 第Ⅰ部1章3-②-C），顔面の表情筋にコリン作動性投射を行って瞬目反射や口唇の運動を制御するニューロンは橋腹側部に集まって**顔面神経核**を形成する（⇒ 同章4-①-G）．大脳髄質や小脳髄質の深部にも神経核が形成され，**線条体** striatum，**淡蒼球** globus pallidus，**扁桃体** amygdala，**小脳核** cerebellar nuclei とよばれる．

　一方，末梢神経系においてニューロンの細胞体が集まる部位はコブ状に膨らんで見えるため，**神経節** ganglion とよぶ．**脊髄神経節** spinal ganglion（**後根神経節** dorsal root ganglion）（⇒ 同章7図3）や**三叉神経節** trigeminal ganglion（⇒ 同章4図3）は皮膚や粘膜などの体性感覚の神経節であり，**蝸牛神経節** cochlear ganglion（⇒ 同章4図7）や**前庭神経節** vestibular ganglion（⇒ 同章4図6）は特殊感覚（聴覚と平衡覚）の神経節であり，**上頸神経節** superior cervical ganglion や**骨盤神経節** pelvic ganglion（⇒ 第Ⅰ部2章3図2）は自律神経の神経節である．

❹ 神経路（伝導路，投射路）

　中枢神経系において神経線維が集まって**神経路（伝導路，投射路）** tract，pathway を形成し，神経路ごとに特定の白質領域を走行する．例えば，大脳皮質の一次運動野から脊髄前角に下行する神経路は，終脳と間脳の領域では**内包** internal capsule，中脳では**大脳脚** cerbral peduncle，橋では

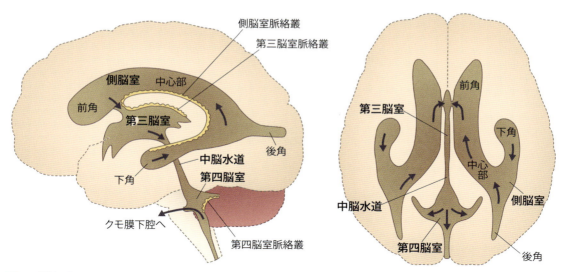

図1　脳室系
矢印は脈絡叢で産生された脳脊髄液の流れる方向を示す．最終的に，脳脊髄液はクモ膜下腔へと流出する．終脳（大脳）の脳室である側脳室は広大であるため，部位により前角・中心部・後角・下角とよびわける．

縦橋線維 longitudinal pontine fiber，延髄では**錐体** pyramid を通り（⇒第Ⅰ部1章1図15参照），脊髄白質の**前索**と**側索**を下行する．

しばしば神経路は，出発地と到着地の名称を冠して，**皮質脊髄路** corticospinal tract（これは別名**錐体路** pyramidal tract ともいう），**脊髄視床路** spinothalamic tract，**脊髄小脳路** spinocerebellar tract などと表記される．

❺ 投射線維，交連線維，連合線維

大脳半球とそれ以外の中枢神経領域の間を連絡する神経線維を**投射線維** projection fiber といい，**皮質脊髄路**や，海馬と視床下部乳頭体を連絡する**脳弓** fornix（⇒第Ⅰ部1章1図14参照）などの神経路を通る神経線維はその代表例である．

左右の大脳半球の対応する部位を連絡する神経線維を**交連線維** commissural fiber といい，**脳梁** corpus callosum はその代表例である．

同側の大脳半球の異なる領域を連絡する神経線維を**連合線維** association fiber とよび，前頭葉と後頭葉を結ぶ**上縦束** superior longitudinal fascicle や，側頭葉と後頭葉を結ぶ**下縦束** inferior longitudinal fascicle などがある．

❻ 脳溝と脳回

大脳皮質や小脳皮質の表面にはしわのような凹凸があり，隆起した部分を**脳回** gyrus，脳回と脳回の間のくぼんだ部位を**脳溝** sulcus とよぶ．

脳溝である**中心溝** central sulcus，**外側溝** lateral sulcus，**頭頂後頭溝**により4つの脳葉（**前頭葉・頭頂葉・後頭葉・側頭葉**）が区画される（⇒第Ⅰ部概論 図3）．

脳回である**中心前回** precentral gyrus，**中心後回** postcentral gyrus，**横側頭回** transverse temporal gyrus には，それぞれ一次運動野，一次体性感覚野，一次聴覚野が存在する．

❼ 脳室系

中枢神経系は中空性の**神経管** neural tube から発生するため，発生当初より内部に**脳室系** ventricular system とよばれる腔が存在する．脳の膨らみ（脳胞）の分化とともに内部の腔も変形して**側脳室** lateral ventricle，**第三脳室** third ventricle，**中脳水道** cerebral aqueduct，**第四脳室** fourth ventricle となる（図1）．一方，延髄下部と脊髄は神経管としての構造が保存され，内部の腔

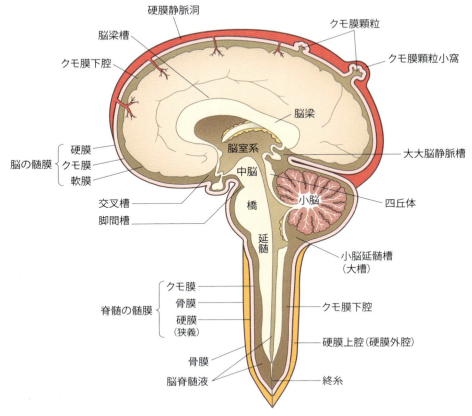

図2 脳脊髄液

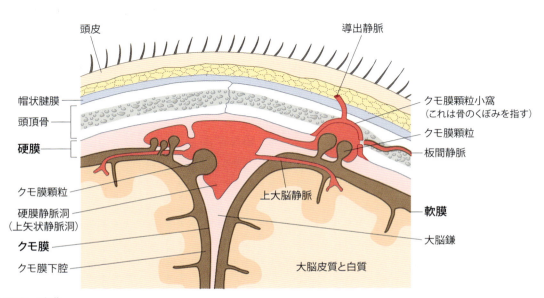

図3 髄膜
この図は冠状断(両耳を通る断面)した頭頂部の一部を模式的に示した図である.

は**中心管** central canal としてそのまま残る．

❽ 脳脊髄液

脳脊髄液 cerebrospinal fluid は約150 mLあり，脳内の脳室系と脳表の**クモ膜下腔** subarachnoid space を満たしている（図2）．脳脊髄液は側脳室，第三脳室，第四脳室に存在する**脈絡叢** choroid plexus（図1）が産生する．第四脳室の正中口と外側口を通ってクモ膜下腔に流出し，最終的に**クモ膜顆粒** arachnoid granulation から体循環に還流する．

❾ 髄膜

脳と脊髄は硬膜，クモ膜，軟膜という3種類の**髄膜** meninges により包まれている（図2，図3）．最外層の**硬膜** dura mater は頑強な髄膜で，基本的に骨と密着する外層と，脳・脊髄を包む内層の二葉からなる．脳では硬膜内部を通る静脈（硬膜静脈洞）以外の部分では二葉は癒合して一葉の硬膜となる．一方，脊髄では，硬膜は二葉のまま分離しており，外葉は骨膜，内葉は硬膜（狭義）と考えてよい（図2）．

中間層の**クモ膜** arachnoid は薄い半透明の髄膜で，最内層の**軟膜** pia mater との間の腔（**クモ膜下腔**）に脳脊髄液を入れる．軟膜は脳や脊髄と密着して分離不能な髄膜である．

第Ⅰ部 神経系の解剖学〜脳の地図を知る

1章 中枢神経系

1 終脳（大脳）の構成

A 構成と機能のまとめ

　終脳 telencephalon は，一般的には**大脳** cerebrum という名称で広く知られる脳領域である．**大脳縦裂** longitudinal fissure of the cerebrum により左右の**大脳半球** cerebral hemisphere に分けられ（図1），**大脳横裂** transverse fissure により終脳と小脳が分けられる．終脳は，表層の灰白質である**大脳皮質** cerebral cortex と深部の白質である**大脳髄質** cerebral medulla とに分けられ，さらに大脳髄質の深部には，**大脳核** cerebral nuclei と総称される灰白質（**扁桃体**，**大脳基底核**，**前障**）がある．**大脳皮質**，**海馬** hippocampus，**扁桃体** amygdala，**大脳基底核** basal ganglia が終脳の主要な構成要素である．本章では，これらの構成要素と前脳基底部について解説していく．

　終脳は，感覚・運動・学習・記憶・認知・思考・言語・意識・情動などさまざまな高次神経機能の中枢であり，その障害や損傷はこれらの脳機能の障害，例えば失語，失認，運動麻痺，感覚麻痺，記憶障害などを招く．

　終脳の構成と機能を表1にまとめた．

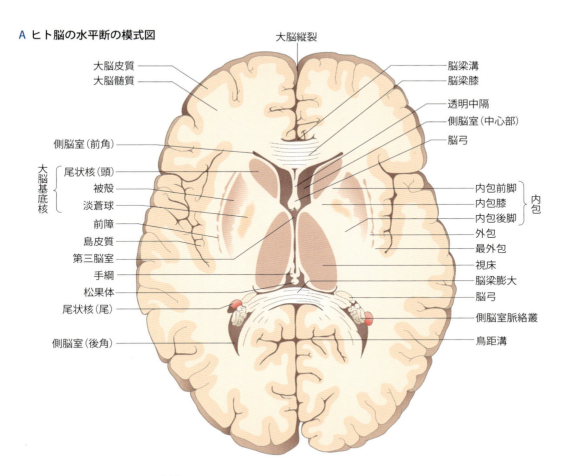

A ヒト脳の水平断の模式図

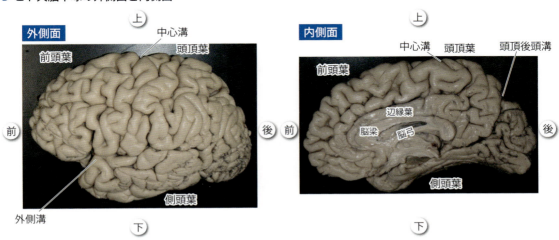

B ヒト大脳半球の外側面と内側面

図1　終脳（大脳）の構成

A）終脳の表層を大脳皮質が覆い，その深層を大脳髄質が占める．さらにその深部には尾状核と被殻からなる線条体，淡蒼球，前障，扁桃体などの大脳核が存在する．海馬は，発生学的に最も古い大脳皮質である．大脳基底核は線条体や淡蒼球の終脳領域に脳幹の黒質と視床下核を加えて構成される（図25参照）．黒質，視床下核，扁桃体，海馬は，この断面よりも腹側に位置しているため，この図には描かれていない．

表1 終脳（大脳）の構成と機能

神経核（領域）		主な解剖学的構造	機能
大脳皮質 cerebral cortex （⇒ 本章1-①）	前頭葉 frontal lobe	中心前回，弁蓋部	一次運動野，前頭前野，補足運動野，前頭眼野，運動前野，運動性言語中枢，実行（遂行）機能，ワーキングメモリー
	頭頂葉 parietal lobe	中心後回，縁上回，角回	一次体性感覚野，視覚性言語中枢，感覚性言語中枢
	後頭葉 occipital lobe	有線領，鳥距溝	一次視覚野
	側頭葉 temporal lobe	横側頭回	一次聴覚野，感覚性言語中枢，記憶
	島 insula	島皮質	一次味覚野
	辺縁葉 limbic lobe	梁下野，帯状回，帯状回狭，海馬傍回，鉤，内嗅領皮質，前頭眼窩皮質，側頭極	記憶，情動，報酬，本能（大脳辺縁系）
大脳髄質 cerebral medulla （⇒ 本章1-①-G）		内包，放射冠，視放線，聴放線，脳梁，前交連，後交連	投射線維，交連線維，連合線維
海馬 hippocampus （⇒ 本章1-②）	アンモン角 Ammon's horn	錐体細胞，CA1〜CA3領域，シャーファー側枝，貫通線維	記憶と学習，一方向性の神経回路，陳述記憶
	歯状回 dentate gyrus	顆粒細胞，貫通線維，苔状線維	
	海馬台 subiculum	中隔・乳頭体への出力	
扁桃体 amygdala （⇒ 本章1-③）	基底外側核 basolateral nucleus		恐怖条件づけ，恐怖記憶
	中心核 central nucleus		情動の身体的反応の表出
	皮質内側核 coriticomedial nucleus		嗅刺激による行動制御
大脳基底核 basal ganglia （⇒ 本章1-④）	線条体 striatum	尾状核，被殻，側坐核	入力核，中型有棘ニューロン（GABA），ドパミン受容体
	淡蒼球 globus pallidus	外節，内節，腹側淡蒼球	出力核（内節，腹側淡蒼球；GABA），内在核（外節；GABA）
	視床下核 subthalamic nucleus	間接路	内在核（グルタミン酸），深部脳刺激
	● 黒質 　substantia nigra ● 腹側被蓋野 　ventral tegmental area	緻密部，網様部	内在核（緻密部，腹側被蓋野；ドパミン），出力核（網様部；GABA）
前脳基底部 basal forebrain region （⇒ 本章1-⑤）	マイネルト基底核 basal nucleus of Meynert	大脳皮質，扁桃体，視床へのアセチルコリン投射	認知機能や情動記憶の強化，睡眠・覚醒の制御
	内側中隔 medial septum	海馬へのアセチルコリン投射	記憶の強化
	ブローカの対角帯垂直部 diagonal band of Broca, vertical limb		
	ブローカの対角帯水平部 diagonal band of Broca, horizontal limb	嗅結節へのアセチルコリン投射	嗅覚弁別能の強化

1 終脳（大脳）の構成

① 大脳皮質

　大脳半球の表面を覆う大脳皮質には，多くの**脳溝** sulcus とその間に形成される**脳回** gyrus が観察される．ヒトでは**外側溝** lateral sulcus（of Sylvius），**中心溝** central sulcus，**頭頂後頭溝** parieto-occipital sulcus の3つの脳溝を基準に，大脳半球を**前頭葉，頭頂葉，後頭葉，側頭葉**の4葉（図2，図3）と，外側溝の奥に隠れている**島**とに区分する．それぞれの脳葉の脳回には名称が与えられているが，個人差もある．

　さらに大脳半球の内側面には**脳梁** corpus callosum があり，これを取り囲むように**帯状溝** cingulate sulcus や**側副溝** collateral sulcus などの脳溝が走行している．これらの溝と脳梁の間の大脳皮質を**辺縁葉** limbic lobe とよぶ（図5参照）．

A　脳葉

　各脳葉における主な脳溝と脳回を列挙する．

1）前頭葉 frontal lobe

　中心溝より前部で，先端部を**前頭極** frontal pole という．ヒトで著しく発達している脳葉である．2つの前頭溝（上・下）により3つの前頭回（上・中・下）が区画され，**外側溝の前枝と上行枝**により，下前頭回は3部に分けられる（図2）．

- **上前頭溝** superior frontal sulcus
- **下前頭溝** inferior frontal sulcus
- **上前頭回** superior frontal gyrus：上前頭溝より背側の脳回．
- **中前頭回** middle frontal gyrus：上前頭溝と下前頭溝の間の脳回．
- **下前頭回** inferior frontal gyrus：下前頭溝より腹側の脳回で，以下の3つの領域からなる．
    - ▶ 眼窩部
    - ▶ 三角部：**ブローカ** Broca **の運動性言語中枢**が存在（図11右参照）．
    - ▶ 弁蓋部：**ブローカ** Broca **の運動性言語中枢**が存在．
- **中心前溝** precentral sulcus：中心溝の前方にある脳溝．
- **中心前回** precentral gyrus：中心溝と中心前溝の間の脳回で，ここに**一次運動野**（図6，図7参照）がある．

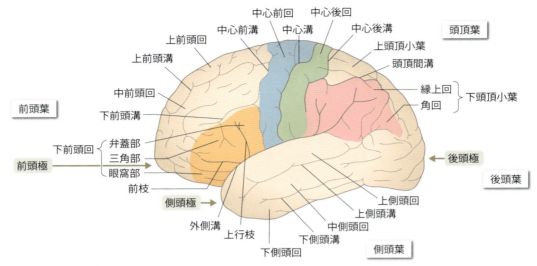

図2　ヒト脳の外側面

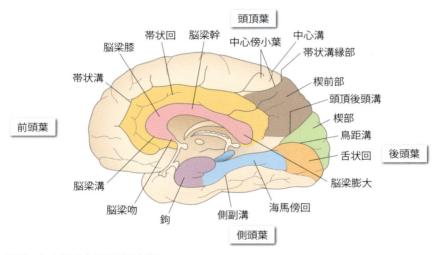

図3　ヒト脳の内側面（正中断）

2）頭頂葉 parietal lobe

中心溝と頭頂後頭溝の間で，頭頂間溝により上下の頭頂小葉に分かれる（図2）．

- **頭頂間溝** intraparietal sulcus
- **上頭頂小葉** superior parietal lobule
- **下頭頂小葉** inferior parietal lobule
  ▶ 下頭頂小葉は，外側溝の後縁を囲む**縁上回** supramarginal gyrus（ウェルニッケ Wernicke の感覚性言語中枢の一部）と上側頭溝の後縁を囲む**角回** angular gyrus（視覚性言語中枢）からなる（図11右参照）．
- **中心後溝** postcentral gyrus：中心溝の後方にある脳溝．

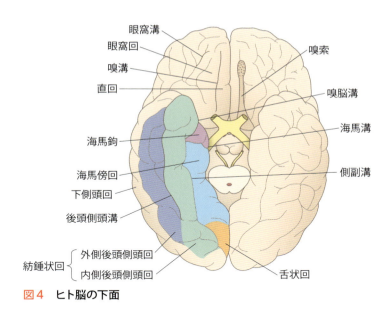

図4　ヒト脳の下面

- **中心後回** postral gyus：中心溝と中心後溝の間の脳回で，ここに**一次体性感覚野**（図6参照）がある．

3) 後頭葉 occipital lobe

頭頂後頭溝より後部で，後端部を**後頭極** occipital pole という（図2，図3）．

- **鳥距溝** calcarine sulcus
- **有線領** striate area：鳥距溝をはさむ脳回．**一次視覚野**（図6参照）がある．
- **楔部** cuneus：鳥距溝と頭頂後頭溝の間の三角部．
- **楔前部** precuneus：帯状溝縁部と頭頂後頭溝の間の領域．自己に対する意識や心象に関連．
- **舌状回** lingual gyrus：鳥距溝の腹側部で，単語の認知に重要な領域（図4）．

4) 側頭葉 temporal lobe

外側溝より下部で，前端部を**側頭極** temporal pole という（図2）．

i) 外側面

- **上側頭溝** superior temporal sulcus
- **下側頭溝** inferior temporal sulcus
- **上側頭回** superior temporal gyrus：外側溝と上側頭溝の間の脳回．
- **中側頭回** middle temporal gyrus：上下の側頭溝の間の脳回．
- **下側頭回** inferior temporal gyrus：下側頭溝より腹側の脳回．
- **横側頭溝** transverse temporal sulcus
- **横側頭回** transverse temporal gyrus（ヘシュル氏回 Heschl's gyrus）：一次聴覚野で，その周囲に**ウェルニッケ** Wernicke **の感覚性言語中枢**がある（図11参照）．

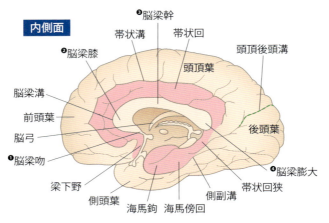

図5　辺縁葉
ピンク色の領域が辺縁葉である．❶〜❹は脳梁の各部．

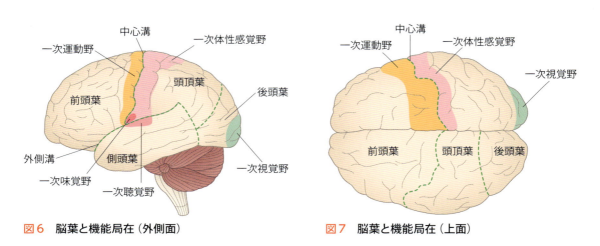

図6　脳葉と機能局在（外側面）　　　**図7　脳葉と機能局在（上面）**

ii) 内側面 (図3, 図4)

- **海馬溝** hippocampal sulcus：脳梁溝の連続で，海馬傍回の内側縁となる．
- **側副溝** collateral sulcus：海馬傍回と，紡錘状回の間の脳溝．
- **海馬傍回** parahippocampal gyrus：海馬溝と側副溝の間の脳回で，内部に**海馬**や**歯状回**を含む．海馬傍回や海馬鉤は辺縁葉の一部である（図5参照）．
- **海馬鉤** uncus：海馬傍回の前端の膨らみで，嗅覚情報処理に関与し，その発作により幻臭が生じる．その深部に**扁桃体**がある．
- **紡錘状回** fusiform gyrus：顔の認知にかかわる．後頭側頭回ともよばれる．

5) 島 insula

外側溝の深部にある皮質を島といい，島を覆っている前頭葉，頭頂葉，側頭葉の部分を**弁蓋** operculum という．外側溝をかきわけると，その奥に縦に上行する**島皮質** insular cortex（図1A）の脳回をみる．

6）辺縁葉 limbic lobe

帯状回，海馬傍回，梁下野，帯状回狭，海馬鉤などからなり，帯状溝や側副溝より内方に位置する側脳室周囲の系統発生的に古い皮質である（図5）．なお，前頭葉の眼窩の上方にある前頭眼窩皮質や側頭極も，情動や報酬系に関与していることから，側脳室周囲の領域に加え，辺縁葉の一部ととらえるようになってきている．

- **梁下野** subcallosal area：脳梁吻の下にある領域．
- **帯状回** cingulate gyrus：脳梁溝 sulcus of corpus callosum と帯状溝 cingulate sulcus の間の脳回．海馬傍回とともに辺縁葉の大部分を占める．心拍数・血圧などの自律神経機能や，認知・注意のプロセスに関与している．
- **帯状回狭**：脳梁膨大の直下の細い脳回で，帯状回と海馬傍回を結ぶ．
- **海馬傍回** parahippocampal gyrus：海馬溝 hippocampal sulcus と側副溝 collateral sulcus の間の側頭葉の内側部を占める脳回．海馬傍回には，海馬に貫通線維を投射する内嗅領皮質や，海馬からの出力を中継する海馬台が存在する．空間記憶に関与している．

B 大脳皮質のブロードマン領野

大脳皮質の断面を顕微鏡で観察すると，ニューロンの形態・大きさ・配列・分布密度などから，大脳皮質の領域による層構造の違いを知ることができる．発生過程において一度は6層形成を行う大脳皮質を**等皮質** isocortex といい，6層構造を一度もとらない大脳皮質を**不等皮質** allocortex という．等皮質は発生的に新しく，**新皮質** neocortex ともいう．不等皮質は発生的に古く，さらに**古皮質** paleocortex（嗅球，梨状葉前皮質）と**原皮質** archicortex（歯状回，海馬，海馬台，脳梁灰白層など）に分類される．

1909年，ブロードマンは大脳皮質各部位の細胞構築上の差異に基づいて，大脳皮質を52（48～51は欠番）の領域に区分した．これは現在も大脳皮質の**ブロードマン領野** Broadmann area とよばれ，脳の分類などに利用されている（図8）．

C 新皮質の6層構造

新皮質の各層は，特徴的な細胞構築と線維連絡を有する．図9にマウスの新皮質を示した．以下，各層の特徴について述べる（図10，表2）．特に，方向性の明瞭な樹状突起（頂上樹状突起や基底樹状突起）が発達し，その細胞体が比較的大型で円錐体（ピラミッド型）に見える錐体細胞 pyramidal cell や，比較的小型で丸く見える顆粒細胞 granule cell が，それぞれの層に特徴的な細胞構築をもつ．また，第Ⅳ層には，短い樹状突起がさまざまな方向に伸び多数のスパインを有する小型の興奮性ニューロンが集まり，星状細胞 stellate cell（有棘星状細胞 spiny stellate cell）

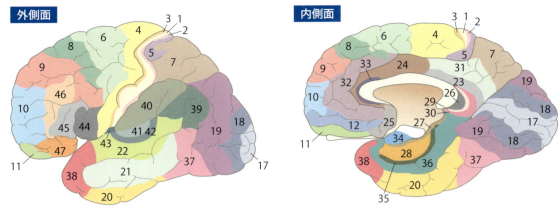

図8 大脳皮質のブロードマン領野

> **Close-up** ブロードマン領野
>
> ブロードマン領野と，対応する脳部位を列挙する．
>
> - 3, 1, 2野（一次体性感覚野）
> - 4野（一次運動野）
> - 5, 7野（体性感覚連合野）
> - 6野（前運動野，補足運動野）
> - 8野（前頭眼野）
> - 9野（前頭前野背外側部）
> - 10野（前頭極）
> - 11, 12野（眼窩前頭野）
> - 13, 14野（島皮質）
> - 15野（側頭葉前部，ヒトにはない）
> - 17野（一次視覚野）
> - 18野（二次視覚野）
> - 19野（視覚連合野）
> - 20野（下側頭回）
> - 21野（中側頭回）
> - 22野（上側頭回）
> - 23野（腹側後帯状皮質）
> - 24野（腹側前帯状皮質）
> - 25野（膝下野）
> - 26野（脳梁膨大後部の膨大外部）
> - 27野（梨状葉皮質）
> - 28野（後嗅内皮質）
> - 29野（脳梁膨大後部の帯状皮質）
> - 30野（帯状皮質の一部）
> - 31野（背側後帯状皮質）
> - 32野（背側前帯状皮質）
> - 33野（前帯状皮質の一部）
> - 34野（海馬傍回のうち前嗅内皮質）
> - 35野（海馬傍回のうち嗅周囲皮質）
> - 36野（海馬傍回のうち海馬傍回皮質）
> - 37野（紡錘状回）
> - 38野（側頭極）
> - 39野（角回）
> - 40野（縁上回）
> - 41, 42野（一次聴覚野）
> - 43野（一次味覚野）
> - 44野（下前頭回弁蓋部）
> - 45野（下前頭回三角部）
> - 46野（前頭前野背外側部）
> - 47野（下前頭前野）
> - 48野（側頭葉の内側表面の小領域：海馬後支脚野）
> - 52野（島傍野：側頭葉と島の結合部）

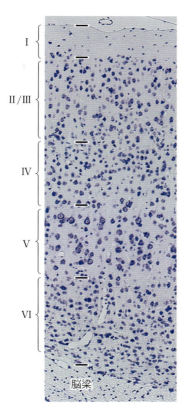

図9 マウスの新皮質

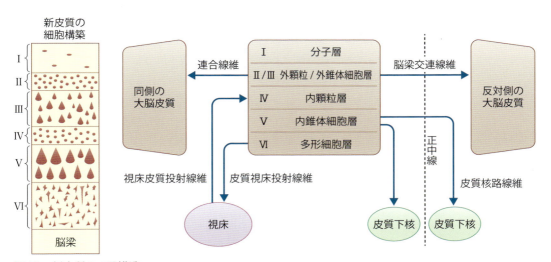

図10 新皮質の6層構造
第Ⅴ層から同側性もしくは対側性に投射する主な皮質下核には,線条体,上丘,下丘,赤核,橋核,下オリーブ核,運動性脳神経核,脊髄などがある.

表2　新皮質の6層構造のまとめ

層	細胞成分	特徴
第Ⅰ層（分子層）	ニューロンに乏しい	第Ⅱ，Ⅲ，Ⅴ層の錐体細胞の頂上樹状突起の末端分枝が広がる
第Ⅱ層（外顆粒層）	顆粒細胞，小型の錐体細胞	同側および対側の大脳皮質へ出力
第Ⅲ層（外錐体細胞層）	中型の錐体細胞	
第Ⅳ層（内顆粒層）	星状細胞	視床の特殊核から入力（視床皮質投射線維）
第Ⅴ層（内錐体細胞層）	大型の錐体細胞	皮質下核（線条体，赤核，上丘，下丘，橋核，下オリーブ核，脊髄など）への投射線維を出力
第Ⅵ層（多形細胞層）	紡錘形細胞	視床へ出力（皮質視床投射線維）

とよばれる．

1）第Ⅰ層（分子層）：大脳皮質全体の活動調節

　　主に神経線維と樹状突起からなる層で，ニューロンの細胞体は乏しい．

　　主に第Ⅱ，Ⅲ，Ⅴ層の錐体細胞の頂上樹状突起の末端分枝がここで広がる．視床髄板内核（⇒本章2-①-A）からくる視床皮質線維が投射し，皮質全体の活動性を調節する．

2）第Ⅱ層（外顆粒層）と第Ⅲ層（外錐体細胞層）：皮質間の連絡

　　第Ⅱ層は顆粒細胞と小型錐体細胞の細胞体から，第Ⅲ層は中型錐体細胞の細胞体からなる．

　　第Ⅱ層と第Ⅲ層のニューロンは新皮質のなかで最も遅く発達する層で，これらの層のニューロンの軸索は同側および対側の大脳皮質へ出力し，**皮質間の連絡**を行う．ここで同側の大脳皮質に向かう軸索を**連合線維** association fiber，反対側の大脳皮質に至る線維を**交連線維** commissural fiber といい，それぞれの起始ニューロンを連合ニューロン，交連ニューロンという．この2つの層は構造的にも機能的にも似ているため，まとめて第Ⅱ/Ⅲ層とよばれることが多い．

3）第Ⅳ層（内顆粒層）：視床からの入力層

　　小型の星状細胞からなる．一次視覚野，一次聴覚野，一次体性感覚野，一次運動野などの一次中枢では，視床特殊核（中継核）（⇒本章2-①-B）からの入力線維が投射する．

4）第Ⅴ層（内錐体細胞層）：皮質下核への出力層

　　大型錐体細胞からなる．この層は，線条体，赤核，橋核，オリーブ核，脊髄など**皮質下核への出力層**である．運動野の第Ⅴ層から，**脳幹の運動性脳神経核（皮質核路** corticobulbar tract）や**脊髄前角（皮質脊髄路** corticospinal tract）に投射する〔なお，皮質核路と皮質脊髄路をあわせて錐体路という（⇒本章7-②-B）〕．また，視覚野の第Ⅴ層からは中脳の**上丘（皮質視蓋路**⇒本章3-①-A）へ，聴覚野の第Ⅴ

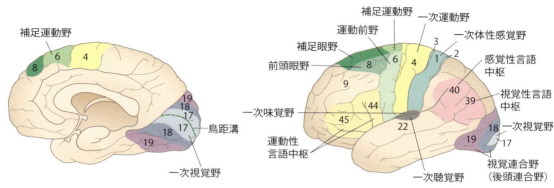

図11　大脳皮質の機能局在と連合野
図中の番号はブロードマン領野を表す．

層からは中脳の**下丘**（**皮質下丘路**）へ投射する．

5）第Ⅵ層（多形細胞層）：視床への出力層

さまざまな形と大きさの紡錘形細胞からなる．この層のニューロンは軸索を視床へ投射する．

D　機能局在と機能中枢

本稿Cでみた6層構造のような垂直方向の細胞構築学的特徴に加え，大脳皮質のもう1つの特徴は，**水平方向の機能局在**である（図11）．大脳皮質の特定の領域が機能中枢となり，その部位を表現するためにブロードマン領野が用いられる．大脳皮質における各機能中枢の空間的位置関係は，ヒト以外の哺乳類においても保たれている．

1）運動性皮質 motor cortex（⇒ 第Ⅱ部2章）

- **一次運動野** primary motor area（M1）：前頭葉の**中心前回**（図2参照）にあり，4野に相当．ここに錐体路（皮質脊髄路と皮質核路）の起始ニューロン（**上位運動ニューロン**）が存在し，その活動で個々の骨格筋が収縮する．ニューロンの配置には体部位局在性がある．
- **運動前野** premotor area：6野の大脳半球背外側部に相当．体の広い領域の共同運動にかかわる．運動前野と補足運動野は**高次運動野**ともよばれる．
- **補足運動野**（二次運動野）supplementary motor area：6野の大脳半球内側部の後方部に相当．補足運動野は自発運動の準備段階で活性化し，**運動企図 motor planning**にかかわる．運動前野が外的な合図（感覚情報）に対して応答するのに対して，補足運動野は内的な合図（行おうと思うこと）に応答する．
- **前頭眼野** frontal eye field：8野に相当．眼球の随意運動を司る．

- **補足眼野** supplemental eye field：前頭眼野の内側部に相当．前頭眼野や上丘に直接投射し，眼球運動の認知的制御にかかわる．

2) 感覚性皮質 sensory cortex

- **一次体性感覚野** primary somatosensory area（S1 ⇒ 第Ⅱ部1章1-E）：頭頂葉の**中心後回**（3, 1, 2野）に相当．一次体性感覚野にも体部位局在性がある．
- **一次視覚野** primary visual area（V1 ⇒ 第Ⅱ部1章2-B-4）：後頭葉の**鳥距溝**を

Close-up　大脳皮質の末梢対応局在性

一次運動野と一次体性感覚野には，身体の部位との対応関係をマップとして描くことができる**体部位局在性** somatotopy がある．しかも，手の指や発声器官のように精緻さが要求される運動には対応する一次運動野の領域も広く，手の指や口唇など感覚に敏感な体部に対応する体性感覚には一次体性感覚野の領域も広くなっている．脳外科医のペンフィールドは，てんかん患者の外科的治療の際に大脳皮質の微小電気刺激によりこの体部位局在性を発見し，身体各部の面積配分を反映して再構成した模型を**ホムンクルス** homunculus（小人）として表現した（図）．

視覚野には網膜上の各部位に対応する**網膜部位局在性** retinotopy，聴覚野にはコルチ器基底板に対応する**周波数局在性** tonotopy がみられる．分解能の高い視野や周波数の領域は伝達される神経情報量も多く，それを受ける一次視覚野や一次聴覚野に占める領域も広くなっている．

これらの異なる皮質領域の配分は，神経活動の状況に応じて拡大と縮小が起こる**大脳皮質の可塑的な性質** cortical plasticity を反映し，重要な体部位の感覚運動能力の向上に寄与している．

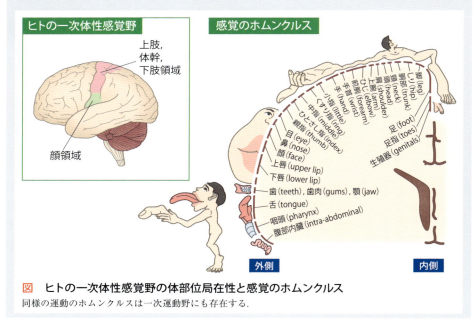

図　ヒトの一次体性感覚野の体部位局在性と感覚のホムンクルス
同様の運動のホムンクルスは一次運動野にも存在する．

挟む領域（17野）．有線領ともいう．対側の視野が，**網膜部位局在性**をもって一次視覚野に投影されている．
- **一次聴覚野** primary auditory area（A1 ⇒ 第Ⅱ部1章3-B-5）：側頭葉の**横側頭回**（41，42野；**ヘシュル氏回** Heschl's gyrus）．一次聴覚野は左右どちらの耳への刺激にも反応するが，対側優位である．
- **一次味覚野** primary gustatory area（G1 ⇒ 第Ⅱ部1章6-B-5）：中心前溝の下端部にある島皮質と弁蓋部（43野）に相当．
- **梨状葉皮質** piriform cortex（⇒ 第Ⅱ部1章5-B-2）：海馬傍回や海馬鉤の近傍にあり，嗅覚認知にかかわる．

E 連合野

これらの明瞭な機能的局在を示す皮質領域を除くと，大脳皮質の約2/3にも相当する広い領域が残される．これらの領域を**連合野** association area という．前頭連合野，頭頂連合野，側頭連合野，後頭連合野がある．

連合野は，感覚情報の高度な統合による認知，複数の感覚の総合，感覚と運動の統合，過去の経験（記憶）との関連づけ，随意運動，情動行動，言語機能，精神機能，作業記憶（ワーキングメモリー）など，より高次な脳機能を具現化している部位と考えてよい．連合野の特徴は，発生過程で髄鞘化が最も遅く始まることである．また，進化するにつれて大脳皮質全体に占める比率が大きくなり，ヒトでその比率は最大となる（図12）．

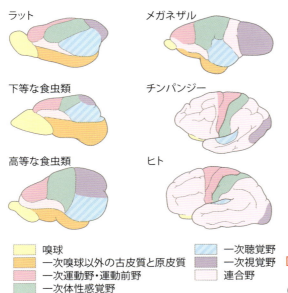

図12 哺乳類の進化に伴う連合野の拡大

（文献1を参考に作成）

1）前頭連合野 frontal association area
i）前頭前野（前頭前皮質）

　前頭前野 prefrontal area（**前頭前皮質** prefrontal cortex：PFC）は前頭葉の広い領域を占め（ブロードマン領野8〜12野，44〜47野），前頭連合野に属する．さらに，前頭前野は背外側部・内側部・眼窩部（前頭眼窩皮質）に分けられる．一次運動野と一次感覚性皮質（一次体性感覚野・一次視覚野・一次聴覚野・一次味覚野）以外のすべての新皮質と相互に連絡し，側頭連合野や頭頂連合野からの情報を統合して，高次な行動制御から観念的思考・推論・判断・評価などの**高次な認知機能**にかかわる．

- **前頭前野背外側部** dorsolateral PFC（図27参照）：前頭前野背外側部は，行動の企画や順序立て，結果の予測と行動抑制，状況に応じた行動の切り替えなどの**実行機能**[※1]，**推論**，**ワーキングメモリー**[※2]などにかかわる．
- **前頭眼窩皮質** orbitofrontal cortex（**前頭前野眼窩部**）（図27参照）：前頭眼窩皮質は辺縁葉の1つで，視床背内側核を介して扁桃体・中隔・側頭極などの**大脳辺縁系**（⇒本項F）と連絡し，**情動・動機づけ機能**とそれに基づく**意思決定過程**にかかわる．
- **前頭前野内側部** medial PFC：前帯状皮質（図27参照）を含む前頭前野内側部は，**社会的行動**，**葛藤の解決**，**報酬に基づく選択**など多様な機能にかかわる．

　いわば，前頭前野は理性が本能（大脳辺縁系）を制御して，逸脱した行動や衝動を抑制する場である．前頭前野は動物の進化に伴ってヒトで急速に拡大した脳領域で，人類の進化のなかでも拡大がみられるという．

> [※1] **実行機能（遂行機能）** executive function
> 　実行機能とは，「**みずから目標を設定し，目標達成のための計画を立案し，これを効率的に実行し，行動を評価し修正する能力**」である．前頭前野による実行機能には，自己監視や行動制御などの**セルフコントロール能力**が含まれる．現在の行動によってどのような結果が生じるかを推測したり，社会的に容認できないような結果を引き起こす衝動を抑制したり，長期的により大きな満足（報酬）を得るために目先の利益を先送りにしたりする能力など，人の社会性，人格，理性，合理性，創造性にも関係する．正常発達過程では2〜5歳くらいまでの幼児期に発達する．前頭葉の病変により実行機能が障害されると，課題の目標を理解しているにもかかわらず意欲が低下し，注意障害，忍耐不足，課題とは無関係な行動の割り込み，

> **Close-up** n-バック課題 n-back task
> 　この課題はワーキングメモリーを測定する検査法の1つである．一定間隔をおいて次々に刺激（例えばトランプの札）が呈示されるが，被験者はそれぞれの刺激が呈示されるたびに，それがn個前のものと同じか違うかの判断をすることを求められる．n＝3であれば，刺激が呈示されて比較が終わった時点では3個前のトランプ札の記憶を「消去」し，2個前と1個前の記憶を「保持」しつつ，次に呈示されるトランプ札と比較参照しながら新たにそれを記銘する．

情動失禁（わずかな刺激で泣き出すなど）といった目的指向性行動の統制障害を示し，**高次脳機能障害**をきたす．

※2　**ワーキングメモリー（作業記憶）** working memory

理解，学習，推論など認知課題の遂行中に，情報を一時的に保持し操作するための短期記憶の1つである．私たちは，複数の内容や状況を同時に心に保持しておくことで，**論理的な考え**を構築したり，**合理的な戦略**を練って課題を遂行したり，**脈絡のある言動や文章**を構成することが可能になる．前頭前野背外側部（9野およびその周辺部）がワーキングメモリーにかかわる部位である．ここは覚醒時に強く活動し，すべての意識的な学習にかかわり，すべての認知活動に関与する．その機能が障害されると，他者から見れば支離滅裂に映る言動をとるようになる．

ii) ブローカの運動性言語中枢

下前頭回の**弁蓋部**や**三角部**（44, 45野；図11）に相当し，**ブローカ野** Broca's area ともいう．右利きのヒトでは左側のブローカ野が広く，ここから運動野の顔や舌の領域に投射する．この部位の障害により**運動性失語**※3が起こる．

※3　**運動性失語** motor aphasia

運動性失語では言語の理解力は保持されるが，言いたいことを表現することが困難となる．自覚しているためあまり話さず，話しても言葉はゆっくりでぎこちなく，単語の羅列で発音もうまくできない．

2) 頭頂連合野 parietal association area

i) 上頭頂連合野

上頭頂小葉（5, 7野）からなる．一次体性感覚野，一次視覚野，一次聴覚野からの感覚情報を統合し，**自己周囲の空間の定位**（物体間の距離，遠近，左右，上下の判断）や**立体認知**を行う．視覚野からこの連合野への経路は視覚処理の**背側経路**（where pathway）とよばれ（⇒第Ⅱ部1章2図8），空間における物体の位置や動きを認知する経路として知られる．この部位の障害で，**半側空間無視**※4，**着衣失行**※5，**立体認知不能**※6などが生じる．

Close-up　フィネアス・ゲージの鉄梃（てってい）事件

1848年，アメリカで，鉄道工事中の爆発により鉄の棒がフィネアス・ゲージの頭に刺さり，前頭前野を中心とした脳領域を貫通する事故が起きた（図）．それまでは優秀で忍耐強く，周囲から尊敬されるような存在だったゲージは，事故後には知性と衝動のバランスが破壊されたような人格に変化した．

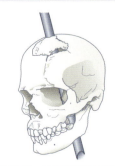

図　鉄梃がゲージの頭蓋骨を貫いた様子

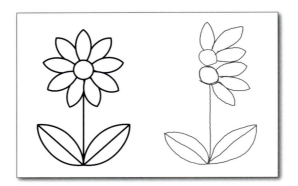

図13　半側空間無視

※4　**半側空間無視** unilateral spatial neglect, hemispatial neglect

半側空間無視では，一側からのあらゆる視覚，聴覚，触覚刺激を認識できなくなり，それでいて患者自身は半側を無視しているということに気づかない．このため，トレーに載っている食事の左半分を食べ残したり，風景の半分しか描かなかったり（図13），横書き文章の右半分だけを読んで文意が理解できなかったりする．主に，劣位半球（⇒ 本項p43 Close-up）の障害により起こる．

※5　**着衣失行** dressing apraxia

着衣失行では，服の左右や前後などがわからなくなって間違って着てしまったり，ボタンのかけ方や着方がわからなくなったりする．劣位半球の障害により起こる．

※6　**立体認知不能** stereognosis inability

上頭頂小葉は体性感覚系の高次体性感覚皮質にも相当し，この領域の障害により立体認知不能が起こり，物に触ってもその形や大きさを知ることができない．このため，ポケットの中に手を入れてつかんだ物体（例えば鍵）が何であるか判断できないが，ポケットから取り出して目でみればそれが鍵だとわかる．

ii) **下頭頂連合野**

下頭頂小葉（**縁上回**と**角回**）(40, 39野：図11) からなる．縁上回はウェルニッケの感覚性言語中枢の一部であり，角回は**読み書き（視覚性言語）の中枢**ともよばれる．角回の障害で，視空間失認識による**失読・失書**※7が起こる．

※7　**失読** alexia・**失書** agraphia

左角回の損傷により，アルファベットやひらがなを読んだり書いたりできなくなったり，単語やセンテンスの生成が困難になる．文字を読むことだけが障害される純粋失読のほか，読字と書字が同時に障害される失読失書，書字のみが障害される純粋失書がある．最近，側頭葉後下部の損傷によっても失読失書が生じるという報告もある．

3) **側頭連合野** temporal association area

i) **ウェルニッケの感覚性言語中枢（上側頭連合野）**

上側頭回の後部（22野）から縁上回（40野）にかけて，**ウェルニッケ野** Wernicke's areaが存在する（図11参照）．一次聴覚野の周囲部に相当し，この部位の障害で感

覚性失語※8が起こる．

> ※8　**感覚性失語** sensory aphasia
> ウェルニッケ野の障害により，聴覚機能自体は正常なのに，他人の話の内容を理解することが困難となる．自身の会話の監視能力も障害されているので，自発的によくしゃべるのに，文法の誤りや単語の間違いが多く，くどい話をする．障害が**角回**（39野）にまで及ぶと，視覚性言語機能も侵されて失読・失書となる．

ii）下側頭連合野

下側頭回やその内側の**紡錘状回**（後頭側頭回；図4）に位置する（20, 37野）．一次視覚野からこの連合野への経路は視覚処理の**腹側経路**（what pathway）とよばれ，物体の色や形から見ているものが何なのか（誰なのか）を認知する経路として知られる（⇒第Ⅱ部1章2-B-5）．この部位の障害により，**物体失認**や**相貌失認**※9 が起こる．

> ※9　**物体失認** object agnosia と**相貌失認** prosopagnosia
> 視覚性の物体失認では，見ている物体が何なのか把握できない，もしくは把握してもそれと関連する知識を結びつけて概念として把握できない．相貌失認は**紡錘状回**の障害で起こり，ヒトの顔を見てそれがヒトの顔であることはわかるが，誰なのかを判別できない．

4）後頭連合野（視覚連合野）occipital association area

一次視覚野（17野）以外の視覚性皮質．視覚入力から複雑な特徴抽出を行う．

F　大脳辺縁系

辺縁葉（図5）は側脳室をとりまく古い辺縁連合皮質で，**梁下野，帯状回狭，海馬鉤，帯状回，海馬，海馬傍回（内嗅領皮質），前頭眼窩皮質，側頭極**からなる．辺縁葉と線維結合をもつ皮質下核（**扁桃体，側坐核，中隔，視床前核，乳頭体，中心灰白質，網様体**）をあわせて**大脳辺縁系** limbic system という（図14）．中隔（中隔核）は脳梁の下部で終板の前方に位置する大脳辺縁系の神経核で，外側中隔と内側中隔からなる．外側中隔は海馬のアンモン角からの投射を豊富に受け，内側中隔は海馬へ出力しθリズムの発生に関与する（⇒本章1-⑤-B）．

大脳辺縁系は，**本能**に結びついた行動（飲食行動，性行動，群居本能）や，恐怖，快・不快，攻撃，闘争，逃避などの**情動**（身体的・感情的な反応）に深く関与し，動物がその生命機能を維持するために重要である．大脳辺縁系は，視床下部の**自律神経機能**や**内分泌機能**を介して攻撃・防御・逃走・すくみなどの行動選択，顔の表情変化，血圧・呼吸の変化や瞳孔反応・立毛反応などの**情動反応の表出**にかかわる．

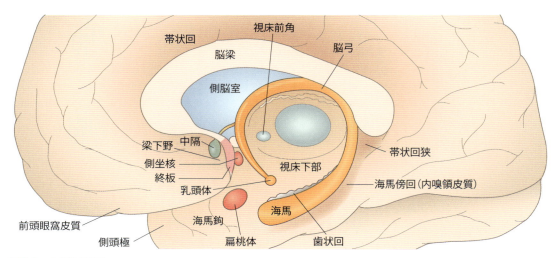

図14 大脳辺縁系
辺縁葉：帯状回，梁下野，前頭眼窩皮質，側頭極，海馬鈎，海馬，海馬傍回，帯状回狭
皮質下核：視床前角，中隔，側坐核，乳頭体，扁桃体

G 大脳髄質

　大脳髄質は，有髄神経線維が主体をなすので肉眼的に白く見える．大脳髄質を投射線維，交連線維，連合線維（⇒第Ⅰ部用語解説⑤）の3種類の神経線維が走る．

1）投射線維 projection fiber

　大脳皮質と脳幹や脊髄との間を上下行する長い神経線維．下記の神経束となって固有の名称をもつ．

- **放線冠** corona radiata（図15）：内包を扇のかなめとして，皮質に向かって広がる神経線維束．
- **視放線** optic radiation（図15）：視床の外側膝状体から一次視覚野（有線領）に向かう視覚線維束（⇒第Ⅱ部1章2図5A）．
- **聴放線** acoustic radiation：視床の内側膝状体から一次聴覚野（横側頭回）に向かう聴覚線維束．
- **内包** internal capsule（図15，図1Aも参照）：終脳と間脳以下の部位とを結ぶ神経線維が通る部位で，中脳の大脳脚に続く．
- **外包** external capsule：前障 claustrum とレンズ核（被殻と淡蒼球をあわせた名称）の間の白質の薄板（図1A）．
- **最外包** extreme capsule：前障と島皮質の間の白質の薄板（図1A）．

2）交連線維 commissural fiber

　左右半球の相同な大脳皮質領域を連絡する神経線維．なかでも脳梁は最大の交連線維束である．

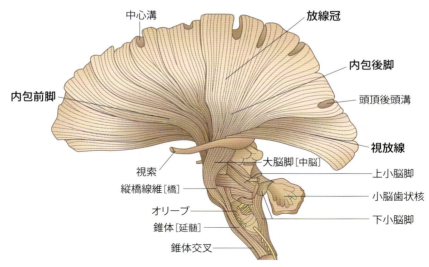

図15 内包と放線冠

- **脳梁** corpus callosum：左右大脳半球を広く結ぶ（図1）．脳梁吻，脳梁膝，脳梁幹，脳梁膨大から構成される（図5）．
- **前交連** anterior commissure：脳梁吻の下部にある交連線維束（⇒ 本章2 図2も参照）．左右の嗅覚路あるいは**海馬傍回**などを結ぶ．
- **後交連** posterior commissure：第三脳室の後壁（間脳と中脳の境界部）にある交連線維束（⇒ 本章2 図2参照）．瞳孔の**対光反射**にかかわる線維はここで交叉する．

3) 連合線維 association fiber

同側半球内で異なる大脳皮質領域を連絡する神経線維．

文献

1)「An Introduction to the Study of Man」(Young JZ), pp470-484, Oxford Univ Press, 1971

Close-up 内包と片麻痺

　大脳半球内を通過する投射線維の大部分は，終脳と間脳の境界レベルでは**内包**を通る．視床および尾状核は内包の内側に，レンズ核（被殻と淡蒼球を合わせた呼称）は内包の外側に位置する．MRIの水平断画像では，内包は曲部が内側を向く「く」の字型を示し，**前脚** anterior limb，**膝** genu，**後脚** posterior limb の3部に区分する．

　臨床の現場では，脳出血や脳梗塞の発生部位から麻痺や障害の発生を予想しなければならない．特に重要なのは，「**内包後脚を巻き込む障害では，反対側の運動と感覚の片麻痺が起きる**」ことである．それは内包後脚を，大脳皮質と上肢・体幹・下肢を結ぶ運動神経（皮質脊髄路）と感覚神経（上視床脚）が通過するためである．顔面（眼筋，咀嚼筋，表情筋，舌筋など）への運動神経（皮質核路）は内包の膝を通過する（図）．

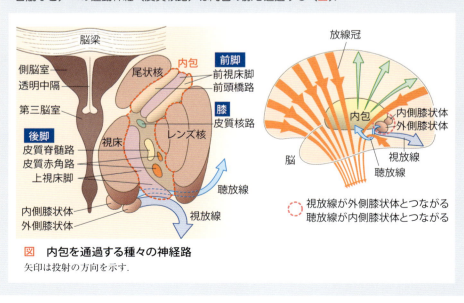

図　内包を通過する種々の神経路
矢印は投射の方向を示す．

Close-up 分離脳

分離脳 split brain は，難治性てんかんの治療を目的として，左右の大脳半球を接続している脳梁を切断した状態を指す（図）．分離脳となった患者は，左視野に画像を呈示された際，それが何の画像なのかを答えることができないが，その物体を左手でつかむことはできる．どうしてなのか？

多くのヒトにおいて，言語中枢のある優位半球は左半球である．一方，左右の網膜に投影された左視野の画像は，視交叉（視神経交叉）における半交叉の結果，右半球の一次視覚野に投射される（⇒ 第Ⅱ部1章2図5A）．健常な人であれば，右半球の視覚認知情報は脳梁を通って左半球の視覚性言語中枢に届けられ，左視野の映像が何なのかを答えることができる．しかし，分離脳の患者では脳梁が切断されているため，左右の半球間での情報伝達ができず，答えることができない．

これに対し，左手の運動は右大脳半球の一次運動野によりコントロールされているため，右半球の一次視覚野で認知された視覚情報は連合線維により同側の一次運動野に届けられ，運動性投射線維は延髄で交叉して反対側の脊髄まで下行し，左手の運動により物体をつかむことができる．

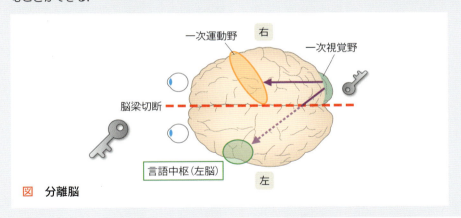

図　分離脳

Close-up 優位半球と劣位半球

感覚や運動の一次中枢はそれぞれ反対側を支配し，その障害は反対側の麻痺として現れる．これに対して，ヒトに特有な言語中枢はほとんどの人で大脳半球の一側にのみ存在する．言語中枢が存在する側を**優位半球** dominant hemisphere，反対側を**劣位半球** minor hemisphere という．右利きの人の97％は左脳に言語中枢がある．しかし，左利きの人の場合は，40％が左脳，40％が左右両方，20％が右脳にあるという．

このような半球優位性は，利き手，行為，物体認知，顔認知などにもみられ，優位半球に障害が起こると，**失語症** aphasia（意味がわかっても話せない，聞いた言葉が理解できないなどの言語障害），**失行症** apraxia（文字をきちんと書けない，積み木が上手にできないなどの行動障害），**失認症** agnosia（左・右の区別ができない，身体の位置がわからないなどの認知障害）を呈する．

このように左右の半球の新皮質には機能分化があるが，これがしばしば行き過ぎた「右脳・左脳論」としてテレビ番組などを通じて流布されている．

1 終脳（大脳）の構成

②海馬

　海馬 hippocampus は，発生学的に最も古い**原皮質** archicortex の1つである．海馬と次に扱う扁桃体は**大脳辺縁系** limbic system（⇒ 本章1-①-F）の2つの主要な構成要素であり，それぞれ**学習と記憶** learning and memory および**情動** emotion にかかわる．

　ヒトの海馬は，新皮質の発達とそれに伴う脳梁の増大により，脳梁の後方に押しやられた構造体となる．このため，ヒトの海馬は**側脳室下角**に沿って，側頭葉内側部の**海馬傍回**の奥に位置している（図16）．これに対して，マウスやラットの海馬は脳梁の下方で中隔から側頭葉内側部まで続く長い領域となっている．

　厳密にいえば，海馬は**アンモン角** Ammon's horn を指す．アンモン角とこれが載る**海馬台** subiculum はロール状に巻き込まれた皮質細胞層を形成して海馬傍回と連続する．さらに，アンモン角の先端部を**歯状回** dentate gyrus が取り囲む．海馬台，アンモン角，歯状回を合わせて**海馬体** hippocampal formation と定義するが，日常的には海馬と海馬体はほぼ同義語的に用いられている．

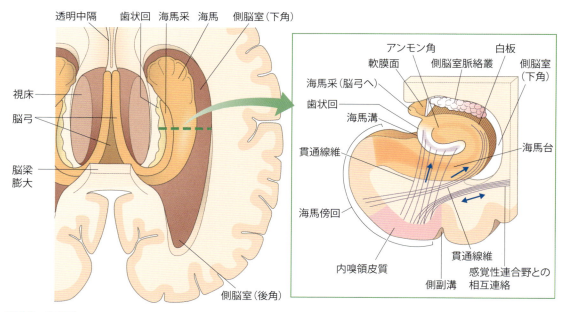

図16　海馬体
（文献1を参考に作成）

A　アンモン角

1）錐体細胞と錐体細胞層

アンモン角 Ammon's horn（ラテン語で Cornu Ammonis）には，**錐体細胞** pyramidal cell の細胞体が層をなす**錐体細胞層** pyramidal cell layer を観察できる．この錐体細胞の大きさと歯状回から投射する苔状線維の有無から，アンモン角は，小型錐体細胞からなる CA1 領域と，大型錐体細胞からなる CA2 領域（苔状線維投射なし），CA3 領域（苔状線維投射あり）に区分される（図17A，図18 参照）．

錐体細胞は，アンモン角の軟膜面[※1]に向かって**頂上樹状突起** apical dendrite を伸ばし，脳室面[※1]に向かって数本の**基底樹状突起** basal dendrite を伸ばす（図17B 参照）．

※1　アンモン角の脳室面と軟膜面

ヒトでは，海馬采が付着する部位の CA3 領域までのアンモン角は側脳室に面する**脳室面**であるが，マウスやラットなどのげっ歯類ではアンモン角と脳梁の間の側脳室空間が消失して相互に密着している．一方，この領域のアンモン角の内表面は，脳表のクモ膜下腔と接しその表面を軟膜が覆う**軟膜面**である．実際は，ヒトでもげっ歯類でも歯状回とアンモン角の間のクモ膜下腔は消失して，マウス海馬体写真（図17A）の＊の部位のように2枚の軟膜が密着する．この軟膜密着部を貫通して内嗅領皮質からアンモン角や歯状回に投射する線維を**貫通線維**[※2]とよぶ（図16右）．脳室面と軟膜面の境界部には**側脳室脈絡叢**が付着し，脳脊髄液を産生する．

※2　**貫通線維** perforating fiber

一般的には，内嗅領皮質から海馬体への投射線維全体を貫通線維とよんでいる．厳密にいえば，軟膜密着部を貫通するのは歯状回や CA2/CA3 領域に投射する経路であり（**貫通路** perforant

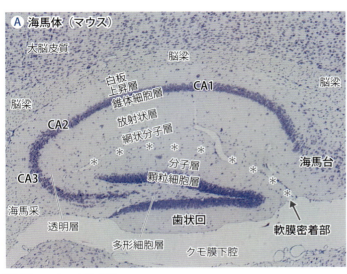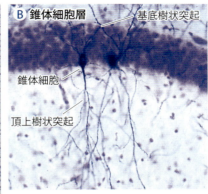

図17　マウスの海馬体
A はニッスル染色像，B はゴルジ鍍銀法により黒化した2個の錐体細胞．

表3　アンモン角の各層と入力線維

層	入力線維〔由来〕		
	CA1	CA2	CA3
網状分子層	貫通線維〔内嗅領皮質第Ⅲ層〕	貫通線維〔内嗅領皮質第Ⅱ層〕	貫通線維〔内嗅領皮質第Ⅱ層〕
放射状層	連合線維，交連線維〔CA3〕	連合線維，交連線維〔CA3〕	連合線維，交連線維〔CA3〕
透明層	—	—	苔状線維〔歯状回〕
錐体細胞層	小細胞性錐体細胞	大細胞性錐体細胞	大細胞性錐体細胞
上昇層	連合線維，交連線維〔CA3〕	連合線維，交連線維〔CA3〕	連合線維，交連線維〔CA3〕

path），CA1領域に投射する経路は軟膜密着部を貫通しない．厳密によびわけたい場合は，後者の経路を**側頭葉・アンモン路** temporo-ammonic path とよぶ．

2）アンモン角への入力

錐体細胞の頂上樹状突起は，太くまっすぐ伸びる近位部と細枝に分岐して斜めに走る遠位部からなり，それぞれ放射状層 stratum radiatum と網状分子層 stratum lacunosum-moleculare を形成する．その反対側に，基底樹状突起が広がる上昇層 stratum oriens ができる（図17A）．さらに，CA3領域の錐体細胞層と上昇層の間には透明層 stratum lucidum が形成される．

アンモン角の各層には，特定の入力線維が投射する．そのなかで重要なものは，内嗅領皮質からアンモン角網状分子層と歯状回分子層に投射する**貫通線維** perforating fiber である．また，歯状回の顆粒細胞からCA3領域の透明層へ**苔状線維** mossy fiber が投射する．放射状層と上昇層にはアンモン角内の領域を連絡する連合線維および交連線維が投射する（表3）．

3）アンモン角からの出力

錐体細胞の軸索が束となって，**白板** alveus とよばれる白質層が形成される．白板内を，錐体細胞から乳頭体や中隔に向かう出力線維や海馬への入力線維が通過し，これらの線維は**海馬采** fimbria になる（図18）．やがてアンモン角から離れて独立すると，海馬采は**脳弓** fornix とよばれるようになる．

B　歯状回

歯状回は分子層，顆粒細胞層，多形細胞層の3層構造をとる（図17A）．表層の分子層には**顆粒細胞** granule cell の樹状突起が広がり，内嗅領皮質からの貫通線維とシナプスを形成する（図18）．顆粒細胞の軸索である**苔状線維**は多形細胞層を通過してCA3領域の透明層に投射する．

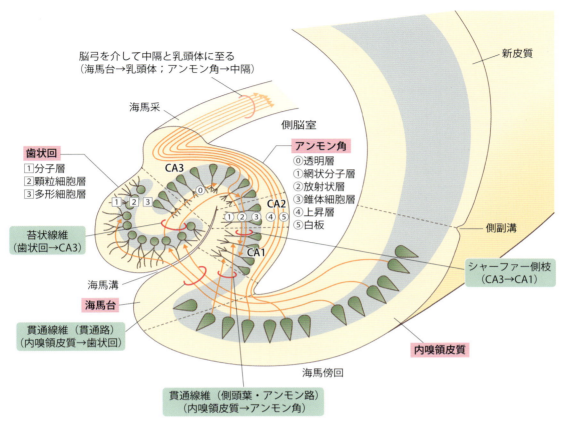

図18 ヒト海馬の模式図
(文献2を参考に作成)

C 一方向性の神経回路

　海馬体には,「内嗅領皮質→歯状回→CA3→CA1→海馬台」からなる**一方向性の神経回路**がある(図19).

　海馬傍回や側副溝周囲にある**内嗅領皮質** entorhinal cortex は, 大脳の連合野と入出力関係をもつ. 内嗅領皮質の第Ⅱ層から**貫通線維**を発して歯状回分子層やCA2/CA3領域に投射し(**貫通路**), 内嗅領皮質の第Ⅲ層からの貫通線維はCA1領域に投射する(**側頭葉・アンモン路**). 歯状回顆粒細胞の軸索である**苔状線維**はCA3領域に投射し, CA3錐体細胞の軸索(**シャーファー側枝** Schaffer collateral)はCA1領域に投射し, CA1錐体細胞は**海馬台**に投射する. 海馬体からの出力線維は海馬采に集まって**脳弓** fimbria となり, CA1領域から**中隔** septum へ, 海馬台から**乳頭体** mammillary body へ投射する. また, 海馬台から内嗅領皮質の第Ⅴ層にも出力する.

　さらに, CA3領域の錐体細胞は同側および対側のCA3錐体細胞と密な連合性および交連性の興奮性結合をつくり, これが記憶の想起回路と考えられている. この

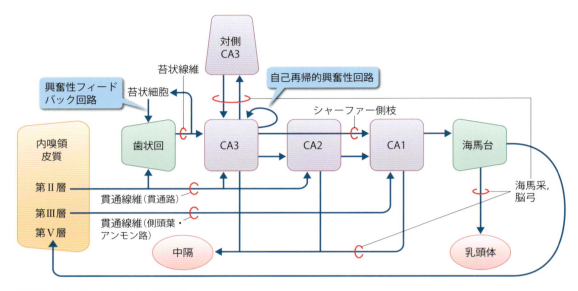

図19　海馬の一方向性の神経回路

　CA3錐体細胞の**自己再帰的興奮性回路**や，苔状細胞を介する苔状線維から顆粒細胞への**興奮性フィードバック回路**は海馬の高い興奮性の回路基盤として，また**側頭葉てんかん** temporal lobe epilepsy の原因回路とも考えられている．

D　陳述記憶とシナプス可塑性

　難治性てんかんの治療を目的として両側海馬を切除された症例H.M.氏の記録[※3]や，一過性脳虚血に伴って海馬CA1ニューロンが選択的脱落を起こした症例では，過去の記憶の想起は可能でも，新たに経験した事柄について著明な健忘が生じた（順行性健忘）．

　記憶には記銘，保持，想起という三要素があるが（図20），これらの臨床例から，海馬は**記憶の記銘**（コーディング）に関与していることがわかった．特に海馬は**陳述記憶**（言葉で述べることができる記憶）[※4]の固定に関与する．記憶の基盤となる細胞内メカニズムとして**シナプス可塑性** synaptic plasticity があり，海馬にはこの可塑性発現にかかわる**NMDA型グルタミン酸受容体**が脳のなかで最も豊富に発現している．ほとんどの海馬の主要な興奮性シナプスでは，シナプス後部のNMDA型グルタミン酸受容体の活性化とそれに伴う細胞内カルシウム流入が，**長期増強** long-term potentiation（LTP）や**長期抑圧** long-term depression（LTD）などのシナプス可塑性[※5]に深くかかわり，陳述記憶の分子基盤と考えられている．

※3　記憶研究に貢献したH.M.氏

　H.M.氏は，2008年12月2日に82歳で亡くなった．12月4日付ニューヨーク・タイムズに

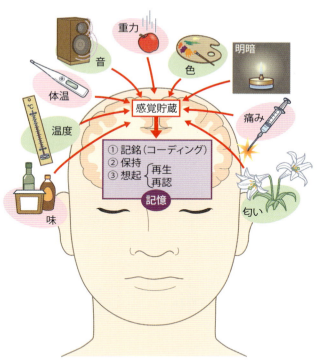

図20　記憶の三要素
海馬は①記銘や③想起に関与している．〔文献4を参考に作成〕

追悼記事が掲載され，ヘンリー・モレゾン Henry Molaison という本名とともに情報が開示された[3]．モレゾン氏は，9歳のときの自転車事故がきっかけでてんかんを発症するようになった．27歳になった1953年に，てんかんの治療として両側の海馬を含む領域の切除手術を，Scoville医師の手により受けた．彼は，手術を受ける以前に起こった1929年の世界恐慌や1940年代の第二次世界大戦のことは覚えていた．しかし，手術後の55年間は，彼が会う友達も，食べるものも，近所の森も，いつもそれが彼にとっては初めてとなる生活を送ったという．

脳研究の発展に多大な貢献をしてきたH.M.氏が，その症例報告から半世紀も経てごく最近まで生きていたことを，世界の脳科学者はこの追悼記事を通して知って驚いた．

※4　陳述記憶 declarative memory と非陳述記憶 non-declarative memory

陳述記憶とは言葉で述べることができる記憶で，特定の日時・場所などを含む経験に関係した出来事や意味に関する記憶を指す．過去のエピソードや空間情報など脳に格納された感覚体験であり，必要に応じて取り出して，現在および未来の認知・判断・行動選択などに用いる．**海馬**が中心的役割を果たす．

- **エピソード記憶**：時間的・空間的文脈とそれに付随した情報に関する記憶．例「学生時代に，私は北海道大学医学部において渡辺教授から解剖学を学んだ」．
- **意味記憶**：知覚対象の意味（概念）や対象間の関連性についての知識．通常，同じような経験のくり返しにより形成され，その情報をいつ・どこで獲得したかのような付随情報の記憶は消失し，内容のみが記憶されたもの．例「肘関節は，蝶番関節・球関節・車軸関節からなる複合関節である」．

非陳述記憶とは言葉で述べることができない記憶で，楽器演奏，スポーツ，自転車乗り，靴

ヒモの結び方など，運動や技能に関する記憶を指す．**小脳**が中心的役割を果たす．

※5 シナプス可塑性 synaptic plasticity

長期増強と長期抑圧は，シナプス前部からの一定の大きさのテスト入力に対するシナプス後電位の大きさ（シナプス伝達効率）が，そのシナプスに対する入力刺激の頻度変化や時間的同期に伴い，長時間にわたって上昇したり抑圧されたりするシナプスの可塑的性質（シナプス可塑性）を意味する．この可塑的性質は電気生理学的にとらえられる．シナプス可塑性は，そのシナプスに発現するグルタミン酸受容体の数の増減と，それを発現するスパインの肥大・退縮の構造変化を伴い，行動レベルでの記憶や学習と関連していると考えられている．

文献

1)「臨床神経解剖学 原著第6版」（Fitzgerald MJT，他/著　井出千束/監訳　杉本哲夫，他/訳），医歯薬出版，2013
2)「カラー図解 神経解剖学講義ノート」（寺島俊雄/著），金芳堂，2011
3) CareyDec B：H. M., an Unforgettable Amnesiac, Dies at 82. The New York Timesホームページ，2008 http://www.nytimes.com/2008/12/05/us/05hm.html?pagewanted=1&_r=1
4)「改訂第3版 脳神経科学イラストレイテッド」（真鍋俊也，他/編），羊土社，2013

1 終脳（大脳）の構成

③扁桃体

　扁桃体 amygdala とは，「アーモンドに似た構造体」の意味で，**海馬鈎**（海馬傍回の前端が鈎状に隆起した領域）の内部にある大脳核である（図21）．嗅球から強力な入力を受けるが，嗅覚の認知にはかかわらない．

　扁桃体は，**情動**[※1]，特に恐怖や不安を惹起する情動的な出来事に関連づけられる**恐怖記憶の形成，貯蔵，消去**において中心的な役割を担う．扁桃体は，**大脳皮質，海馬，線条体**（大脳基底核の構成要素 ⇒ 本章1-④-A）に投射し，それぞれ恐怖や不安を惹起する情動刺激に対する**選択行動，記憶固定の強化，逃避行動**などにかかわる．**分界条** stria terminalis を介して**視床下部**にも投射して内分泌機能や自律神経機能に影響を与え，**情動の反応表出**にかかわる．この特異な神経機能から，扁桃体は大脳基底核ではなく，**大脳辺縁系**の神経核として扱われる（⇒ 本章1-①-F）．

※1　**情動** emotion
　怒り，恐れ，喜び，悲しみなど，一時的で急激な感情の動きのことを情動とよぶ．感情には

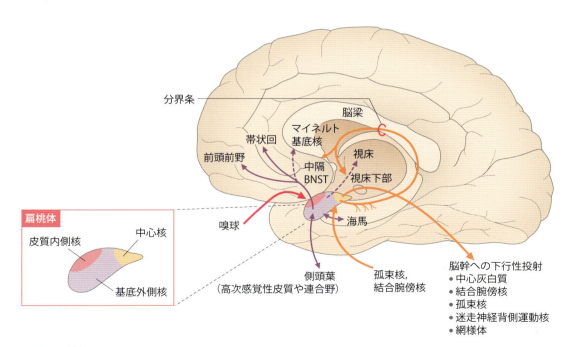

図21　扁桃体
BNST：分界条床核（文献1を参考に作成）

その個体にしかわからない主観的側面と，身体の生理学的反応（自律神経系，内分泌系，免疫系）や行動学的反応（接近，逃避，攻撃，表情，姿勢など）といった外部から測定可能な客観的側面とがある．特に，自然科学の研究対象となる後者の感情に対して，情動という用語が使用される．情動は短期的な感情の動きであり，中長期的にゆるやかに持続する強度の弱い**気分** mood とは区別される．

扁桃体は数多くの亜核からなるが，大きくとらえると**基底外側核**，**中心核**および**皮質内側核**が3つの主要な区分である．

A 基底外側核

基底外側核 basolateral nucleus は扁桃体で最も大きな神経核で，情動刺激の処理と学習に対して統合的な役割を果たし，古典的条件づけの1つである**恐怖条件づけ**[※2]に関与する．

古典的条件づけ classical conditioning もしくは**パブロフ型条件づけ** Pavlovian conditioning とは，本来身体反応を引き起こさない無害な**条件刺激** conditioned stimulus と生得的に身体反応を引き起こす**無条件刺激** unconditioned stimulus とを時間的に近接して与えると，ヒトを含めた動物はその両者の関連を学習する（図22）．恐怖条件づけが成立すると，条件刺激を体験するだけでさまざまな身体的・行動学的反応が現れるようになる．

基底外側核は**海馬**へも直接投射し，強い情動と関連した記憶や学習の強化に関与する．また**中心核**への投射を介して，条件づけられた情動刺激に対する身体的反応の表出へと導く．

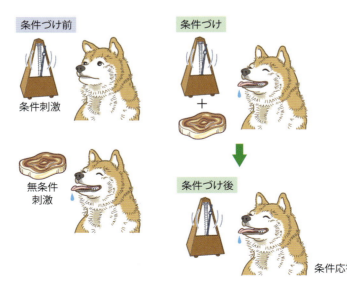

図22 古典的条件づけ

※2 恐怖条件づけ fear conditioning

ネズミを床に電線を敷いたチャンバーに入れ，軽い電流を流す電気ショック（無条件刺激）を与える．このとき，条件刺激としてブザー音や光刺激を同時に与え，ホームケージに戻す．翌日，このネズミにブザーや光刺激を与えるだけでネズミの恐怖反応である**すくみ行動** freezing や心拍数の増加が起こる．これが恐怖条件づけである（図23）．

また，このネズミを電気ショックを与えたチャンバーに戻すだけでも恐怖反応が起こる．この場合，電気ショックを与えたチャンバーという場所（文脈）が条件刺激となる恐怖条件づけであり，**文脈的恐怖条件づけ** contextual fear conditioning とよばれる．

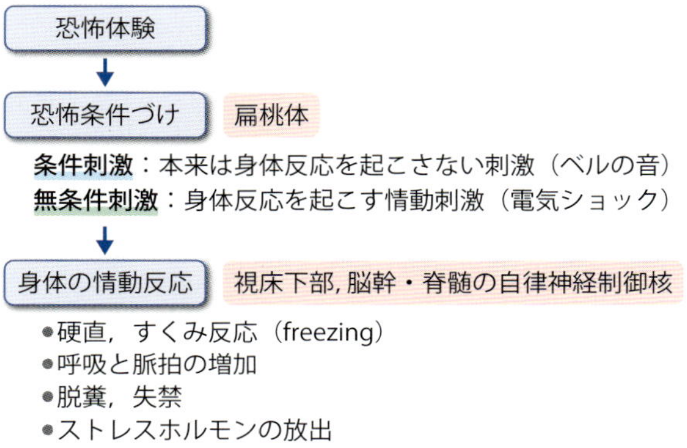

```
           ┌─────────┐
           │ 恐怖体験 │
           └────┬────┘
                ↓
           ┌─────────────┐   ┌──────┐
           │ 恐怖条件づけ │   │ 扁桃体 │
           └────┬────────┘   └──────┘
```
条件刺激：本来は身体反応を起こさない刺激（ベルの音）
無条件刺激：身体反応を起こす情動刺激（電気ショック）
```
                ↓
           ┌───────────────┐   ┌────────────────────────────────┐
           │ 身体の情動反応 │   │ 視床下部，脳幹・脊髄の自律神経制御核 │
           └───────────────┘   └────────────────────────────────┘
```
- 硬直，すくみ反応（freezing）
- 呼吸と脈拍の増加
- 脱糞，失禁
- ストレスホルモンの放出

図23　恐怖条件づけ

B 中心核

扁桃体の**中心核** central nucleus は，脳幹の**孤束核** solitary nucleus や**結合腕傍核** parabrachial nucleus から内臓感覚の上行性入力を受け，内臓痛など生得的な情動刺激に対する反応の生成にかかわる．また，扁桃体の基底外側核からの入力を受け，条件づけられた感覚刺激にも反応する．

中心核からの出力は**分界条** stria terminalis （⇒ 本章2-③-C-4）を経由して，視

Close-up　恐怖記憶の消去

恐怖条件づけした動物に対して条件刺激のみを与え続けると，しだいに条件刺激に対する身体的・行動学的反応の発現率が低下する．この恐怖記憶の消去は単なる忘却ではなく，新たな学習の結果であり，**消去学習** extinction learning とよばれる．恐怖記憶の消去学習には扁桃体の基底外側核にある抑制性シナプスの長期抑圧が関与し，そこにカンナビノイド受容体CB1が関与すると考えられている．扁桃体のこの部位には，特殊な陥入構造をもち，カンナビノイド伝達分子が高度に集積した特異なシナプスも発見されている．

強い精神的ショックによる恐怖記憶の制御異常は**心的外傷後ストレス障害** posttraumatic stress disorder （PTSD）の原因であると考えられている[2][3]．

基底外側核	…条件刺激と無条件刺激の連合（学習）
中心核	…身体の情動反応の指令（出力）
皮質内側核	…嗅刺激により誘発される本能行動

図24　扁桃体の3つの神経核の役割

　床下部，**中隔** septum，**分界条床核** bed nucleus of stria terminalis（この核は扁桃体の延長部 extended amygdala ともよばれる）に伝え，さらに脳幹の**中心灰白質**，**結合腕傍核**，**孤束核**，**迷走神経背側運動核**や他の副交感神経核，**網様体**などへの下行性投射も行う．これらの投射を介して，中心核は情動刺激に対する**内分泌性および自律神経性の身体的反応の表出**（発汗，心拍数上昇，血圧上昇，立毛，嘔吐，過換気，流涙など）にかかわる．特に，扁桃体―視床下部―中心灰白質の密接な線維連絡は，情動の表出において中心的なはたらきをしている[4]（⇒ 本章3-②-A ）．

C 皮質内側核

　皮質内側核 corticomedial nucleus は嗅球から嗅覚情報を受け，嗅刺激により誘発される行動制御（**性行動**や**摂食行動**）に関与する（⇒ 第Ⅱ部1章5-B-2 ）．

　扁桃体の3つの神経核の役割を図24にまとめた．

文献

1) 「マーティン 神経解剖学 テキストとアトラス」（ジョン・H・マーティン／著　野村 嶬，金子武嗣／監訳　伊藤和夫，他／訳），西村書店，2007
2) Marsicano G, et al：The endogenous cannabinoid system controls extinction of aversive memories. Nature, 418：530-534, 2002
3) Yoshida T, et al：Localization of diacylglycerol lipase-α around postsynaptic spine suggests close proximity between production site of an endocannabinoid, 2-arachidonoyl-glycerol, and presynaptic cannabinoid CB1 receptor. J Neurosci, 26：4740-4751, 2006
4) 二木宏明：情動のメカニズムの探求，RIKEN BSI NEWS, 3：1999　http://www.brain.riken.jp/bsi-news/bsinews3/no3/special.html

1 終脳（大脳）の構成

④大脳基底核

　大脳基底核 basal ganglia は，大脳核である**線条体** striatum と**淡蒼球** globus pallidus に，これらと関係の深い**視床下核** subthalamic nucleus と**黒質** substantia nigra，**腹側被蓋野** ventral tegmental area を加えた一連の神経核から構成される（図25）．

　大脳基底核は4つの並列ループ回路を構成し，それぞれがアクセルとブレーキとなって認知，運動，動機づけなどを制御する．黒質や腹側被蓋野からの**ドパミン投射**は，このアクセルとブレーキの切り替え制御に重要である．その病変は，振戦・運動緩慢・筋固縮・姿勢反射の障害や，情動の身体的表現の欠如などの障害として現れる．

A 構成要素

　元来，線条体，淡蒼球，視床下核，黒質の4つが大脳基底核の構成要素である．その後，側坐核（⇒本章1図14）を腹側線条体とし，これと関連する腹側淡蒼球

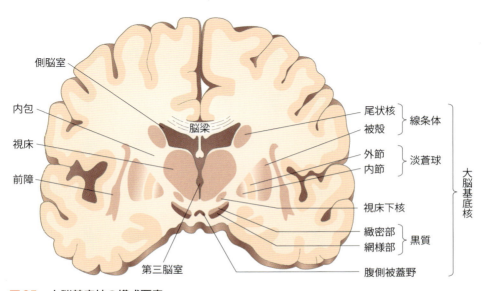

図25　大脳基底核の構成要素
腹側淡蒼球，側坐核はこの断面よりももっと吻側に位置する．

や腹側被蓋野も加えるようになり，大脳基底核の概念が広がった．

1) 線条体 striatum

線条体は大脳皮質や視床髄板内核（⇒ 本章2-①-A）からの入力を受け，GABA作動性の抑制性出力を行う．尾状核 caudate nucleus，被殻 putamen，側坐核 nucleus accumbens から構成される．さらに，尾状核は頭・体・尾の3つに分かれる．

2) 淡蒼球 globus pallidus

淡蒼球（GP）は線条体からの抑制性入力を受け，自らはGABA作動性の抑制性出力を行う．淡蒼球は外節（GPe），内節（GPi），腹側淡蒼球 ventral pallidum からなる．

3) 視床下核 subthalamic nucleus

視床下核は淡蒼球外節からの抑制性入力を受け，自らはグルタミン酸作動性の興奮性出力を行う．近年，大脳皮質から視床下核への直接的な興奮性投射（ハイパー直接路）も同定されている（⇒ 本項p60 Close-up）．

4) 黒質 substantia nigra と腹側被蓋野 ventral tegmental area

黒質は，緻密部 pars compacta と網様部 pars reticulata からなる．左右の黒質の間に腹側被蓋野がある．黒質緻密部と腹側被蓋野にはドパミンニューロンが集まり，線条体に投射する．

B 入力核，出力核，内在核

大脳基底核は，外部からの入力を受ける**入力核**，大脳基底核外へ出力する**出力核**，これらの入力核や出力核との間を連絡する**内在核**に分類すると，その線維連絡上の構成が理解しやすくなる（図26）．

1) 入力核：線条体

入力核は**大脳皮質**の広範な領域からグルタミン酸作動性の興奮性入力を受ける．また，視床の**髄板内核**（正中中心核 centromedian nucleus と束傍核 parafascicular

> **Close-up　霊長類とげっ歯類における大脳基底核の違い**
>
> 霊長類では内包が発達して線条体を貫くため，線条体は尾状核と被殻に分離する．げっ歯類では分離せず，線条体は尾状核-被殻 caudate-putamen とまとめてよばれる．また，げっ歯類の淡蒼球は霊長類の淡蒼球外節に相当する．内節に相当する部位は，げっ歯類では**脚内核** entopeduncular nucleus とよばれ，内包が大脳脚に移行する領域の白質内部に分布する．

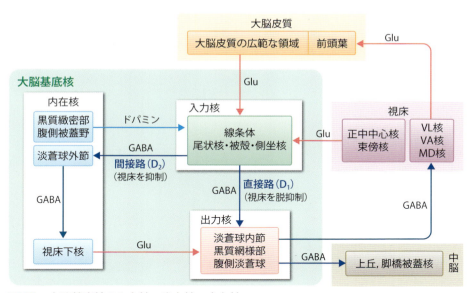

図26 大脳基底核の入力核，出力核，内在核
Glu：グルタミン酸

nucleusなどからなる）からもグルタミン酸作動性の興奮性入力を受ける．線条体は，内在核である**黒質緻密部**と**腹側被蓋野**から大量のドパミン作動性投射を受けていることが，際立った特徴の1つである．

2) 出力核：淡蒼球内節，黒質網様部，腹側淡蒼球

出力核は，視床の**外側腹側核（VL核），前腹側核（VA核），背内側核（MD核）**へGABA作動性の抑制性投射を行う．これらの運動性視床核からグルタミン酸作動性の興奮性出力が**前頭葉**に送られ，運動を促進する．また，出力核は，中脳の**脚橋被蓋核** pedunculopontine nucleus や**上丘** superior colliculus にも投射し，それぞれ移動運動における四肢・体幹の運動制御と衝動性眼球運動（⇒ 本項C）を制御する．

3) 内在核：淡蒼球外節，黒質緻密部，腹側被蓋野

淡蒼球外節はGABA作動性，**視床下核**はグルタミン酸作動性，**黒質緻密部**と**腹側被蓋野**はドパミン作動性である．

C 4つの並列ループ回路

大脳基底核には「大脳皮質→入力核→出力核→視床→大脳皮質（前頭葉）」を構成する4つのループ回路が並列して存在し，ループ間相互の連絡は乏しい（図27）．それぞれ，前頭葉の異なる部位に終点して，ある1つの動作を行う際に異なる側面に関与する．

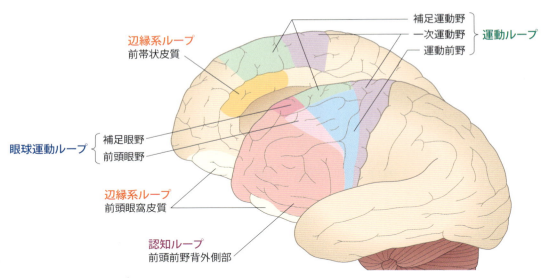

図27　4つの並列ループ回路
前頭葉での終点を示す．（文献1を参考に作成）

　例えば，「コップの水を飲む動作を行う」場合，まず喉が乾いている（飲みたくなる）内的状況が辺縁系ループを介して動作の決定に影響する．次に，認知ループは前頭前野を使って目的を達するまでの運動プランを策定し，眼球運動ループと運動ループは眼と上肢の運動を連携させて手を正確にコップに到達させ，コップを把握し口に運ぶ．

1）運動ループ motor loop

　運動ループは**四肢および体幹の随意運動**（骨格筋運動）を制御する．
- 一次体性感覚野・一次運動野→**被殻**→淡蒼球内節／黒質網様部→VA核／VL核→**一次運動野・運動前野・補足運動野**

2）眼球運動ループ oculomotor loop

　眼球運動ループは衝動性眼球運動 rapid eye movement（1つの対象物から別の離れた対象物へ高速で眼球を動かす運動）のような**眼球の随意運動**を制御する．
- 前頭眼野→**尾状核（体）**→淡蒼球内節／黒質網様部→VA核／MD核→**前頭眼野・補足眼野**

3）認知ループ cognitive loop

　認知ループは**認知と行動の戦略的計画**を立て，動作に先立ち手順の複雑な動作の組み立てを企画する．
- 広範な連合野→**尾状核（頭）**→淡蒼球内節／黒質網様部→VA核／MD核→**前頭前野背外側部**

4）辺縁系ループ limbic loop

辺縁系ループは**行動の動機づけや情動**に関与する．
- 海馬・辺縁連合皮質→**側坐核**→腹側淡蒼球→MD核→**前頭眼窩皮質・前帯状皮質**

D 直接路と間接路

線条体には，発現するGタンパク質共役型受容体 G protein-coupled recepter（GPCR）と神経ペプチドの種類が異なる2種の**中型有棘ニューロン** medium spiny neuron が存在して，**直接路**と**間接路**となって出力核や内在核にGABA作動性の抑制性出力を行っている（図26）．以下は運動ループを例にとって説明する（図28）．

1）直接路 direct pathway

ドパミン受容体D_1（Gs共役型GPCR）と**ムスカリン性アセチルコリン受容体M_4**（Gi/o共役型GPCR）および**サブスタンスP** substance P を発現する線条体の中型有棘ニューロンは，出力核に直接投射する．直接路の活性化は，2回の抑制性シナプスを経るため運動性**視床の脱抑制**が起こり，**運動の促進**が起こる（図29上）．し

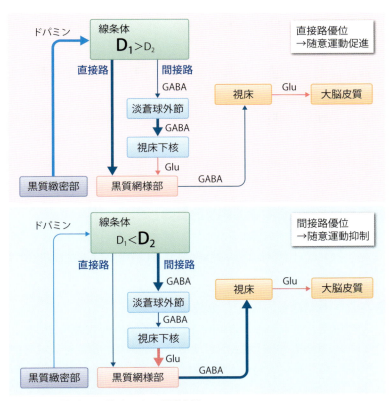

図28 直接路と間接路による運動制御
Glu：グルタミン酸

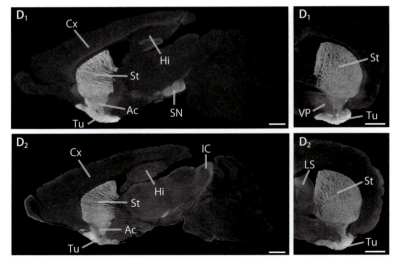

図 29　ドパミン受容体 D_1 と D_2 の発現（マウス脳）
被殻と尾状核からなる背側線条体（St），側坐核（Ac：腹側線条体），嗅結節（Tu）はドパミン受容体 D_1 と D_2 をともに高発現していることから，これらの領域がドパミンによる相反的制御を受けていることが理解できる．
Cx：大脳皮質，Hi：海馬，IC：上丘，LS：外側中隔，SN：黒質，VP：腹側淡蒼球．スケールバー：1 mm（撮影：内ケ島基政氏）

たがって，直接路は運動性皮質へのブレーキを解除することで，必要な運動を必要な時間だけ行えるようにする．

2) 間接路 indirect pathway

ドパミン受容体 D_2（Gi/o 共役型 GPCR）と**エンケファリン** enkephalin を発現する線条体の中型有棘ニューロンが関与する．内在核の淡蒼球外節を介して出力核に間接的に投射する．このため，間接路の活性化は，3 つの抑制性シナプスを経るため**視床の抑制**が起こり，**運動を抑制**する（**図 29 下**）．したがって，間接路は運動性皮質へのブレーキを強めることで，必要のない運動を抑制する．

3) 直接路と間接路による相反的制御

線条体は黒質緻密部のドパミン作動性ニューロンの密な投射を受け，線条体のドパミン濃度が上昇すると直接路は活性化され（D_1 は Gs 共役型 GPCR で細胞内 cAMP

Close-up　ハイパー直接路 hyperdirect pathway

大脳皮質から内在核である視床下核への直接の興奮性投射が存在することが知られている．この投射は，皮質刺激を行った際に，大脳基底核の出力核への応答が直接路より早く現れるという意味で，ハイパー直接路（皮質視床下核路）とよばれている．ハイパー直接路は 1 回の抑制性シナプスを介して運動性視床に投射して，必要のない運動を抑制すると考えられる[2]．

濃度を上昇させる），間接路は抑制される（D_2 は Gi/o 共役型 GPCR で細胞内 cAMP 濃度を低下させる）．ドパミン濃度が低下すると，この優位性は逆転する（図28）．

　また，線条体内のアセチルコリン濃度が高まると，Gi/o 共役型 GPCR の M_4 受容体を発現する直接路は抑制される．このように，直接路と間接路は，神経調節物質による相反的制御を受け，アクセルとブレーキのように，認知，運動，動機を制御する．

文献

1）「マーティン 神経解剖学 テキストとアトラス」（ジョン・H・マーティン／著　野村 嶬，金子武嗣／監訳　伊藤和夫，他／訳），西村書店，2007
2）南部 篤：大脳皮質—大脳基底核ループと大脳基底核疾患．生理学研究所総合生理研究系生体システム研究部門ホームページ　http://www.nips.ac.jp/sysnp/dl/kiteikaku2.pdf

1 終脳（大脳）の構成

⑤前脳基底部

　前脳は，発生学的に前脳胞に由来する終脳と間脳を指す解剖学用語である．ちょうど，嗅索が内側嗅条と外側嗅条とに分かれる部位のすぐ後ろの前脳底面領域を前有孔質とよぶ．これは，ここを外側線条体動脈が貫通するため多数の小孔ができるためである．前有孔質が存在する領域を**前脳基底部** basal forebrain region と称する（図30）．ここにはアセチルコリンを伝達物質とする大型のコリン作動性ニューロンが分布する領域が4つあり，**内側中隔**（Ch1），**ブローカの対角帯核**の**垂直部**（Ch2）と**水平部**（Ch3），**マイネルト基底核**（Ch4）と番地まで付けられている（Chはコリン作動性の意味）（図31）．

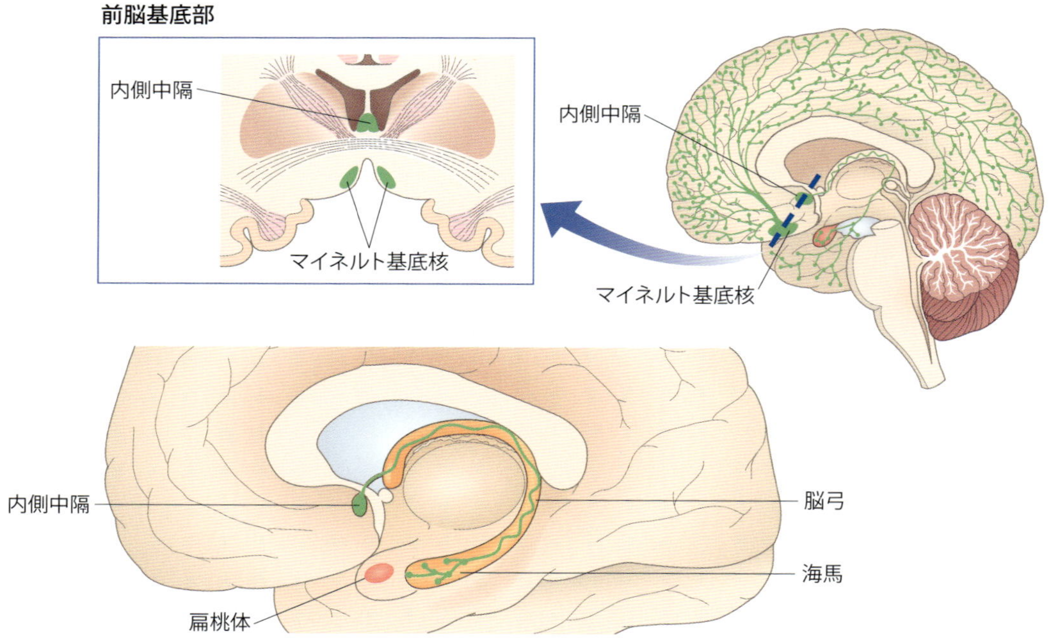

図30　前脳基底部と前脳基底部からの投射
前脳基底部のコリン作動性ニューロンは終脳（大脳）の各部に投射して（緑），ニューロン活動やシナプス活動を活性化し，認知機能や記憶を促進する．（文献1を参考に作成）

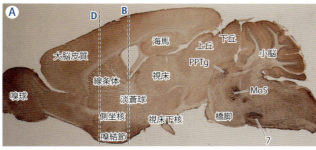
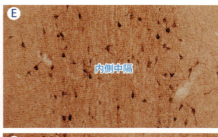
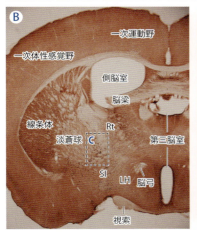
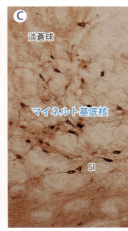
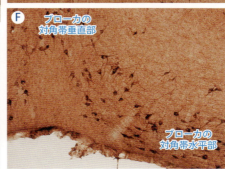
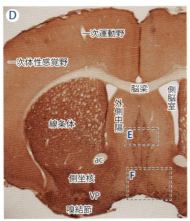

図31　マウス脳の前脳基底部

コリン作動性ニューロンを染色した画像．前脳基底部である内側中隔（E），ブローカの対角帯垂直部・水平部（F），マイネルト基底核（C）で茶色に染まったニューロンが観察できる．
PPTg：中脳橋脚被蓋核，Mo5：三叉神経運動核，7：顔面神経核，ac：前交連，VP：腹側淡蒼球，Rt：視床網様核，SI：無名質，LH：視床下部外側野

A　マイネルト基底核

マイネルト基底核 basal nucleus of Meynert から，**大脳皮質**，**扁桃体**，**視床**への投射があり，それぞれの**覚醒状態への移行**，**認知機能や情動記憶の促進**，**睡眠・覚醒の周期的発現**などに関与している．

B 内側中隔とブローカの対角帯垂直部

内側中隔 medial septum と**ブローカの対角帯垂直部** diagonal band of Broca, vertical limb は連続し，海馬へ密に投射する．この2つの領域にはコリン作動性ニューロンとGABA作動性ニューロンが分布し，海馬に5〜12 Hzの周期的な**θリズム**を発生させる．θリズムの発生に対して，コリン作動性ニューロンは海馬錐体細胞の活動を直接増強させ，GABA作動性ニューロンは海馬抑制性介在ニューロンの**脱抑制** disinhibition を介して間接的に錐体細胞の活動を増強させる．

海馬θリズムは，注意探索行動あるいはレム睡眠時に出現し，**記憶情報の選択・強化**に重要な役割を果たしていると考えられている．

C ブローカの対角帯水平部

ブローカの対角帯核が大脳の基底面に達すると水平な部分（水平亜核）へ移行し，**ブローカの対角帯水平部** diagonal band of Broca, horizontal limb とよばれる．そのすぐ外側に位置する**嗅結節** olfactory tubercle（図31）という嗅皮質へ投射する．このアセチルコリン投射系の活動により**嗅覚の弁別能**が向上する（⇒ 第Ⅱ部1章5-B-2）．

D 認知症とアセチルコリン

1) アルツハイマー型認知症 Alzheimer's disease

1907年，ドイツのアロイス・アルツハイマー Alois Alzheimer が最初に症例報告した，**認知機能低下**，**人格の変化**を主症状とする認知性疾患．病理学的には，**βアミロイド** β-amyloid が沈着する大脳皮質の**老人斑** senile plaque が特徴．

2) アルツハイマー型認知症のコリン仮説

アルツハイマー型認知症の患者で，アセチルコリンの脳内含量が減少し，アセチルコリン合成酵素や受容体の脳内含量も減少していることが報告された．ここから，コリン作動性ニューロンの脱落変性がアルツハイマー型認知症の原因であるとする「**コリン仮説**」が生まれ，広く支持され，コリンエステラーゼ阻害薬（ドネペジル塩酸塩）が治療薬として使用されるに至った．現在，コリン作動性ニューロンの変性脱落をアルツハイマー型認知症の原因とするコリン仮説は支持を失い，「**アミロイド仮説**」にとって代わられている．

3) アルツハイマー型認知症のアミロイド仮説

この新たな仮説では，病因遺伝子の変異や発病危険因子によりβアミロイドペプチドの分解システムが破綻して，**異常な切断を受けた難容性のβアミロイドペプチ**

ドが細胞外に異常に蓄積して**老人斑** senile plaque が形成される．これが炎症反応や活性酸素の発生，細胞内ホメオスタシスの異常などを招くことにより，神経細胞内に異常なタウタンパク質などが蓄積し（**神経原線維変化** neurofibrillary tangle），正常な神経細胞のはたらきを阻害すると考えられている．

最近の研究から，プリオン病のように異常タンパク質が正常タンパク質を次々と異常型に変換しながら，これが細胞間を伝わって広がり，広範な神経細胞の機能不全と細胞死を引き起こして認知症が発症し，進行することがわかってきた．この変性過程で，コリン作動性ニューロンの変性脱落も起こり，さらなる認知機能の低下に拍車がかかると考えられる[2) 3)]．

文献

1) 「臨床神経解剖学 原著第6版」（Fitzgerald MJT，他／著　井出千束／監訳　杉本哲夫，他／訳），医歯薬出版，2013
2) Masuda-Suzukake M, et al：Prion-like spreading of pathological α-synuclein in brain. Brain, 136：1128-38, 2013
3) 長谷川成人：認知症，神経疾患克服への取り組み．都医学研NEWS, 15：2014　http://www.igakuken.or.jp/public/news/015/cont1.html

---

Close-up　コリン作動性ニューロンの分布領域

中枢神経系内で運動神経核以外のコリン作動性ニューロンが分布する領域に対して，Chを頭文字とした分類が行われている．最初の4つが前脳基底部を構成し，残りの4つは脳幹に分布している．前脳基底部のコリン作動性ニューロンは，生物学的に意味のある刺激に反応して行動的覚醒と注意を促すとともに，睡眠・覚醒の制御に重要な脳幹のコリン作動性ニューロンと大脳皮質の間の中継的役割も果たす．

脳幹のコリン作動性ニューロンからの上行性投射は，縫線核からのセロトニン作動性投射・青斑核からのノルアドレナリン投射・視床下部からのヒスタミン作動性投射とともに上行性網様体賦活系という古くからの概念の解剖学的実体となる．この賦活系が終脳全体を興奮させ意識や認知レベルを向上させるための回路に，マイネルト基底核などを介する腹側経路と，視床髄板内核を介する背側経路がある．

- Ch1：**内側中隔**．海馬に投射（⇒ 本項B）
- Ch2：**ブローカの対角帯垂直部**．海馬に投射（⇒ 本項B）
- Ch3：**ブローカの対角帯水平部**．嗅結節へ投射（⇒ 本項C）
- Ch4：**マイネルト基底核**．大脳皮質，扁桃体，視床へ投射（⇒ 本項A）
- Ch5：**脚橋被蓋核**．中脳に存在．背側路（視床への上行性網様体賦活系）と腹側路（マイネルト基底核へ）（⇒ 本章3-②-H）
- Ch6：**背外側被蓋核**．橋に存在．背側路（視床への上行性網様体賦活系）と腹側路（マイネルト基底核へ）（⇒ 本章4-①-C）
- Ch7：**内側手綱核**．視床上部に存在．脚間核へ投射（⇒ 本章2-②-A）
- Ch8：**二丘傍核**．中脳に存在．上丘や外側膝状体へ投射

第I部 神経系の解剖学〜脳の地図を知る
1章 中枢神経系

2 間脳の構成

A 構成と機能のまとめ

神経管の間脳胞より発生する**間脳** diencephalon は，終脳胞の尾側端から発生する線条体（被殻と尾状核よりなる⇒本章1 図25）と境界を接している．大脳半球の拡大に伴い，間脳はその外側部を線条体に取り囲まれるようになる（図1）．

間脳は，**視床** thalamus，**視床上部** epithalamus，**視床下部** hypothalamus の3部からなる．視床は，**大脳半球への中継**と**感覚性ゲート機能**（⇒本章2-①-D）を担う．視床下部は，**下垂体**の制御を介した**内分泌機能の最高中枢**として，また**自律神経機能の最高中枢**として機能し，血圧，体液電解質組成，体温，エネルギー代謝（食欲，摂食），生殖機能，ストレス応答などの調節にかかわる．また，視床下部は

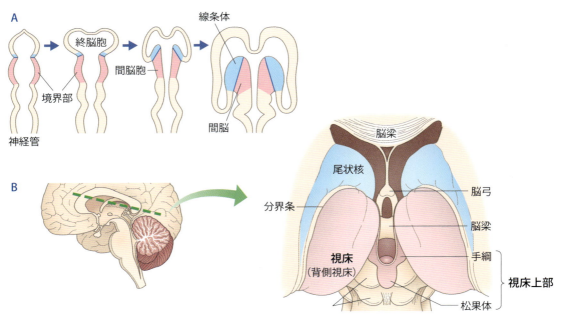

図1 間脳と線条体の発生（A）と成体における位置（B）
B）間脳を背側から見た図であるため，腹側にある視床下部は見えない．（文献1を参考に作成）

海馬や扁桃体などの**大脳辺縁系** limbic system（⇒ 本章1-①-F ）と密接な線維連絡をもち，その機能は，**情動**や**本能の身体的反応**となって表出される．

B 間脳の構成（図2）

1）視床 thalamus

背側視床 dorsal thalamus は狭義の視床であり，単に視床という場合は背側視床を指していると考えてよい．これを構成する視床核は数多く，分類を含め次（⇒ 本章2-①-AB ）に説明する．

腹側視床 ventral thalamus は視床と中脳赤核に挟まれた狭い領域を指し，**視床下核** subthalamic nucleus，**不確帯** zona incerta，**フォレル野核** nuclei of Forel を含む（⇒ 本章2-①-C ）．かつて背側視床の一部として扱われることの多かった**視床網様核**は，最近は腹側視床に入れる場合が増えているが，本書では，これまでのクラシカルな分類に従って説明する．

2）視床上部 epithalamus

背側視床の背部に位置し，**手綱** habenula と**松果体** pineal body からなる．

3）視床下部 hypothalamus

視床下溝 hypothalamic sulcus より下の領域で，**乳頭体** mammillary body，**灰白隆起** tuber cinereum，**終板** lamina terminalis，**漏斗** infundibulum，**視交叉**（視神

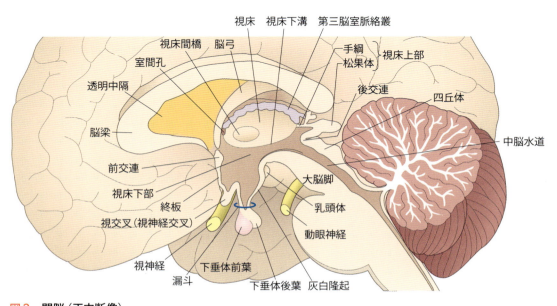

図2　間脳（正中断像）
脳弓は，間脳を通るときは視床下部を通って乳頭体までいく．

表1　視床と視床上部の神経核と機能のまとめ

間脳の区分		神経核	機能
視床 thalamus （⇒ 本章2-①）	背側視床 （狭義の視床） dorsal thalamus	特殊核 （中継核）	● VPM/VPL核→一次体性感覚野 ● 外側膝状体→一次視覚野 ● 内側膝状体→一次聴覚野 ● VA/VL核→一次運動野，運動前野
		連合核	連合野に出力
		非特殊核	大脳皮質の広い範囲に出力
		視床網様核	視床内部の抑制性回路形成
	腹側視床 ventral thalamus	視床下核 subthalamic nucleus	大脳基底核の内在核
		不確帯 zona incerta	
		フォレル野 fields of Forel	
視床上部 epithalamus （⇒ 本章2-②）		松果体 pineal body	メラトニンの産生と分泌
		手綱（手綱核） habenula（habenular nucleus）	大脳辺縁系からの情報を中脳の脚間核・吻内側被蓋核へ中継

VPM：後内側腹側核，VPL：後外側腹側核，VA：前腹側核，VL：外側腹側核

表2　視床下部の神経核と機能のまとめ（⇒ 本章2-③）

神経核	機能	特徴
室傍核 paraventricular nucleus	下垂体後葉ホルモンの産生，弓状核や自律神経系の機能制御	抗利尿ホルモン（バゾプレッシン）とオキシトシンの産生．室傍核から迷走神経背側運動核や脊髄の自律神経節前ニューロンへの投射
視索上核 supraoptic nucleus		
弓状核（漏斗核） arcuate nucleus （infundibular nucleus）	下垂体前葉ホルモン放出因子の産生（下垂体門脈系を介して前葉に到達）	産生ホルモン： ● 副腎皮質刺激ホルモン放出ホルモン ● 甲状腺刺激ホルモン放出ホルモン ● 成長ホルモン放出ホルモン ● 黄体化ホルモン放出ホルモン ● 卵胞刺激ホルモン放出ホルモン ● 乳腺刺激ホルモン放出抑制ホルモン ● 成長ホルモン放出抑制ホルモン
視交叉上核 suprachiasmatic nucleus	日内リズムの発振体，光同調	
視床下部外側野 lateral hypothalamic area	摂食中枢，覚醒	オレキシン（ヒポクレチン）ニューロン
視床下部腹内側核 ventromedial hypothalamic nucleus	満腹中枢，性行動（雌）	α型エストロゲン受容体が豊富
視索前野 preoptic area	性行動（雄），睡眠，体温調節	アンドロゲン受容体が豊富
乳頭体 mammillary body	大脳辺縁系の中継核	パペッツの情動回路（海馬→脳弓→乳頭体→視床前核→帯状回→海馬）
結節乳頭核 tuberomammillary nucleus	覚醒，嘔吐誘発，食欲抑制	ヒスタミン作動性ニューロン

経交叉）optic chiasm，**視索** optic trac，**脳弓** fornix などが観察される．
　視床と視床上部，ならびに視床下部の神経核と機能をまとめたものを，それぞれ表1，表2に示す．

文献
1）「解剖学アトラス 原著第10版」（Fritsch P, 他／著　平田幸男／訳），文光堂，2012

2 間脳の構成

①視床

視床は，その大部分を占める背側視床と腹側視床に分けられる．背側視床の神経核は多数存在し，その位置や投射様式により分類される．

A 位置による背側視床の分類

背側視床の神経核は，薄いY字形の白質である**内側髄板** internal medullary lamina（図3の ）との位置関係により，前核，内側核（背内側核），外側核，腹側核，視床後部に分ける．腹側部では，内側髄板の内部に**髄板内核**が現れる（図4参照）．さらに，**外側髄板** external medullary lamina（図3の ）の外側に**視床網様核**が位置する（図4）．

視床核の多くは特定の大脳皮質領域に投射する（図5）．

1) 前核 anterior nucleus

乳頭体や**海馬台**からの投射を受け，辺縁系連合皮質である**帯状回**へ投射する．前

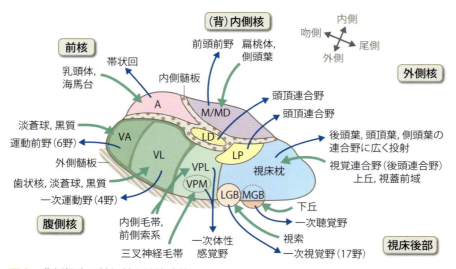

図3　背側視床の神経核と線維連絡
この図は視床を上（背側）から見た模式図である．A：前核，M/MD：内側核／背内側核，LD：背外側核，LP：後外側核，VA：前腹側核，VL：外側腹側核，VPM：後内側腹側核，VPL：後外側腹側核，MGB：内側膝状体，LGB：外側膝状体

核は**大脳辺縁系**の構成要素で，本能や情動，エピソード記憶と関係する．

2）**内側核** medial nucleus（**背内側核** medial dorsal nucleus）

大脳辺縁系，特に**側頭葉**や**扁桃体**からの情動，体性感覚，臓性感覚入力を統合し，

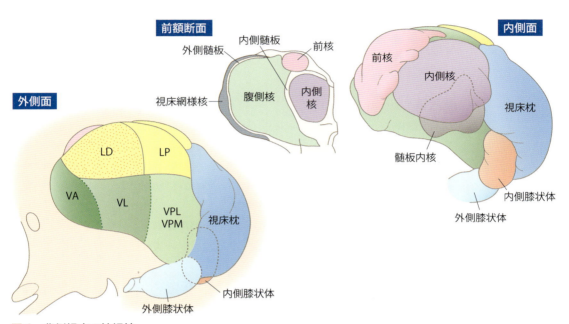

図4　背側視床の神経核

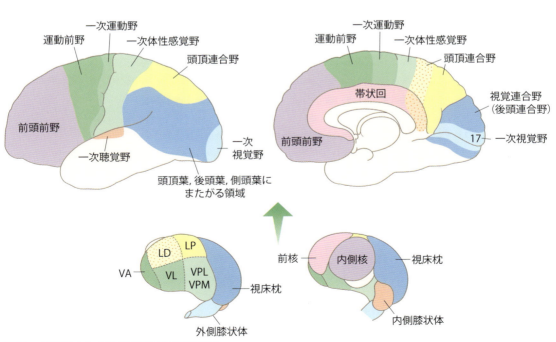

図5　背側視床から投射を受ける皮質領域

前頭前野へ投射する（体性と臓性⇒ 第Ⅱ部用語解説②）．前頭前野は，実行機能や情動・動機づけとそれに基づく適切な意思決定や行動選択にかかわる（⇒ 本章1-①-E-1））．

3）外側核 lateral nucleus
- 背外側核 lateral dorsal nucleus（**LD核**）：**頭頂連合野**に投射．
- 後外側核 lateral posterior nucleus（**LP核**）：**頭頂連合野**に投射．
- 視床枕 pulvinar（**P**）：視覚性の情報を受け，**後頭葉**，**頭頂葉**，**側頭葉の連合野**に投射．視覚の連合にかかわる．

4）腹側核 ventral nucleus
- 前腹側核 ventral anterior nucleus（**VA核**）
- 外側腹側核 ventral lateral nucleus（**VL核**）
  VA核とVL核は，**大脳基底核**（淡蒼球，黒質 ⇒ 本章1-④-A）と**小脳核**（歯状核 ⇒ 本章6-①-A-3）からの入力を受け，VA核は**運動前野**（6野），VL核は**一次運動野**（4野）に出力する運動性中継核．
- 後内側腹側核 ventral posteromedial nucleus（**VPM核**）：三叉神経（⇒ 本章4-①-E参照）を介して**頭部の体性感覚**入力を受け，**一次体性感覚野**に出力する中継核．
- 後外側腹側核 ventral posterolateral nucleus（**VPL核**）：脊髄から上行する内側毛帯と前側索系から**頭部以外の体性感覚**入力を受け，**一次体性感覚野**に出力する中継核（⇒ 本章7 図8）．

5）視床後部
- 外側膝状体 lateral geniculate body（**LGB**）：視神経からの**視覚入力**を受け**一次視覚野**（17野）に投射する中継核（⇒ 第Ⅱ部1章2 図5A）．
- 内側膝状体 medial geniculate body（**MGB**）：下丘からの**聴覚入力**を受け**一次聴覚野**（41, 42野）に投射する中継核（⇒ 第Ⅱ部1章3 図3）．

6）視床網様核 reticular thalamic nucleus（RTN）
大脳皮質には投射せず，**他の視床核へ強力なGABA作動性抑制投射**を行う．視

> **Close-up** **ロボトミー** lobotomy（**前頭前白質切断術** prefrontal leucotomy）
>
> かつて，強度の興奮状態にある精神病患者の外科的治療として**ロボトミー**が世界中で行われた．前頭葉を切断するもので，これにより視床内側核と前頭前野の間の結合を切断された患者は沈静状態になった．この手術法を開発したポルトガルの神経科医モニスは，1949年ノーベル医学・生理学賞を受賞した．しかし，同時に，周囲や状況への無関心，感情の希薄化，不安の消失など，永続的な人格的変化も生じ，その反倫理性が糾弾され現在は行われていない．

床の**感覚性ゲート機能**に重要（⇒ 本項D）．

7）髄板内核 intralaminar nucleus

前側索系を経由した痛みの情報や，小脳核や脳幹網様体（**上行性網様体賦活系** ⇒ 本章3 p96 Close-up）からの上行性入力を受け，大脳皮質，線条体，扁桃体などに広く投射する．実際に髄板内核を電気刺激すると，大脳皮質全体の活動に変化が起こる．感覚系と運動系の接点として，**痛みに伴う情動反応，行動の動機づけや選択，覚醒や覚醒状態の維持**などに関与する．**正中中心核** centromedian nucleus（CM核），**束傍核** parafascicular nucleus（Pf核）などの核から構成される．

B 投射様式に基づく背側視床の分類

大脳皮質への投射様式の観点から，背側視床の神経核は4つに分類される．特殊核と連合核は特定の皮質領域に投射する．

1）特殊核（中継核）

特殊核は特定の神経核から強い入力を受け，特定の感覚性および運動性の大脳皮質領域に出力する中継核である．
- **後内側腹側核**（VPM核）：三叉神経から頭部の体性感覚入力を受け，一次体性感覚野に出力．
- **後外側腹側核**（VPL核）：内側毛帯と前側索系から頭部以外の体性感覚入力を受け，一次体性感覚野に出力．
- **外側膝状体**（LGB）：視神経からの視覚入力を受け，一次視覚野に投射．
- **内側膝状体**（MGB）：下丘からの聴覚入力を受け，一次聴覚野に投射．
- **前腹側核**（VA核）：大脳基底核と小脳核から入力を受け，運動前野に出力．
- **外側腹側核**（VL核）：同様の入力を受け，一次運動野に出力する．

2）連合核

連合核は特定の神経核から強い入力を受けないが，特定の**連合野**に出力する．
- **視床枕**（P）：視覚性の情報を受け，後頭葉，頭頂葉，側頭葉の連合野に投射．
- **背外側核**（LD核）：頭頂連合野に投射．
- **後外側核**（LP核）：頭頂連合野に投射．
- **前核**：大脳辺縁系（特に乳頭体）から投射を受け，辺縁連合皮質の帯状回に投射する．
- **内側核（背内側核）**：大脳辺縁系（特に側頭葉や扁桃体）から，情動，体性および臓性感覚に関する入力を受け，前頭前野へ投射する．

3）非特殊核

特定の神経核から強い入力を受けずに，大脳皮質の広い範囲に出力する．

- **髄板内核**（CM核，Pf核）：前側索系や脳幹網様体から入力を受け，大脳皮質，線条体，扁桃体などに投射する．痛みに伴う情動反応，動機づけ，覚醒反応などにかかわる．

4）視床網様核

大脳皮質には投射しない例外的な視床核．他の視床核に強力なGABA作動性抑制投射を行う．

C 腹側視床

腹側視床は背側視床下方の狭い部位にあり，次の神経核からなる（図6）．

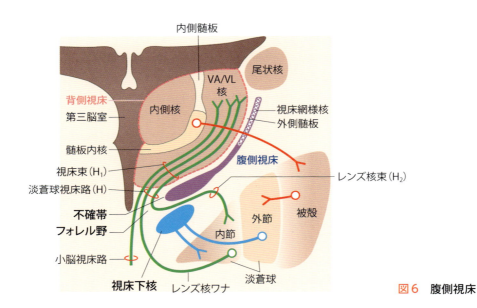

図6　腹側視床

> **Close-up** 深部脳刺激 deep brain stimulation
>
> パーキンソン病などで起こる不随意運動（振戦，無動，固縮，歩行障害）に対する外科的治療として，定位脳手術と微小電極を組み合わせた**深部脳刺激**療法が行われている．その電気刺激の標的部位が視床下核や不確帯である．
> まず，脳の背側から電気活動を記録しながら電極を針入する．最初に不確帯に到達すると活動は低下し，次にバリバリと活発な神経活動になると視床下核に到達したことがわかる．ここに刺激電極を留置し，胸部にパルスジェネレーターを埋め込んで持続的に電流を流すことで，不随意運動の軽減をはかる．

1) 視床下核 subthalamic nucleus

大脳基底核の一部で，内在核としてはたらく．間接路において淡蒼球外節からGABA作動性の抑制性入力を受け，黒質網様部へグルタミン酸作動性の興奮性投射を行う（⇒ 本章1 図26）．

2) 不確帯 zona incerta

視床網様核と連続する神経核．GABA作動性の抑制性投射を脳の広範な領域に対して行う．飲水摂食行動，性行動，心血管運動などの調節，視床の感覚性ゲート機能の制御，脳活動の同期化などにかかわる．

3) フォレル野 fields of Forel

不確帯のこの周辺を，運動性中継核（VA/VL核）へ向かう小脳視床路や淡蒼球視床路が通過する．これらの神経線維が通過する白質領域をフォレル野とよぶ．レンズ核から運動性視床に向かう淡蒼球視床路（レンズ核ワナとレンズ核束を合わせたもの）をフォレルH野，視床下核の背側をまわるレンズ核束をフォレルH_2野，淡蒼球視床路と小脳視床路が合したものをフォレルH_1野とよぶ．

D 視床の感覚性ゲート

子どもの眠りは深く，目覚まし時計が鳴っても，体を揺り動かしても，オネショをしていても，なかなか眠りから覚めない．しかし，年をとるにつれ，かすかな物音や体内環境の変化により，容易に眠りから覚めてしまう．これは，視床における**感覚性ゲート機能** sensory gating の違いによる．

1) 視床網様核を介した感覚性ゲーティング

視覚，聴覚，触覚などの感覚入力はいったん視床の特殊核（中継核）に集まり，ここから視床皮質ニューロン thalamocortical neuron が大脳皮質に伝達する．一方，**視床網様核**にはGABA作動性の抑制性ニューロンが集まり，視床の各部に強力な抑制性出力を行っている．

睡眠時には視床網様核の活動が高まり，視床皮質ニューロンの膜電位は過分極側にシフトする．この抑制が，**髄板内核の抑制**を介して大脳皮質全体の活動性も低下させ，脳幹からの上行性感覚入力は大脳皮質ニューロンを活性化できなくなり，信号伝達が遮断される．反対に，覚醒時には視床網様核の活動が減少して感覚性ゲートが開き，注意行動時には特定の感覚入力の伝達を選択的に強化する．

2) 脳幹コリン作動性ニューロンによる感覚性ゲートの制御

それでは，視床網様核の活動性はどのように制御されているのか？それは，視床に投射する中脳や橋の**脚橋被蓋核**（⇒ 本章3-②-H）や**背外側被蓋核**（⇒ 本章4-①-C）に分布する**コリン作動性ニューロン**のはたらきによる．このニューロンは，

覚醒時とレム睡眠（脳活動が亢進し夢を見ている状況の睡眠）時に活動が上昇し，ノンレム睡眠（脳活動が低下する深い睡眠）時に低下する．このニューロン活動の上昇が，視床網様核ニューロン活動を抑制し，脱抑制により感覚性ゲートを開かせる．このようにして睡眠・覚醒のリズムとリンクして視床の感覚性ゲート機能が制御されている．

さらに，これらのコリン作動性ニューロンの活動性は，**青斑核**（⇒ 本章4-①-B）からの**ノルアドレナリン作動性投射**や**背側縫線核**（⇒ 本章3-②-G）からの**セロトニン作動性投射**により制御されている．

2 間脳の構成

②視床上部

A 視床上部の構成要素

視床上部は松果体と手綱からなる．

1) 松果体 pineal body

松果体は，松果体細胞 pinealocyte とグリア細胞よりなる．松果体細胞は**メラトニン** melatonin を合成し，その分泌は著明な日内変動を示す．両生類の松果体細胞は光感受性を有し，分泌されたメラトニンはメラニン色素細胞に作用し，皮膚の色を変化させる．哺乳類ではメラトニンは性腺と生殖機能を抑制する．

2) 手綱 habenula（手綱核 habenular nucleus）

手綱は内側核と外側核からなり，それぞれ内側手綱核，外側手綱核とよばれる．大脳辺縁系（視床前核，中隔，視床下部⇒本章1-①-F）や大脳基底核からの投射を**視床髄条** stria medullaris of thalamus を介して受け取り，**反屈束** retroflexus fascicle（of Meynert）を介して中脳領域へ出力する．**内側手綱核** medial habenular nucleus は**脚間核**に投射し，ここからセロトニン作動性ニューロンが集まる**背側および正中縫線核**（⇒本章3-②-G）へ投射する．**外側手綱核は吻内側被蓋核に投射**

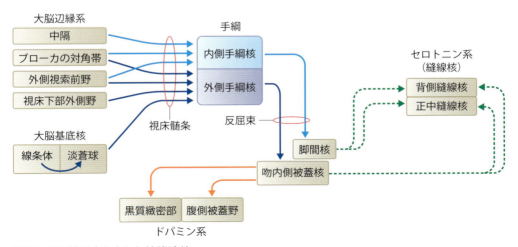

図7 手綱核を中心とした線維連絡
⟶はドパミン系への投射，--▶はセロトニン系への投射を示す．（文献1より引用）

して，ここからドパミンニューロンが集まる**黒質緻密部**（⇒ 本章3-②-C-1））や**腹側被蓋野**（⇒ 本章3-②-D），縫線核に投射する（図7）．

　その結果，大脳辺縁系の活動に基づいてドパミンニューロンやセロトニンニューロンの活動が制御され，報酬がより大きくなるような行動選択や，不安や恐怖，痛みなどの嫌悪刺激を回避する行動選択に関与する．

文献

1) Hikosaka O：The habenula: from stress evasion to value-based decision-making. Nat Rev Neurosci, 11：503-513, 2010

2 間脳の構成

③視床下部

視床下部は**内分泌機能**および**自律神経系**の最高中枢として，血圧と体液電解質組成の調節，体温調節，エネルギー代謝（食欲，摂食），生殖機能，ストレスなど緊急事態に対する迅速な応答体制の構築にかかわる．また，視床下部は脳弓を介して**海馬**と，分界条を介して**扁桃体**などの大脳辺縁系と密接な線維連絡をもち，その機能は，怒り，恐れ，快・不快，攻撃，逃走などの**情動**や，性，飲食，群居本能などの**本能の身体的な反応**となって表出される．

視床下部機能の中心となるのが**視床下部下垂体系** hypothalamo-hypophyseal system であり，その起点や結節点となるのが**室傍核，視索上核，弓状核（漏斗核）**である．視床下部下垂体系以外の神経核も多数あり，視床下部の機能的多様性を物語る．

A　視床下部下垂体系（図8）

視床下部の室傍核，視索上核で産生される**下垂体後葉ホルモン（神経内分泌ホルモン）**や弓状核（漏斗核）で産生される**下垂体前葉ホルモン放出因子**を介して，内分泌機能が制御される．

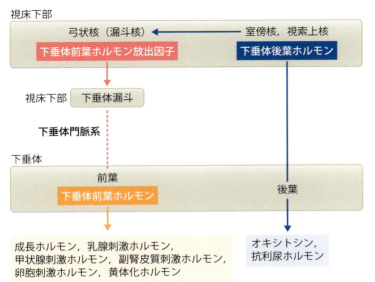

図8　視床下部下垂体系

1) 室傍核 paraventricular nucleus と視索上核 supraoptic nucleus

室傍核と視索上核の神経核の**大細胞性ニューロン**は，**下垂体後葉ホルモン（神経内分泌ホルモン）**である**オキシトシン** oxytocin と**抗利尿ホルモン** antidiuretic hormone（**バゾプレッシン** vasopressin）を合成する．これらのホルモンは，順行性軸索輸送により**下垂体後葉**まで運ばれ，ここから毛細血管に向かって**神経内分泌**的に分泌され，血行性に標的器官まで運ばれて作用する．オキシトシンは陣痛時の子宮筋収縮，抗利尿ホルモンは腎臓からの水の再吸収を促進して体液量を増やし血圧を上昇させる．

この後葉投射系ニューロンに加え，室傍核には，弓状核に投射する**小細胞性ニューロン**や，自律神経節前ニューロンが存在する脳幹・脊髄の神経核に下行性投射する**自律神経制御系の第3のニューロン**もある（⇒ 本章5 p130 Close-up）．これらのニューロンを介して，室傍核や視索上核は内分泌機能や自律神経機能の制御に中心的なはたらきをする．

2) 弓状核 arcuate nucleus（漏斗核 infundibular nucleus）

視交叉（視神経交叉）と乳頭体に囲まれた部位を**灰白隆起** tuber cinereum といい，このなかにある**弓状核（漏斗核）**の小細胞性ニューロンは，その軸索を**下垂体漏斗**に投射し，そこから種々の**視床下部ホルモン（下垂体前葉ホルモン放出因子）**を放出する（図9）．下垂体漏斗と前葉の間には**下垂体門脈系** hypophyseal portal

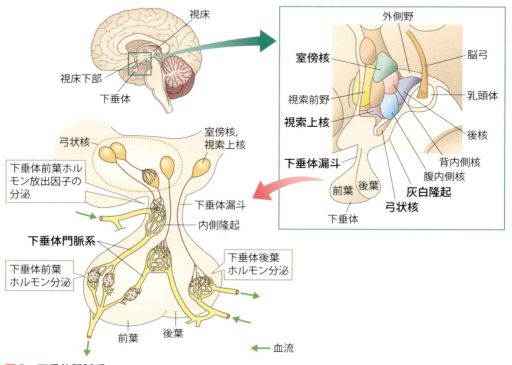

図9　下垂体門脈系

systemがあり，この血管系を介して放出因子は**下垂体前葉**に運ばれ，種々の**下垂体前葉ホルモン**[※1]の分泌を制御する．また，室傍核や視床下部外側野などにも投射して，摂食行動やエネルギー代謝制御にかかわる．

※1　下垂体前葉ホルモン
下垂体前葉から放出される前葉ホルモンには，成長ホルモン，乳腺刺激ホルモン，甲状腺刺激ホルモン，副腎皮質刺激ホルモン，卵胞刺激ホルモン，黄体化ホルモンが含まれる．

B　視床下部下垂体系以外の神経核

1) 乳頭体核 mammillary nucleus

乳頭体内にあり，脳弓を介して海馬台からの投射を受ける．乳頭体は視床前核に投射を送る（乳頭視床路）．この乳頭体への入出力は，パペッツの情動回路の一部となる．

2) 視交叉上核 suprachiasmatic nucleus

視交叉上核は文字どおり視交叉の上に位置する小さな卵円形の神経核で，**日内リズムの発振体**として，また**日内リズムの光同調機構**として重要な神経核である．この部位が破壊されると，24時間を周期とした行動リズムが消失する．

3) 視床下部外側野 lateral hypothalamic area（LHA）

摂食行動を誘発するので**摂食中枢** feeding centerとよばれる．
1990年に入り，この領域で，**オレキシン（ヒポクレチン）**とよばれる神経ペプチ

Close-up　パペッツの情動回路

パペッツの情動回路とは「**海馬→脳弓→乳頭体→視床前核→帯状回→海馬**」の大脳辺縁系の回路をいう．1937年，James Papezにより提唱された，これを回ることで**情動**が生まれるとした古典的な考えである（図）．現在では，この回路の構成要素の多くは**記憶**に重要な役割を果たしていることがわかっている．

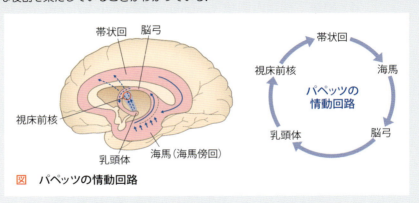

図　パペッツの情動回路

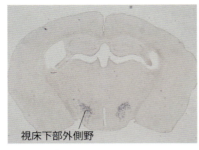
視床下部外側野

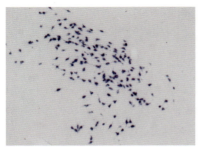

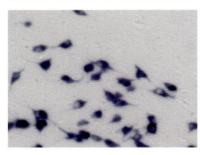

図10 視床下部外側野のオレキシンニューロン（マウス脳）
オレキシンmRNAを発現する細胞が青く染色されている．下2枚は視床下部外側野を拡大率を上げて撮影したもの．
（撮影：山崎美和子氏）

ドを産生するニューロンが発見された（図10）．オレキシンを介する情報伝達系の異常が，日中の強い眠気と睡眠発作を主症状とする**ナルコレプシー** narcolepsy の原因であることが明らかにされ，視床下部外側野の機能として**睡眠・覚醒の制御**も加わった．

4）視床下部腹内側核 ventromedial hypothalamic nucleus（VMH）

摂食を停止させる**満腹中枢** satiety center がある．また，**雌の性行動**の制御には腹内側核が関与し，エストロゲンが促進的にはたらく．

5）結節乳頭核 tuberomammillary nucleus

乳頭体核の近傍にあり，**ヒスタミン**合成に必要なヒスチジン脱炭酸酵素はこの核にのみ発現する．満腹中枢である腹内側核に投射し，ここを刺激して**摂食を抑制**する．また，ヒスタミンは強い**覚醒作用**を及ぼすほか，**嘔吐誘発**を引き起こす．

6）視索前野 preoptic area

視索前野は内側と外側に分けられる．**内側視索前野**にはアンドロゲン受容体が高

濃度に存在し，げっ歯類ではアンドロゲンが**雄の性行動**（マウンティングなど）に対して促進的に作用する．また，内側視索前野は**体温調節**にも関与するほか，養育行動，特に子運び行動を制御している．一方，**外側視索前野**の腹側部は睡眠調節中枢と考えられ，ここを刺激すると結節乳頭核のヒスタミン作動性ニューロンを抑制して**睡眠を誘発**する．

C　視床下部を通過する神経路（図11）

1）脳弓 fornix

海馬台に発し，**乳頭体核**に終わる，非常に発達した線維系で，パペッツの情動回路（⇒ 本項 p81 Close-up ）の一部を構成する．

2）室周線維系 periventricular fiber system

視床下部から第三脳室に沿って走る線維系で，中脳の**中心灰白質**，脳幹網様体に接続し，**迷走神経背側運動核**とつながる（⇒ 本章5-①-K ）．**情動やストレスが内臓機能に影響を与える系**と考えられる．

3）内側前脳束 medial forebrain bundle

中脳の**腹側被蓋野**から**側坐核**に向かって視床下部領域を走る線維束．頭蓋内自己電気刺激実験から，この線維束を中心に，これとつながる**腹側被蓋野**（⇒ 本章3-②-D ），**扁桃体**（⇒ 本章1-③ ），**側坐核**（⇒ 本章1-④-A ），**前頭前野**（⇒ 本章1-

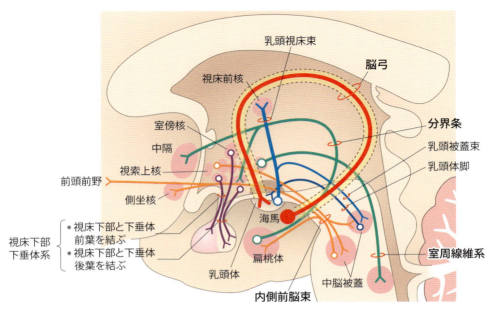

図11　視床下部とつながる神経路

①-E-1））などが報酬や快感などにかかわる**報酬系**あるいは**快中枢**であると考えられている．そのなかで，腹側被蓋野から側坐核へのドパミン投射系が情動行動を駆動すると考えられている（⇒ 本章3-②-D）．

4）分界条 stria terminalis

扁桃体に発する分界条の主要な標的は**視床下部腹内側核**（⇒ 本項B-4））と**中隔**である．不安やストレスに対する**視床下部―下垂体―副腎系** hypothalamic-pituitary-adrenal system 応答の中継にかかわる．

第Ⅰ部 神経系の解剖学〜脳の地図を知る

1章　中枢神経系

3 中脳の構成

A 構成と機能のまとめ

中脳 midbrain は，**中脳水道**より背側の**中脳蓋** mesencephalic tectum と，腹側の**中脳被蓋** mesencephalic tegmentum と**大脳脚** cerebral peduncle から構成される（中脳被蓋と大脳脚をまとめて広義の大脳脚とよぶ：図1）．

被蓋 tegmentum とは，脳室系（⇒ 第Ⅰ部用語解説⑦）の腹側にある'床'となる脳幹領域を広く指す言葉であり，系統発生的に古い部分で個体発生的にも変化が乏しく，ここに数多くの神経核が存在する．これに対して**蓋** tectum は'天井'の意味で，中脳水道より背側に発達した領域が中脳蓋である．

中脳蓋には，**上丘**（視蓋）と**下丘**からなる**四丘体**がある（⇒ 本章2図2参照）．中脳被蓋には，運動制御系に重要な**黒質**と**赤核**が存在し，眼球運動性の脳神経核として**動眼神経核**，**動眼神経副核**，**滑車神経核**が存在する．感覚性脳神経核として**三叉神経中脳路核**が存在する．中脳水道の周囲の灰白質を**中心灰白質**という．大脳脚を**錐体路**や**皮質橋路**が下行する（⇒ 本章4図8）．

中脳は眼球運動や視覚反射，聴覚の中継などに重要であり，黒質に存在するドパミン作動性ニューロンの変性は神経変性疾患で最も多い**パーキンソン病** Parkinson's disease の原因となる．

中脳の神経核と機能を表1にまとめた．

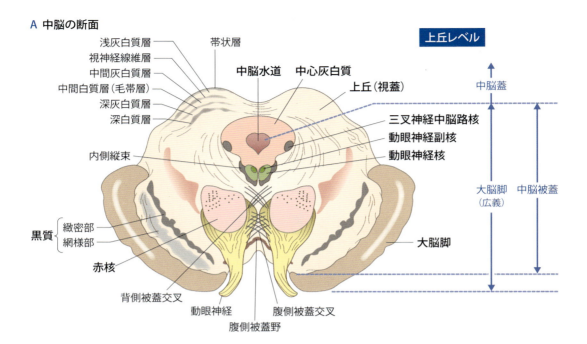

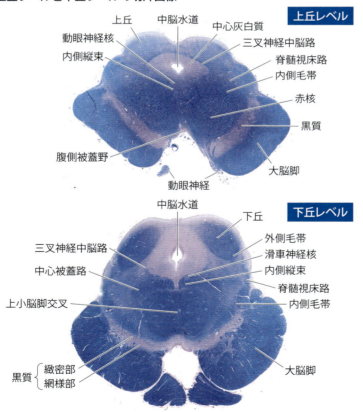

図1 中脳の構成
A) 上丘レベルの断面を示す．滑車神経核は下丘を通るレベルにある（図9参照）．B) 北海道大学医学部標本から．

表1　中脳の神経核と機能のまとめ

	神経核	機能	特徴
中脳蓋 (⇒ 本章 3-①)	上丘（視蓋） superior colliculus	視覚性反射の中枢	網膜視蓋投射，皮質視蓋投射，視蓋脊髄路
	視蓋前域 pretectal area	瞳孔と眼球の反射	対光反射，輻輳・調節反射
	下丘 inferior colliculus	聴覚の中継核	視床内側膝状体へ投射，周波数局在性
中脳被蓋 (⇒ 本章 3-②)	中心灰白質 central gray, periaqueductal gray	● 脊髄への下行性疼痛抑制系 ● ストレス刺激に対する情動の行動表出や交感神経系の亢進	中脳水道周囲
	赤核 red nucleus	● 小脳と共同した運動調節 ● 運動野から脊髄への中継核	皮質赤核路，小脳赤核路， 赤核オリーブ路，赤核脊髄路
	黒質 substantia nigra	線条体との相互投射による運動調節	線条体黒質線維（GABA性）は黒質網様部へ，黒質線条体線維（ドパミン性）は緻密部から
	腹側被蓋野 ventral tegmental area	報酬予測，報酬による行動の動機づけ，快感覚，薬物依存	● 中脳辺縁投射（腹側被蓋野から側坐核への投射） ● 中脳皮質投射（腹側被蓋野から前頭葉への投射）
	脚間核 interpeduncular nucleus	手綱から投射を受け，ドパミンやセロトニン作動性ニューロンに出力	大脳辺縁系の機能（恐怖，情動，報酬，依存など）を制御する
	吻内側被蓋核 rostromedial tegmental nucleus		
	縫線核 raphe nucleus	セロトニンの汎性投射系（背側縫線核，正中縫線核）	海馬θリズム，抗不安作用（扁桃体），食欲調節（視床下部），運動の同期化，レム睡眠の抑制
	脚橋被蓋核 pedunculopontine tegmental nucleus	上行性網様体賦活系として，睡眠・覚醒，意識，注意，感覚性ゲートを制御する	コリン作動性投射を大脳皮質，海馬，扁桃体，視床に送る
	動眼神経核 oculomotor nucleus	外眼筋の運動（GSE）	上直筋，下直筋，内側直筋，下斜筋，上眼瞼挙筋の収縮
	動眼神経副核 accessory oculomotor nucleus	内眼筋の運動（GVE）	● 毛様体筋，瞳孔括約筋の収縮 ● 副交感神経の節前ニューロン
	滑車神経核 trochlear nucleus	外眼筋の運動（GSE）	上斜筋の収縮
	三叉神経中脳路核 trigeminal mesencephalic nucleus	咀嚼筋や外眼筋の深部知覚（GSA）	単極性ニューロン
大脳脚 (⇒ 本章 3-③)	錐体路 pyramidal tract	随意運動の神経路	皮質脊髄路と皮質核路
	皮質橋路 cortico-pontine tract	橋核に投射	中小脳脚を通って小脳へ

GSA：一般体性求心性線維，GSE：一般体性遠心性線維，GVE：一般臓性遠心性線維（⇒ 第Ⅱ部概論）

3 中脳の構成

①中脳蓋

A 上丘

上丘 superior colliculus は**視蓋** optic tectum ともよばれ，明瞭な層構造をとる．哺乳類の上丘は，白質と灰白質が交互に重なって7層を構成し，表面から①帯状層，②浅灰白質層，③視神経線維層，④中間灰白質層，⑤中間白質層（毛帯層），⑥深灰白質層，⑦深白質層である（図1A）．表層の3層を上丘浅層，それより下層を上丘深層ともよぶ．

大脳皮質の未発達な脊椎動物では，上丘は視覚認知の中枢である．視覚認知の中枢としての機能を失った哺乳類では，上丘は**衝動性眼球運動** rapid eye movement（**サッケード** saccade：ある対象物から他の対象物へ視線を移動する急速な眼球の運動）を制御したり，移動目標の捕捉や追視のための**頭と眼の反射運動（視覚性運動反射）**の中枢として機能し，眼球運動神経核や脊髄に投射する（⇒本章7-②-B-2-iv）．この反射にかかわる視覚線維は網膜の神経節細胞から出ており，視床の外側膝状体を通りして，対側優位性に上丘浅層に直接投射する（**網膜視蓋投射**）．この網膜視蓋投射系には上丘における網膜部位対応性がある．また大脳皮質の視覚野から上丘浅層に投射する**皮質視蓋投射系**も，上丘において正確な部位局在性を示す．

上丘の浅層が主に視覚入力を受ける層であるのに対して，体性感覚や聴覚などの感覚情報は上丘深層に投射し，ここで視覚性空間マップと他の感覚性空間マップとが統合が行われる．また，脊髄（視蓋脊髄路）や**中脳網様体**に対して出力も行う．このマップの統合機能により，光や音や体性感覚が発生した方向へ，反射的に顔面や視線を向けることができる（⇒第Ⅱ部1章2-C）．

B 視蓋前域

上丘と間脳の間の小さな領域が**視蓋前域** pretectal area, pretectum で，光に対する不随意的な**瞳孔や眼球の反射**にかかわる（⇒第Ⅱ部1章2-C）．

1）対光反射 light reflex（瞳孔反射 pupillary reflex）

一側の眼球に光を当てると，両側の瞳孔が縮瞳する反射である．

2) 輻輳・調節反射 convergence-accomodation reflex
（近見反射 near reflex）

近くの物体を見るとき，外眼筋※1の1つである両側の内側直筋が収縮して寄り目になる（**輻輳反射**）．同時に，内眼筋※1の瞳孔括約筋が収縮して縮瞳し，毛様体筋が収縮して水晶体が厚くなり近点に焦点が合うようになる（**調節反射**）．

※1 外眼筋と内眼筋
眼球の運動には，眼球の外にあって眼球の上下・左右・内外方向といった随意性の体性運動にかかわる外眼筋と，眼球内部にあって水晶体の厚さや虹彩の大きさといった不随意性の臓性運動にかかわる内眼筋がある．神経支配も異なり，前者は動眼神経核・滑車神経核・外転神経核に支配され，後者は動眼神経副核により支配される（⇒ 本章3-②-Ⅰ）．

C 下丘

下丘 inferior colliculus は聴覚の中継核である．耳で受けた音情報は橋にある**蝸牛神経核**や**上オリーブ複合体**からの聴覚線維を経て**外側毛帯** lateral leminiscus となって下丘に投射する．下丘は聴覚情報を視床の**内側膝状体** medial geniculate body に伝える．下丘は，**中心核** central nucleus，**背側皮質** dorsal cortex，**外側皮質** external cortex の3領域からなる（⇒ 第Ⅱ部1章3-B-3)）．中心核のニューロンは層状に配列している．この配列は音の周波数域に対応しており，周波数局在性 tonotopy とよぶ．

②中脳被蓋

A 中心灰白質

中心灰白質 central gray, periaqueductal gray（PAG）は**中脳水道** cerebral aqueduct の周囲にある灰白質で，有髄神経線維が少ないので周囲と明白に区別がつく．中心灰白質は脊髄からの温痛覚情報（前側索系，脊髄視床路）の上行性投射を受ける．また，延髄の**大縫線核**（⇒ 本項G，本章5-①-C-3））に興奮性の下行性投射を行い，大縫線核のセロトニン作動性ニューロンは脊髄後角へ投射して鎮痛作用を及ぼす（図2）．これは**下行性疼痛抑制系**※1とよばれる．

扁桃体中心核（⇒ 本章1-③-B）からも投射を受け，ストレス刺激や恐怖刺激に対するすくみ行動や逃走など**情動の行動表出**にもかかわる．中心灰白質の背外側部や外側部を刺激すると**交感神経系の亢進症状**（心拍数増加，血圧上昇）が起き，腹外側部を刺激すると逆の反応が起こる（図3）．

上丘
中心灰白質
腹側
被蓋野
赤核
黒質
中脳
延髄
大縫線核
後角
一次求心性
線維
脊髄

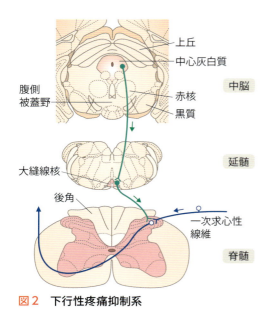

図2　下行性疼痛抑制系

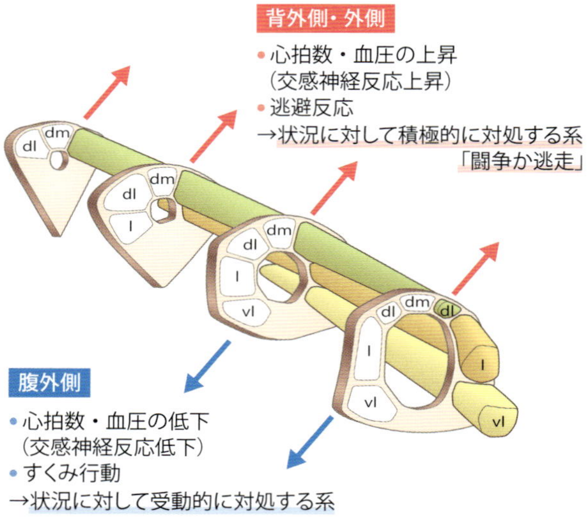

背外側・外側
心拍数・血圧の上昇
(交感神経反応上昇)
逃避反応
→状況に対して積極的に対処する系
「闘争か逃走」
dm
dl
l
vl
腹外側
心拍数・血圧の低下
(交感神経反応低下)
すくみ行動
→状況に対して受動的に対処する系

図3　中心灰白質

この図は，中脳の吻側（左上図）から尾側（右下図）までの4つの断面における中心灰白質を示す．中心灰白質の背内側部（dm），背外側部（dl），外側部（l），腹外側部（vl）がカラム様構造となって，相反する機能制御を行っている．

※1　**下行性疼痛抑制系** descending pain inhibitory system, descending analgesic pathway

痛覚情報は，痛みを受容する侵害受容器からAδ線維やC線維を経由して脊髄後角に伝達されるが，この痛覚伝達を抑制する下行性神経路が知られている．さまざまな伝達物質や神経ペプチドが関与するが，延髄の大縫線核からのセロトニン作動性投射と，橋の青斑核などからのノルアドレナリン作動性投射はその主要な投射系である．これらの下行線維から放出されるセロトニンやノルアドレナリンが，Aδ線維やC線維の終末やこれと接続する脊髄後角ニューロンを直接抑制するだけでなく，脊髄後角のエンケファリン含有抑制性介在ニューロンに投射して，GABAやエンケファリンの放出促進を介して間接的にも抑制すると考えられている．Aδ/C線維や脊髄後角ニューロンにはGi/o共役型Gタンパク質共役型受容体（GPCR）であるオピオイド受容体が発現し，これにモルヒネやエンケファリンが結合すると痛覚伝達を強力に抑制する．これを利用し，激しいがん性疼痛を緩和するため，医療用モルヒネとして投与される．

B 赤核

赤核 red nucleus（ラテン語名はnucleus ruber，神経路などの名称にラテン語名が残っている）は卵円形の赤味をおびた核で，その周囲は上小脳脚交叉後の線維で囲まれ投射を受けている（図4）．**錐体外路系**（⇒ 本章7-②-B-2）の中継核の1つである．

赤核は**赤核脊髄路**を発する**大細胞部**と，赤核オリーブ路（⇒ 本章4-②-4）を発する**小細胞部**から構成される．ヒトでは小細胞部が主体であるため，この投射を受ける下オリーブ核とのつながりが強い．**一次運動野**とも連絡し，小脳運動制御系（⇒ 本章6図5，図7）や錐体外路系（⇒ 第Ⅱ部2章3）の構成要素として機能する．主な神経路を列挙する．

1) 皮質赤核路 corticorubal tract

大脳皮質運動野より発し，赤核全域に終わる．

2) 小脳赤核路 cerebellorubal tract

小脳の**中位核**（脊髄小脳の小脳核）と**歯状核**（大脳小脳の小脳核）（脊髄小脳，大脳小脳⇒ 本章6図4）から上小脳脚交叉を通って，それぞれ赤核の大細胞部と小細胞部へ投射する．

3) 赤核オリーブ路 rubroolivary tract

小細胞部から出て，同側の**下オリーブ核**へ投射する．下オリーブ核は**小脳プルキンエ細胞**に登上線維を投射する（⇒ 本章6-②-B, C）．したがって，赤核オリーブ路は下オリーブ核を介した小脳運動制御系のフィードバック回路の一部となる．

4) 赤核脊髄路 rubrospinal tract（of Monakow）

大細胞部から出て，反対側の脊髄へ向かう錐体外路系の1つ．外側皮質脊髄路と

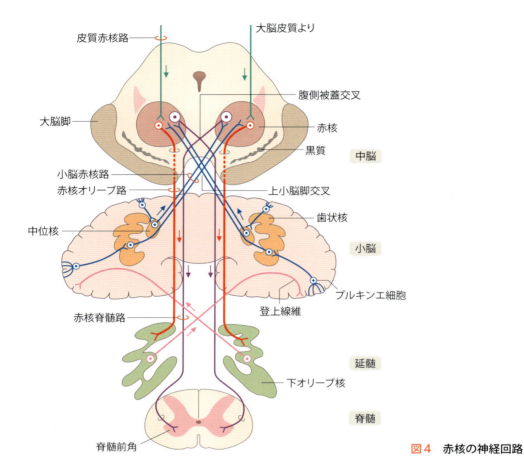

図4 赤核の神経回路

ともに**外側下行路**の1つで（⇒ 本章7-②-B），錐体路による随意運動を助け，四肢遠位筋やそれによる関節の運動制御にかかわる．

C 黒質

黒質 substantia nigra は大脳脚のすぐ背側にあり（図1，図4），加齢に伴いメラニン色素が増加して，肉眼的にも割面で黒く見える．黒質は**大脳基底核** basal ganglia の構成要素でもあり，線条体に対してドパミン作動性投射を行って活動性を調節し，大脳基底核の**内在核**としての役割をもつ．さらに，大脳基底核から視床へGABA作動性出力する際の大脳基底核の**出力核**としての役割もあわせもつ（図5）（⇒ 本章1-④-B）．

大脳基底核の機能のなかで，黒質は骨格筋や眼球の随意運動の制御（**運動ループ**，**眼球運動ループ**），認知や行動実行の調節（**認知ループ**）にかかわる（⇒ 本章1-④-C）．次の2部よりなる．

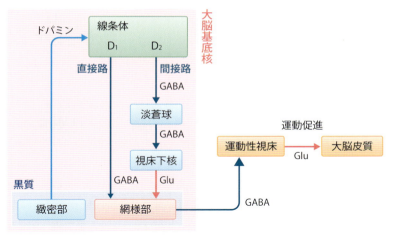

図5　黒質の神経回路
Glu：グルタミン酸

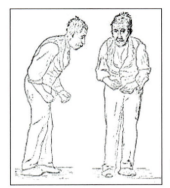

図6　パーキンソン病
（文献1より引用）

1）緻密部 pars compacta（SNC）：大脳基底核の内在核

　黒質の背側部で，ここに**ドパミン作動性ニューロン**が密集して存在し，**線条体**に投射する．この細胞変性は**パーキンソン病**[※2]の原因になる．

2）網様部 pars reticulata（SNR）：大脳基底核の出力核

　大脳脚に近い腹側部に位置する．**線条体**からのGABA作動性入力を直接もしくは他の内在核を介して間接的に受け，ここからGABA性の抑制性出力を**視床**に投射する．

※2　パーキンソン病 Parkinson's disease
　黒質ドパミン作動性ニューロンが変性することによって生じる神経変性疾患で，安静時振戦，筋固縮，無動・寡動，姿勢保持反射障害を主要症状とする．アルツハイマー病に次いで頻度が多い神経疾患．図6は，「神経系疾患マニュアル」[1]に記載されたこの病気の患者のスケッチ．

D 腹側被蓋野

　腹側被蓋野 ventral tegmental area（VTA）は左右の黒質の間にあり，ここにも**ドパミン作動性ニューロン**が集まる．これらのドパミン作動性ニューロンは全体として「W」字形に配列し（図1），外側の斜線2つが黒質緻密部（A9）で，内側の斜線2つが腹側被蓋野（A10）に相当する（A9，A10 ⇒ 本ページ Close-up ）．

　大脳基底核の機能のなかで，腹側被蓋野は**行動の動機づけ**や**情動**に関与する**辺縁系ループ**（⇒ 本章1-④-C-4）を制御する．このループのうち，腹側被蓋野から**側坐核**への投射は**中脳辺縁投射** mesolimbic pathway を，腹側被蓋野から**前頭眼窩皮質・前帯状皮質**への投射は**中脳皮質投射** mesocortical pathway を形成し，その線維束は**内側前脳束** medial forebrain bundle となって**扁桃体**，**側坐核**，**前頭前野**を結ぶ（⇒ 本章2-③-C-3）．

Close-up 黒質を中心とした線維連絡

　黒質網様部は大脳基底核の出力核として線条体から投射を受け（線条体黒質路），運動性視床に投射する（黒質視床路）．さらに，黒質緻密部は大脳基底核の内在核として，線条体の活動性を調節する（黒質線条体路）．したがって，黒質を中心とした以下の3種類の線維連絡が運動制御における機能的重要性を担っている．

① **線条体黒質線維** striatonigral fiber：線条体中型有棘ニューロンから黒質網様部へのGABA作動性投射．
② **黒質線条体線維** nigrostriate fiber：黒質緻密部から線条体へのドパミン作動性投射．
③ **黒質視床線維** nigrothalamic fiber：黒質網様部から運動性視床（VA核，VL核，MD核）へのGABA作動性投射．

Close-up ドパミン作動性ニューロンの分布領域

　1964年，DahlströmとFuxeはモノアミン作動性ニューロンをアミンのAを頭文字とする領域に分類した．このうちA8〜A17にドパミン作動性ニューロンが集まっている（A1〜A7 ⇒ 本章4 p107 Close-up ）．

- A8：赤核後方部．中脳辺縁投射系を構成．
- A9：黒質緻密部．中脳線条体投射系を構成．
- A10：腹側被蓋野．中脳辺縁投射系を構成．
- A11：尾側中脳の中心灰白質．
- A12：弓状核〜正中隆起．下垂体の中葉と後葉へ投射して，プロラクチン分泌を促進．
- A13：不確帯
- A14：視床下部
- A15：視床下部
- A16：嗅球の傍糸球体細胞．
- A17：網膜

腹側被蓋野は**報酬予測**による行動制御や報酬予測誤差にかかわり，報酬による**快感覚**の生成にかかわる．報酬を期待して行動するときにも，腹側被蓋野のニューロンは活発に活動する．覚醒剤のコカインや麻薬のモルヒネなどは腹側被蓋野を含む快中枢[※3]に直接的に作用し，**薬物依存**の原因部位になる．

> ※3 **快中枢（報酬系）** pleasure center (reward system)
> 　動物は，餌などの報酬が正の強化因子として与えられると，それを求めるための行動発現率は増加していく．反対に，不快な感情をもたらす負の強化因子を与えると，発現率は低下する．
> 　また，摂食，飲水，性行動などの本能的欲求が満たされると快感が生じる．動物の脳に電気刺激電極を埋め込み，レバーを押して自己刺激させる研究から，自己刺激をくり返すようになる脳部位が同定され，これを**快中枢**あるいは**報酬系**とよんだ．それは，**内側前脳束**を介してつながる**腹側被蓋野**，**扁桃体**，**側坐核**，**前頭前野**である．
> 　餌を見せたりフェロモンをかがせたりすると，側坐核におけるドパミン分泌量は増加する．ドパミン受容体のブロッカーを内側前脳束に局所投与すると，腹側被蓋野への自己刺激が抑制される．これらの研究から，内側前脳束とこれが結ぶ神経核とドパミンが情動行動発現の鍵となっていると結論された．ヒトはパズルや科学に熱中しても快感を感じることから，思考することだけで快中枢を刺激することができると考えられる．

E 中脳網様体

　網様体 reticular formation は中脳，橋，延髄の脳幹に広くあり，**脳幹網様体**と称される．網様体とは，有髄神経線維の網目に包まれて神経細胞が散在する，灰白質と白質が混然となった構造を示す．脊髄の上位中枢として，また視床や視床下部と脊髄のあいだの中継機構としてはたらく．**睡眠と覚醒**，**意識の維持**，**呼吸**，**循環**，**血圧**，**排尿**，**疼痛抑制**，**パターン行動**（歩行，嚥下，くしゃみ，咳，咀嚼，眼球の

> **Close-up　脳幹網様体による自律神経機能の調節**
> 　交感神経系の節前ニューロンは胸髄と腰髄（胸腰髄）にあり，副交感神経系のそれは脳幹の脳神経核と仙髄に存在する（⇒第1部2章3-B，C）．生命機能維持に重要で複雑な自律神経機能は脳幹網様体により制御され，しばしば**循環中枢**（⇒本章5 p126 Close-up），**呼吸中枢**，**排尿中枢**などとよばれる．これらの中枢は，**自律神経節前ニューロン**や**体性運動ニューロン**への投射と制御を介して複雑な制御を実行する．
> 　一方，**視床下部**は体温，血糖値，細胞外液浸透圧を直接感知し，また末梢受容器からの感覚情報も統合して，体温調節，摂食行動，飲水行動，情動行動，性行動，日内リズムなどを引き起こし，自律神経機能調節を統合する最高中枢としてはたらく（図）．
>
> **図　脳幹網様体**

共同運動）など，さまざまな生命機能の基本的制御に重要な役割を果たす．

中脳網様体 midbrain reticular formation は他の脳幹網様体ほど発達していない．赤核も中脳網様体の一つと考えられるが，一般にはその背外側に分布する細胞群を指す．中脳網様体の障害は重篤な意識障害を生じる．

F 脚間核と吻内側被蓋核

脚間核 interpeduncular nucleus は左右の大脳脚の間にある神経核で，その近傍に**吻内側被蓋核** rostromedial tegmental nucleus が位置する．どちらも，視床上部

Close-up 上行性網様体賦活系

上行性網様体賦活系 ascending reticular activating system （図）は意識や覚醒状態を維持する脳内機構の古典的概念で，その実体は網様体内部にあると考えられていた．この系では，脳幹網様体からの上行路は**視床髄板内核**（⇒本章2-①-A-7）に終わり，髄板内核は**大脳皮質**へ広く投射して皮質の活動性を高め，**意識**の水準を上げて**覚醒**を促す（⇒本章2-①-B-3）．例えば，痛みで目が覚めるなどの反応は，感覚性上行路からの痛覚情報が網様体に入り，上行性網様体賦活系の活動を亢進させて覚醒に至るとされていた．

その後の研究により，睡眠と覚醒に関連して活動するニューロンの多くは網様体内部にはなく，それらの軸索が網様体を通過するだけであったことが明らかにされ，網様体という用語を削除して**上行性覚醒系** ascending arousal system などとよばれるようになってきている．現在，
①脚橋被蓋核や背外側被蓋核のコリン作動性ニューロン（⇒本項H，本章4-①-C）
②青斑核のノルアドレナリン作動性ニューロン（⇒本章4-①-B）
③背側および正中縫線核のセロトニン作動性ニューロン（⇒本項G）
④視床下部外側野のヒスタミン作動性ニューロンやオレキシンニューロン（⇒本章2-③-B-3）
⑤前脳基底部のコリン作動性ニューロン（⇒本章1 p65 Close-up）
などが覚醒状態を維持・調節する主要な神経機構と考えられている．

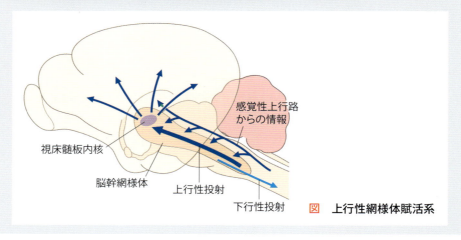

図 上行性網様体賦活系

の**手綱核** habenular nucleus からの投射を，**反屈束** retroflexus fascicle（of Meynert）を介して受け取る．ここから，縫線核（⇒ 本項G）の**セロトニン作動性ニューロン**や黒質・腹側被蓋野の**ドパミン作動性ニューロン**に投射し，その活動制御を通して大脳辺縁系の機能制御にかかわる（⇒ 本章2-②-A）．

G 縫線核

セロトニン作動性ニューロンは，左右の脳幹正中部の「縫い目」に集まって分布して**縫線核** raphe nucleus を形成する．縫線核は脳幹網様体の正中核群に相当し，中脳から延髄までの広い範囲にわたっていくつかのグループになって分布する．

1) 中脳背側の縫線核群

上行して海馬と中隔（海馬θリズムの抑制），扁桃体（抗不安作用），視床下部（食欲調節），小脳（運動の同期化），中脳や橋（レム睡眠の抑制）に投射する．

i) 背側縫線核 dorsal raphe nucleus

主に**大脳皮質**や**扁桃体**へ投射する．中脳水道より腹側の中心灰白質の一部や，左右の内側縦束の間に位置する（図7B）．縫線核群のなかで最大．

ii) 正中縫線核 median raphe nucleus

上小脳脚交叉の下に位置し（図7B），主に**海馬**や**中隔**へ投射する．

2) 延髄腹側の縫線核群

脊髄に下行し，後角（疼痛抑制），側角（交感神経節前ニューロンを介する血圧調節），前角（リズム性パターン運動の促通）に密に投射する．

i) 大縫線核 raphe magnus nucleus（図7D）

脊髄後角に対して**下行性疼痛抑制系**（⇒ 本章3-②-A）の投射を行う．

ii) その他の縫線核

淡蒼縫線核 raphe pallidus nucleus，**不確縫線核** raphe obscurus nucleus がある（図7D）．

H 脚橋被蓋核

橋の**背外側被蓋核**（⇒ 本章4-①-C）（Ch6 ⇒ 本章1 p65 Close-up）とともに，**脚橋被蓋核** pedunculopontine tegmental nucleus（Ch5）にコリン作動性ニューロンが集まり，ここから**大脳皮質**，**海馬**，**扁桃体**，**視床**へアセチルコリン性投射を行って，**上行性網様体賦活系**の一部として睡眠・覚醒，意識レベル，注意，視床の感覚性ゲートなどの制御に関与する．**大脳基底核**との相互連絡も強く，運動や姿勢の制

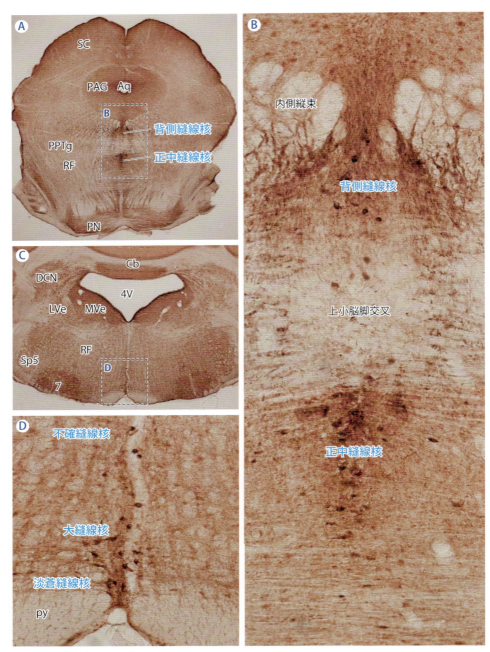

図7 縫線核（マウス脳）
セロトニン作動性ニューロンを染色した画像．縫線核で茶色に染まったニューロンが観察できる．
Aq：中脳水道，Cb：小脳，DCN：小脳核，LVe：前庭神経外側核，MVe：前庭神経内側核，PAG：中心灰白質，PN：橋核，PPTg：脚橋被蓋核，py：錐体，RF：網様体，SC：上丘，Sp5：三叉神経脊髄路核，4V：第四脳室，7：顔面神経核

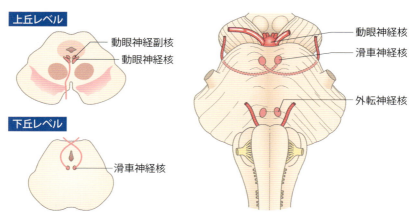

図8　眼球運動の3つの脳神経と神経核
7つある外眼筋のうち，動眼神経核は5筋（上直筋，下直筋，内側直筋，下斜筋，上眼瞼挙筋）を支配し，眼球運動の中心的役割を果たす．一方，滑車神経核は上斜筋のみを支配して眼球の内方回転にかかわり，外転神経核は外側直筋のみを支配して眼球の外側転位にかかわる．これらの3つの眼球運動性脳神経核が共同して活動することで，注視することが可能になる．（文献2を参考に作成）

御，行動の動機づけや報酬（教科学習）などにも関連する．

I　動眼神経核

　動眼神経 oculomotor nerve には，上直筋，下直筋，内側直筋，下斜筋，上眼瞼挙筋の5つの外眼筋を支配する一般体性遠心性（GSE）の神経線維と，瞳孔括約筋と毛様体筋からなる内眼筋を支配する一般臓性遠心性（GVE）の副交感性線維が含まれる（外眼筋，内眼筋⇒本章3-①-B，GSE，GVE⇒第Ⅱ部概論）．動眼神経核は中脳上丘レベルにあり，中脳水道の腹側部に位置する（図8）．

Close-up　セロトニン作動性ニューロンの分布領域

　セロトニン作動性ニューロンが集まる縫線核やその他の領域に対して，Bを頭文字とした分類が行われている．
- B1：淡蒼縫線核．脊髄の前角や側角へ．
- B2：不確縫線核．脊髄の前角や側角へ．
- B3：大縫線核．脊髄後角へ（下行性疼痛抑制系）．
- B4：舌下神経前位核の背側．
- B5：橋縫線核
- B6，B8：正中縫線核．海馬や中隔に投射．
- B7：背側縫線核．大脳皮質，扁桃体側坐核，前脳基底部，視床下部などに投射．
- B9：B8の腹側領域．

1）動眼神経核（GSE）

外眼筋を支配．

2）動眼神経副核（GVE）

内眼筋を支配する副交感性の節前ニューロンが集まる．エディンガー・ウェストファル核 Edinger-Westphal nucleus ともいう．**毛様体神経節** ciliary ganglion で節後ニューロンにリレーする（⇒第Ⅰ部2章3図2B）．

J 滑車神経核

滑車神経核 trochlear nucleus は中脳下丘レベルにあり，その神経投射は中脳の背側で交叉してから，下丘の下縁で脳を出る（図8）．下位運動ニューロンのレベルで交叉する唯一の脳神経である．

上斜筋を支配する一般体性遠心性（GSE）の脳神経核である．動眼神経核，滑車神経核，そして橋の外転神経核（⇒本章4-①-F）は**内側縦束**（⇒本章3-③-1）により相互に結ばれて眼球運動が制御され，橋の**前庭神経核**（⇒本章4-①-H）とも連絡して**前庭動眼反射**などにかかわる（⇒第Ⅱ部1章4-B-2）．

文献

1）「神経系疾患マニュアル」（ウィリアム・リチャード・ガワーズ／著），1886
2）「解剖学アトラス 原著第10版」（Fritsch P, 他／著　平田幸男／訳），文光堂，2012

Close-up　注視 gaze（共同性眼球運動）

視野にある視標を両眼で見るための眼球運動で，これにより視標を両眼網膜中心窩に保持することができる．水平性と垂直性の注視運動があり，かかわる司令中枢が異なる．

水平眼球運動では，両眼が同時に右方あるいは左方を見る（側方注視）．このための動眼神経核と外転神経核の協調は，橋背側にある**傍正中橋網様体** parmedian pontine reticular formation（PPRF）がかかわっている．一方，垂直性の共同注視運動を制御するのは**内側縦束吻側間質核**や**ダルクシェヴィッツ核**と考えられている．

3 中脳の構成

③中脳を通過する神経路

中脳を通過する神経路をまとめる（図9）．

1）内側縦束 medial longitudinal fasciculus

橋にある前庭神経核からの上行路は眼球運動神経核に向かい，内側縦束を通って上丘の高さまで達する．動眼神経核，滑車神経核，外転神経核どうしを連絡する神経線維もここを通る（⇒第Ⅱ部1章4-B）．内側縦束の下行路を通って錐体外路系の線維が脊髄に向かう（⇒本章7-②-B-2）．

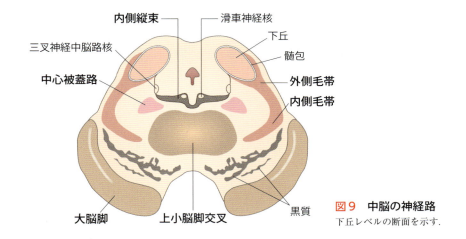

図9 中脳の神経路
下丘レベルの断面を示す．

Close-up　視運動性反応 optokinetic response（OKR）

網膜上の像のずれ retinal slip を検知し，対象へ視線を固定し続ける代償性眼球運動の1つ．例えば，縦縞が描かれたドラムの中に被験者を座らせ，そのドラムをゆっくりと回転させると，眼球はドラムの回転を追跡するように回転し，急速な反対向きの眼球運動でリセットするというパターン（眼振）をくり返す．これを**視運動性反応**といい，頭部の運動を補償するような眼球の**前庭動眼反射**とともに，視野のブレを補償する神経機構である．

速い回転に対しては前庭動眼反射が主にはたらき，遅い回転や移動に対しては視運動性反応が主にはたらく．どちらも訓練や経験により反応精度が向上し，この運動学習に**小脳**がかかわっている（⇒本章6-②-D）．

2）上小脳脚交叉 decussation of superior cerebellar peduncle

小脳にある小脳核（中位核と歯状核）からの投射線維は，ここで交叉して中脳の**赤核**（**小脳赤核路**⇒ 本章3-②-B ）や**視床VL核**（**小脳視床路**⇒ 本章2図6 ）に達する．

3）中心被蓋路 central tegmental tract

味覚の上行路や**赤核オリーブ路**（⇒ 本章3-②-B ）を含む神経路である．

4）内側毛帯 medial lemniscus

延髄の後索核を出た線維束で，視床VPL核まで達する．識別性の触圧覚と意識にのぼる深部知覚を運ぶ（⇒ 第Ⅱ部1章1-D-1 ）．

5）外側毛帯 lateral lemniscus

蝸牛神経核や**上オリーブ複合体**からの聴覚路で，下丘へ入る（⇒ 本章4図7 ，第Ⅱ部1章3-B ）．

6）大脳脚 cerebral crus, cerebral peduncle

錐体路（皮質脊髄路と皮質核路 ⇒ 本章7-②-B ，第Ⅱ部2章2 ）と皮質橋路（⇒ 本章4-①-J ）がここを下行する（⇒ 本章1図15 ，本章4図8 ）．

4 橋の構成

A 構成と機能のまとめ

橋は横断面で見ると，**内側毛帯**を境にして**橋背部（橋被蓋）**と**橋底部**に分けられる（図1）．肉眼的に脳幹を見ると，一番目立つのは橋の前方への突出であるが（⇒第Ⅰ部概論 図1），それはこの橋底部の存在による．橋底部を**縦橋線維**と**横橋線維**が走行し，その間に**橋核**が散在する．橋背部には，運動性脳神経核（**外転神経核，顔面神経核，三叉神経運動核，上唾液核**）や感覚性脳神経核（**三叉神経主知覚核，蝸牛神経核，前庭神経核**），ノルアドレナリン作動性ニューロンが集まる**青斑核**などがある．

橋は顔面の感覚，平衡覚と聴覚，咀嚼運動，眼球運動などの制御において重要なはたらきをしている．

橋の主な神経核と線維を表1にまとめた．

A 橋の断面

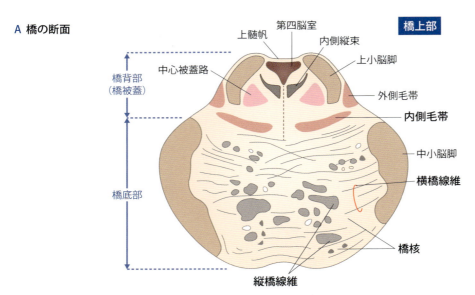

B ヒト橋の上部と下部の切片画像

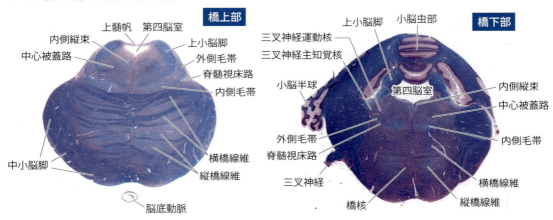

図1 橋の構成
B)北海道大学医学部標本から.

表1 橋の神経核と機能のまとめ

	神経核	機能	特徴
橋背部	青斑核 locus ceruleus	ノルアドレナリンの汎性投射	ストレス反応，選択的注意機能，覚醒
	結合腕傍核 parabrachial nucleus	孤束核や脊髄からの感覚情報の中継と統合	味覚・内臓感覚の認知と行動制御，体温調節
	前庭神経核 vestibular nucleus	内耳前庭器官から平衡覚を受ける（SA）	● 同側小脳へ（前庭小脳路） ● 脊髄へ（前庭脊髄路） ● 眼球運動性脳神経核へ（内側縦束）
	蝸牛神経核 cochlear nucleus	内耳から聴覚を受ける（SA）	上位の聴覚中継核へ（下丘，台形体核，上オリーブ核，外側毛帯核）
	上オリーブ複合体 superior olivary complex	蝸牛神経腹側核からの投射を受ける	左右の音源定位．上オリーブ内側核，上オリーブ外側核，台形体核からなる
	上唾液核 superior salivary nucleus	顔面の腺分泌（耳下腺以外）（GVE）	副交感神経の節前ニューロン
	顔面神経核 facial nucleus	表情筋の運動（SVE）	第2鰓弓筋の運動神経
	三叉神経運動核 trigeminal motor nucleus	咀嚼筋の運動（SVE）	第1鰓弓筋の運動神経
	三叉神経主知覚核 trigeminal principal sensory nucleus	顔面の識別性触圧覚の二次ニューロン（GSA）	対側の視床VPM核に投射
	外転神経核 abducens nucleus	外眼筋の運動（GSE）	外側直筋の収縮
橋底部	橋核 pontine nucleus	一次運動野から皮質橋路を受け，小脳へ投射する	横橋線維となって，中小脳脚から対側小脳半球へ投射
	縦橋線維 longitudinal pontine fiber	一次運動野からの下行性線維	錐体路と皮質橋路を含む

GSA：一般体性求心性線維，**SA**：特殊求心性線維，**GSE**：一般体性遠心性線維，**GVE**：一般臓性遠心性線維，**SVE**：特殊臓性遠心性線維（⇒ 第Ⅱ部概論）

4 橋の構成

①橋の構成要素

A 橋網様体

橋網様体 pontine reticular nucleus は延髄の巨細胞性網様核（⇒ 本章5-①-C-2）に接する．橋網様体より出て脊髄前索を下行する**網様体脊髄路** reticulospinal tract（⇒ 本章7-②-B-2-ⅱ）があり，内側縦束を下行して延髄を通り，脊髄の前角に終止する．歩行や姿勢の制御にかかわる．

B 青斑核

青斑核 locus ceruleus には**ノルアドレナリン作動性ニューロン**が集まっており（A6領域に相当する⇒ 本項 p107 Close-up）（図2），ここから中枢神経系の広い範囲に**汎性投射**を行っている．青斑という名は，メラニン顆粒をもつニューロンがここに存在することに由来する．青斑核は次のような生理作用を発揮する．

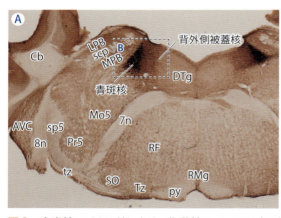 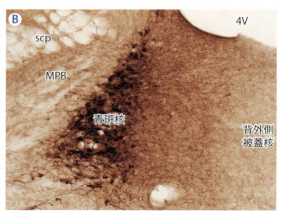

図2 青斑核のノルアドレナリン作動性ニューロン（マウス脳）
ノルアドレナリン作動性ニューロンを染色した画像．青斑核で茶色に染まったニューロンが観察できる．
AVC：蝸牛神経前腹側核，Cb：小脳，DTg：背側被蓋核，LPB：外側結合腕傍核，Mo5：三叉神経運動核，MPB：内側結合腕傍核，Pr5：三叉神経主知覚核，py：錐体路，RF：網様体，RMg：大縫線核，scp：上小脳脚，SO：上オリーブ複合体，sp5：三叉神経路，tz：台形体，Tz：台形体核，4V：第四脳室，7n：顔面神経，8n：内耳神経

1）覚醒制御

ノルアドレナリン作動性ニューロンの活動は，覚醒に先行して上昇し，睡眠時に低下もしくは停止する．青斑核を電気刺激すると動物は覚醒し，抑制すると意識レベルは低下する．この覚醒作用は，橋の**背外側被蓋核**（⇒本項C）や中脳の**脚橋被蓋核**（⇒本章3-②-H）のコリン作動性ニューロンの活動制御を介して行われる．

2）選択的注意

ノルアドレナリン作動性ニューロンの活動は，新規な刺激に強く反応し，その刺激に慣れるにつれ反応性が減弱する．これは，外界の新規な状況に対して緊張し，それに対して選択的な注意を向ける神経機構となる．

3）ストレス反応

ストレス刺激により，末梢の交感神経は血管や内臓を標的として「**闘争か逃走 fight or flight**」のモード（⇒第Ⅰ部2章3-B）を引き起こす．これに対して，青斑核は，前頭前野，視床下部，扁桃体，脳幹などを標的とする「**中枢の交感神経系**」として機能し，**交感神経系**や**視床下部—下垂体—副腎系** hypothalmic-pituitary-adrenal axis を活性化する．これらの末梢性および中枢性の制御機構を介して，ストレス刺激に対して**ストレス反応**（心拍数増加，血流増加，呼吸数増加，血糖値上昇など）を起こして生体機能をストレス刺激から防衛する．

4）下行性疼痛抑制系

青斑核（A6領域）や橋の副外側部のA5・A7領域にはノルアドレナリン作動性ニューロンが存在し，脊髄に直接下行性投射し，末梢組織から脊髄後角への侵害情報伝達を抑制する（⇒本章3-②-A）．

Close-up　ノルアドレナリン作動性ニューロンの分布領域

1964年，DahlströmとFuxeはモノアミン作動性ニューロンをアミンのAを頭文字とする領域に分類し，このうちA1～A7にノルアドレナリン作動性ニューロンが集まっている（A8～A17⇒本章3 p94 Close-up）．
- A1：尾側延髄の腹外側部（外側網様核の周辺）．脳に広く投射．
- A2：孤束核の周辺（dorsal vagal complex）．脳に広く投射．
- A3：下オリーブ核の周辺．
- A4：青斑核や上小脳脚の周辺．
- A5：上オリーブ核の周辺．脊髄へ投射．
- A6：青斑核．ノルアドレナリン神経系のなかで最大の神経核で，脳脊髄へ広範に投射．
- A7：網様体の外側部．脊髄へ投射．

C 背外側被蓋核

青斑核の内側部には，コリン作動性ニューロンが集まる**背外側被蓋核** laterodorsal tegmental nucleus（図2；Ch6⇒ 本章1 p65 Close-up）がある．視床への上行性投射を介して覚醒と睡眠，感覚性ゲートを制御する．

D 結合腕傍核

上小脳脚（図2のscp）の別称が**結合腕**であり，これを取り囲むように**結合腕傍核** parabrachial nucleus がある．上小脳脚を挟んで**外側核**（LPB）と**内側核**（MPB）に分かれる．**外側核**には，脊髄後角や三叉神経核（⇒ 本項E）を経由して痛覚や体温などの体性感覚情報が入力してくる．また，延髄にある孤束核からの呼吸器・消化器・心血管系などの内臓感覚や味覚に関する情報も集まる（⇒ 本章5-①-E）．

結合腕傍核からの上行性投射は，視床を経由して**一次体性感覚野・一次味覚野**へ投射して**感覚情報の認知**に，**視床下部**や**扁桃体**へ投射して**摂食行動やエネルギー恒常性の制御**にかかわる（⇒ 第Ⅱ部1章6-B-3）．また，皮膚の温度受容器からの体性感覚情報も脊髄後角を経由して受け取り，**視床下部の内側視索前野**に投射して**体温調節の中継核**としても機能する[1)2)]（⇒ 本章2-③-B-6）．

E 三叉神経核

三叉神経 trigeminal nerve は，顔面・頭部からの一般体性求心性線維（GSA）と，咀嚼筋などの第1鰓弓由来の筋の特殊臓性遠心性線維（SVE）からなる（GSA，SVE⇒ 第Ⅱ部概論，鰓弓⇒ 第Ⅱ部用語解説③）．前者の一次感覚ニューロンの細胞体は**三叉神経節** trigeminal ganglion に集まり，次に**眼神経** ophthalmic nerve，**上顎神経** maxillary nerve，**下顎神経** mandibular nerve の3枝に分岐する．

二次感覚ニューロンが集まる**三叉神経核** trigeminal nuclei は次の4つの亜核からなり，脊髄路核は主に延髄に，主知覚核と運動核は橋に，中脳路核は橋から中脳にかけて存在する（図3，⇒ 第Ⅱ部1章1-D）．

1) 三叉神経脊髄路核 trigeminal spinal tract nucleus（GSA）

顔面頭部の温痛覚と粗大な触圧覚を受ける．三叉神経節に一次感覚ニューロンの細胞体を置く．

2) 三叉神経主知覚核 trigeminal principal sensory nucleus（GSA）

顔面頭部の識別性のある触圧覚を受ける．三叉神経節に一次感覚ニューロンの細胞体を置く．

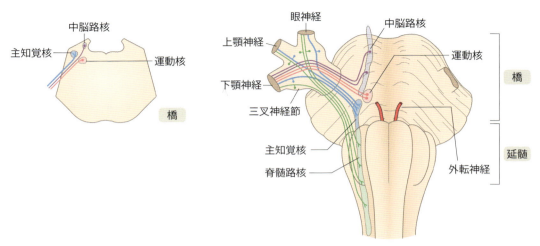

図3 三叉神経核
図は，三叉神経の4つの亜核の脳幹における位置と，それが投射する（投射を受ける）神経線維の関係がわかるように色で識別している：脊髄路核（緑，温痛覚と粗大な触圧覚），主知覚核（青，識別性触圧覚），中脳路核（紫，深部知覚），運動核（ピンク，第1鰓弓筋の運動）．三叉神経節には脊髄路核と主知覚核に投射する一次感覚ニューロンの細胞体があるが，中脳路核のそれは三叉神経節にはなく，中脳路核内にある．これらの一次感覚ニューロンの末梢枝は，眼神経・上顎神経・下顎神経内を通って顔面頭部の各領域に分布する．一方，運動核を出る運動神経はすべて下顎神経を通り，主に顎関節の運動（咀嚼運動）を制御する．（文献3を参考に作成）

3) 三叉神経中脳路核 trigeminal mesencephalic tract nucleus (GSA)

咀嚼筋や外眼筋の深部知覚を受ける．三叉神経節に一次感覚ニューロンの細胞体はなく，中脳路核にある．すなわち，一次求心性線維のなかで，唯一，中枢神経系に細胞体を有する．

4) 三叉神経運動核 trigeminal motor nucleus (SVE)

咀嚼筋，鼓膜張筋，顎舌骨筋，顎二腹筋の前腹など**第1鰓弓**に由来する筋を支配する特殊臓性遠心性線維を発する．

F 外転神経核

外転神経核 abducens nucleus は，外側直筋（外眼筋の1つ；外眼筋⇒ 本章3-①-B ）を支配する一般体性遠心性（GSE）の線維を発する神経核である（図4）．動眼神経核とともに，水平方向の**共同性眼球運動**にかかわる（⇒ 本章3-②-I ）．

G 顔面神経の神経核

顔面神経 facial nerve は特殊臓性遠心性（SVE），一般臓性遠心性（GVE），特殊求心性（SA）の神経線維を含み，神経機能に応じて接続する神経核や経路も異なる．

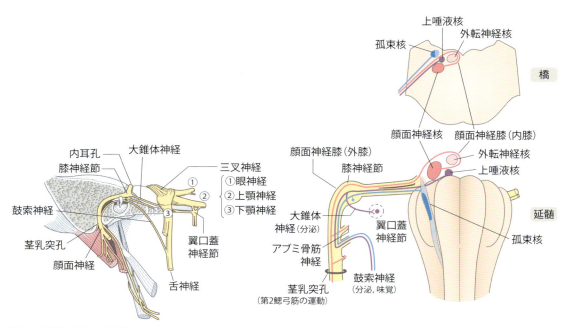

図4 顔面神経の神経核
左図は，内耳孔に入った顔面神経の本幹がいくつかの枝を出した後，茎乳突孔から出てきて第2鰓弓由来の筋を支配することを示す．さらにその途中で膝神経節を形成し，大錐体神経と鼓索神経を出す．右図は，これらの神経内を通る神経線維の機能的区分と関連する神経核との関係がわかるように色で識別している：顔面神経核（濃いピンク，第2鰓弓筋の運動），上唾液核（紫，腺分泌），孤束核外側部（青，味覚）．図には顔面神経の中枢内部での走行の屈曲（顔面神経膝）があり，外転神経核を回るように曲がる．また，側頭骨内部での走行中にも折れ曲がる顔面神経膝がある．両者をよびわける必要があれば，前者を内膝，後者を外膝とよぶ．
（文献3を参考に作成）

顔面神経は橋・延髄境界部から出て，内耳孔から側頭骨内に進入する．顔面神経は**顔面神経膝**で折れ曲がった後，SVEは下行して狭義の顔面神経として茎乳突孔から頭蓋外に現れる．一方，GVEとSAは大錐体神経や鼓索神経の内部を通る（図4）．

1）顔面神経核 facial nucleus（SVE）

第2鰓弓由来の筋（表情筋，アブミ骨筋，顎二腹筋の後腹，茎突舌骨筋）を支配する特殊臓性遠心性線維を発する神経核．

2）上唾液核 superior salivary nucleus（GVE）

上唾液核を発する一般臓性遠心性の線維は，次の2つの経路を通って標的器官に達する（⇒第Ⅰ部2章3図2B）．副交感神経の節前ニューロンが集まっている．

> **Close-up　ベル麻痺 Bell's palsy**
> 膝神経節から茎乳突孔までの神経管内で，ウイルス感染などにより顔面神経が腫脹して突然麻痺となる疾患．片側の表情筋麻痺は必発で，障害部位が高位であれば聴覚過敏（アブミ骨筋神経麻痺）や唾液分泌・味覚の障害（鼓索神経麻痺）も起こる．

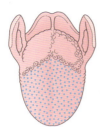

図5　顔面神経が支配する味覚の領域

- 上部系統は**大錐体神経** greater petrosal nerve を通り，**翼口蓋神経節** pterygopalatine ganglion で節後線維にリレーして**涙腺** lacrimal gland や**鼻腺** nasal gland の分泌に関与する．
- 下部系統は**鼓索神経** chorda tympani を通り，**顎下神経節** submandibular ganglion で節後線維にリレーして**顎下腺** submandibullar gland と**舌下腺** sublingual gland の分泌にかかわる．

3）孤束核外側部（SA）

孤束核には味覚にかかわる外側部と内臓の感覚情報にかかわる内側部があり（⇒ 本章5-①-E），顔面神経を通る味覚神経は鼓索神経を通って舌前2/3の領域に分布する（図5）．この味覚神経の細胞体は**膝神経節** geniculate ganglion にある．

H 前庭神経核

内耳の平衡斑や半規管からなる前庭器官の近傍に**前庭神経節** vestibular ganglion がある（図6）．前庭神経節ニューロンは細胞体から2本の神経突起が伸びる双極性ニューロンで，その末梢枝は膨大部稜と平衡斑に向かい，中枢枝は**前庭神経** vestibular nerve となって脳幹の**前庭神経核** vestibular nucleus に投射する．**前庭神経核**は，**半規管** semicanalicular duct（動的迷路）から**頭の回転運動情報**を受け，**平衡斑** macula（静的迷路）から頭の位置情報などを受ける．前庭神経核は，内側核，外側核，上核，下核の亜核からなる．

前庭神経核から，眼球運動性脳神経核（動眼神経核，滑車神経核，外転神経核），大脳皮質，小脳，脊髄へと投射する以下の神経路が出る（⇒ 第Ⅱ部1章4-B-1)）．

1）眼球運動脳性神経核への投射

主に内側核と上核から内側縦束を通って反対側の動眼神経核・滑車神経核・外転神経核に投射し，頭部の動きや回転と共同しこれを補償するような眼球の運動（**前庭動眼反射** vestibuloocular reflex）に関与する．

2）外側前庭脊髄路 lateral vestibulospinal tract

主に外側核（ダイテルス核 Deiters nucleus ともいう）から出て同側の脊髄を腰

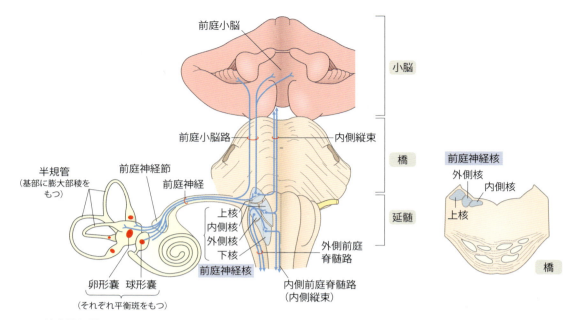

図6　前庭神経核
赤い領域は3つの膨大部稜と2つの平衡斑を示す．（文献3を参考に作成）

髄レベルまで下行する．**前庭脊髄反射** vestibulospinal reflex に関与し，身体のバランスが崩れて頭部が傾いた信号を前庭器官がとらえると，反射的に四肢や体幹を動かしてバランスを回復させる．

3）内側前庭脊髄路 medial vestibulospinal tract

主に，内側核と下核から内側前庭脊髄路が出て，両側の内側縦束を通って頸髄まで下行する．頭が傾いた信号を前庭器官がとらえると，反射的に頭を反対側に立て直して視線を保つような**頭立ち直り反射** head-righting reflex にかかわる．

4）前庭小脳路

上記前庭反射による共同的運動の調節と学習にかかわる．

5）大脳皮質への上行性投射

さらに視床 VPM 核を介して一次体性感覚野に上行性投射して，平衡覚の認知を行う．

I　蝸牛神経核と上オリーブ複合体

内耳にある蝸牛の芯（軸）にあたる部分には双極性のニューロンが集まり，**蝸牛神経節** cochlear ganglion を形成する（図7）．その末梢枝は**コルチ器** Corti's organ

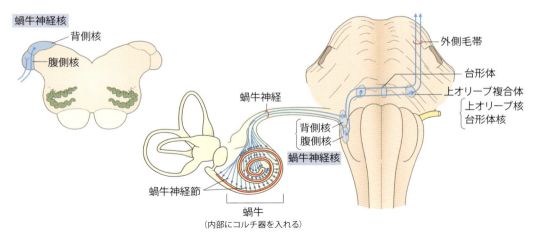

図7　蝸牛神経核と聴覚の脳幹回路
図では前腹側核と後腹側核をまとめて腹側核と表記している．赤い領域はコルチ器を示す．（文献3を参考に作成）

の有毛細胞に，中枢枝は**蝸牛神経** cochlear nerve となって同側の**蝸牛神経核** cochlear nucleus へ投射する．蝸牛神経核は前腹側核，後腹側核，背側核の亜核からなり，蝸牛神経は周波数局在性をもって蝸牛神経核に投射する．**上オリーブ核** superior olivary nucleus（**内側核**，**外側核**）と**台形体核** nucleus of trapezoid body を合わせて**上オリーブ複合体** superior olivary complex という（⇒ 第Ⅱ部1章3-B-2）．

1）前腹側核

ここから両側の**上オリーブ核**と反対側の**台形体核**へ投射を行い，**水平音源定位**にかかわる．

2）後腹側核

ここからの上オリーブ複合体への上行性投射の一部は，オリーブ蝸牛束によるコリン作動性の下行性投射を介して，**蝸牛の感度調節**にはたらく．

3）背側核

ここから上オリーブ複合体を素通りして，反対側の中脳の下丘へ直接投射する．この投射系は，耳介の隆起による微妙な音スペクトラムの変化により，**垂直方向の音源定位**を行うと考えられている．

蝸牛神経核と上オリーブ複合体から下丘に向かって上行する神経路は，**外側毛帯** lateral lemniscus とよばれる．

J 橋核

橋底部には**橋核** pontine nucleus が散在する．この核は大脳皮質より下行する**皮質橋路**の線維（**縦橋線維**）を受け，中小脳脚を通って反対側の小脳の半球外側部（大脳小脳）に二次線維（**横橋線維**）を出す（図8参照）．

文献

1) Nakamura, K & Morrison, SF：A thermosensory pathway that controls body temperature. Nat Neurosci, 11：62-71, 2008
2) Todd, AJ：Neuronal circuitry for pain processing in the dorsal horn. Nat Rev Neurosci, 11：823-836, 2010
3) 「解剖学アトラス 原著第10版」（Fritsch P，他／著　平田幸男／訳），文光堂，2012

4 橋の構成

②橋を通過する神経路

橋を通過する神経路をまとめる．

1）内側毛帯 medial lemniscus
延髄後索核より出て視床に達する線維束．橋背部では腹側に水平に広がる線維束として走る（図1）．

2）前側索系 anterolateral system（脊髄視床路 spinothalamic tract）
脊髄毛帯 spinal lemniscus ともよぶ．**外側脊髄視床路**（温痛覚）は外側毛帯の外側，**前脊髄視床路**（粗大な触圧覚）は内側毛帯の外側部を上行する（⇒ 本章7 図8）．

3）台形体 trapezoid body と外側毛帯 lateral lemniscus
蝸牛神経核から出た聴覚路の二次線維が内側毛帯付近で交叉する線維束を台形体といい，そこから上行して下丘に達するまでの経路を外側毛帯という（図7）．いずれも聴覚の神経路である．

4）中心被蓋路 central tegmental tract
中脳の赤核から発する下行性の**赤核オリーブ路**（⇒ 本章3-②-B-3）や，橋の孤束核から視床VPM核に上行する内臓感覚や味覚の線維が通る神経路（図1）．

5）内側縦束 medial longitudinal fasciculus
第四脳室底の正中付近を縦走する線維束で（図1），上行枝と下行枝よりなる（図6）．
- 上行枝は前庭神経核より出て**外眼筋支配の脳神経核へ終わる．前庭動眼反射**にかかわる．
- 下行枝は前庭神経核より出て，脊髄にまで下行して運動制御にかかわる（**内側前庭脊髄反射**）．また，下行枝には上丘（視蓋脊髄路），橋網様体（網様体脊髄路）から脊髄へ下行する他の錐体外路系線維（⇒ 本章7-②-B-2）も含まれる．

6）顔面神経膝
顔面神経核より出た神経束は，いったん第四脳室底に向かってから**外転神経核**を折り返すように屈曲する（図4）．この折り返し部位を**顔面神経膝**（内膝ともいう）とよび，第四脳室底で**顔面神経丘**として観察できる．この屈曲は，鰓弓筋の運動神経核に共通した脳幹腹側部への細胞移動に起因する．

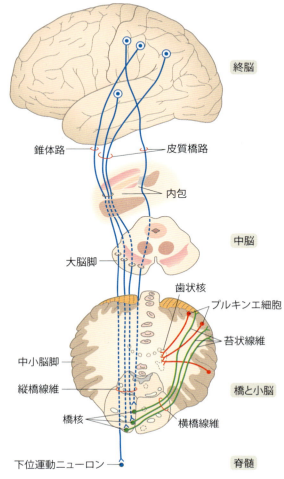

図8 橋核と神経路

7) 縦橋線維 longitudinal pontine fiber

錐体路（**皮質脊髄路**，**皮質核路**⇒ 本章7-②-B-1）と**皮質橋路**の線維からなる（図8）．このうち，皮質脊髄路は橋核を素通りして延髄錐体に向かうが，皮質橋路は橋核ニューロンに終枝する．

8) 横橋線維 transverse pontine fiber

橋核に発する神経線維で，反対側に交叉後，**中小脳脚**を通って大脳小脳へ投射する**苔状線維**となる（図8）．

5 延髄の構成

A 構成と機能のまとめ

延髄 medulla oblongata には，感覚性の中継核（**後索核**），感覚性脳神経核（**三叉神経脊髄路核，孤束核**），運動性脳神経核（**疑核，下唾液核，迷走神経背側運動核，舌下神経核**）などが存在する（図1，表1）．これらの神経核の間の領域には，白質と灰白質が混然となった**網様体**があり，呼吸・循環・覚醒・睡眠などの基本的な生命機能を制御する．

また錐体路（⇒ 本章7-②-B-1）を下行する皮質核路と皮質脊髄路のうち，皮質核路線維が脳神経核に順次終枝して消失すると，皮質脊髄路線維は延髄腹側に**錐体**という膨らみを形成する．大部分の皮質脊髄路線維は錐体で交叉して，反対側の脊髄側索を下行する（**外側皮質脊髄路**）．錐体の外側には，**下オリーブ核**の存在に伴う**オリーブ**という隆起がある．錐体とオリーブの間の境界部から**舌下神経**が，オリーブの後方から**舌咽神経**と**迷走神経**が出ていく．延髄下部の内部には中心管があり closed medulla（'閉じた'延髄）とよばれるが，延髄上部では第四脳室として背側に広がり open medulla（'開いた'延髄）とよばれる．

延髄は呼吸・循環・消化などの生命維持機能を営み，その障害は生命機能の損失や消失につながる．

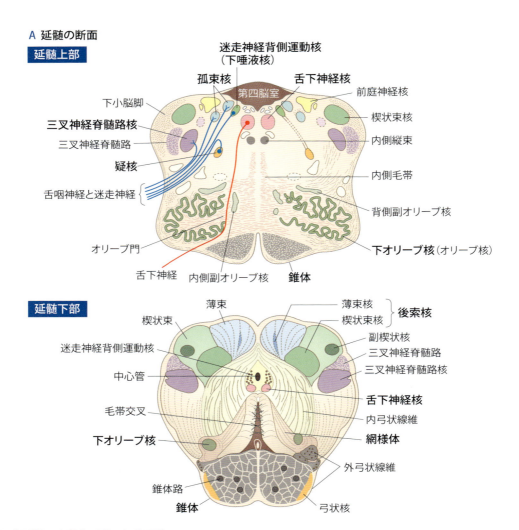

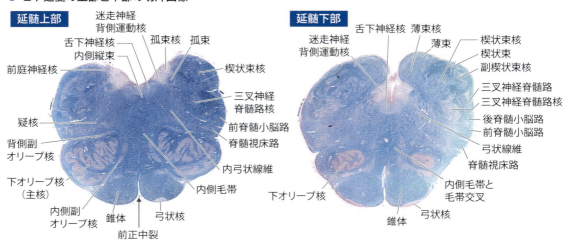

図1　延髄の構成

A) 下唾液核は迷走神経背側運動核吻側で，上唾液核の尾側に位置する．B) 北海道大学医学部標本から．

表1 延髄の神経核と機能のまとめ

神経核	機能	特徴
後索核（薄束核，楔状束核） posterior column nucleus	識別性触圧覚と意識にのぼる深部感覚の二次ニューロン（GSA）	対側の視床VPL核へ投射
副楔状束核 accessory cuneate nucleus	上半身からの意識にのぼらない深部知覚の中継核（GSA）	脊髄のクラーク氏背核と相同．同側小脳へ投射
延髄網様体 medullary reticular formation	感覚と運動の接点として，基本的な生命現象の調節	睡眠，覚醒，呼吸，循環，意識などの制御
外側網様核 lateral reticular nucleus	小脳へ苔状線維を投射	小脳運動制御系
巨細胞性網様核 gigantocellular reticular nucleus	意識を高め，覚醒を促す	上行性網様体賦活系
縫線核 raphe nucleus	セロトニンの汎性投射系，大縫線核，淡蒼縫線核，不確縫線核	下行性疼痛抑制系
傍巨細胞性網様核 paragigantocellular reticular nucleus	ノルアドレナリン作動性	下行性疼痛抑制系
下オリーブ核 inferior olivary nucleus	小脳性運動制御	登上線維をプルキンエ細胞に投射
三叉神経脊髄路核 trigeminal spinal tract nucleus	顔面頭部の温痛覚と粗大な（非識別性）触覚の二次ニューロン（GSA）	対側の視床VPM核へ投射
孤束核 solitary nucleus	● 内臓の知覚（内側部；GVA） ● 味覚（外側部；SA）	内臓反射（嚥下，嘔吐，咳，減圧など）の求心路
最後野 area postrema	化学受容性嘔吐誘発域（嘔吐中枢）	脳室周囲器官の1つ
疑核 ambiguus nucleus	咽頭筋と喉頭筋の運動（SVE）	第3, 4, 6鰓弓の運動神経核
下唾液核 inferior salivary nucleus	耳下腺の分泌（GVE）	副交感神経の節前ニューロン
舌下神経核 hypoglossal nucleus	舌筋の運動（GSE）	
副神経の神経核 accessory nucleus	延髄根と脊髄根の神経核	● 延髄根の神経核＝疑核（SVE） ● 脊髄根の神経核＝頸髄前角（GSE）
迷走神経背側運動核 dorsal motor nucleus of the vagus	胸腹部内臓の運動（平滑筋，心筋，腺分泌；GVE）	副交感神経の節前ニューロン．内臓反射の遠心路
錐体 pyramid	皮質脊髄路線維	多くがここで交叉（錐体交叉）

GSA：一般体性求心性線維，GVA：一般臓性求心性線維，SA：特殊求心性線維，GSE：一般体性遠心性線維，GVE：一般臓性遠心性線維，SVE：特殊臓性遠心性線維（⇒ 第Ⅱ部概論）

Close-up 延髄における神経核の配置

脊髄や延髄下部では発生学的な神経核の基本的配置は保持される（図①）．延髄上部に至り中心管が第四脳室となって'魚の背開き'状態になると，神経核の基本的配置は，一見すると失われたかのように見える．しかし，このようなopen medullaにおいても**境界溝**（⇒ 本章7 p158 Close-up）を境にした神経核の配置や位置関係はおおむね保たれている（図②）．

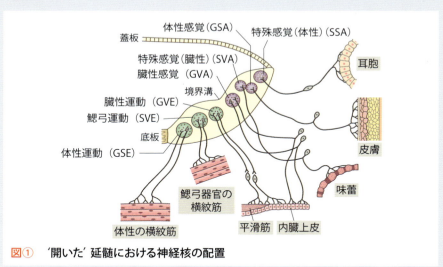

図① '開いた'延髄における神経核の配置

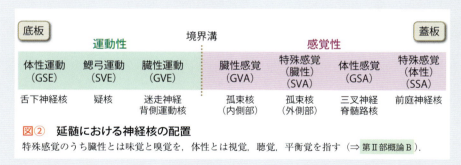

図② 延髄における神経核の配置
特殊感覚のうち臓性とは味覚と嗅覚を，体性とは視覚，聴覚，平衡覚を指す（⇒ 第Ⅱ部概論B）．

5 延髄の構成

①延髄の構成要素

A 後索核

後索核 posterior column nucleus は，**薄束核** gracilis nucleus と **楔状束核** cuneate nucleus からなる．脊髄後索を構成する**薄束**と**楔状束**を上行する後根線維（後根⇒ 本章7 図3 ）の終止核で，内側に位置する薄束核は下半身より，外側に位置する楔状束核は上半身からくる**識別性触圧覚**と**意識にのぼる深部知覚**を運ぶ（図2）．後索核から発する二次線維は反対側に交叉し，視床VPL核まで上行する．この上行路を**内側毛帯** medial lemniscus とよぶ．脊髄後索を上行する後索路を内側

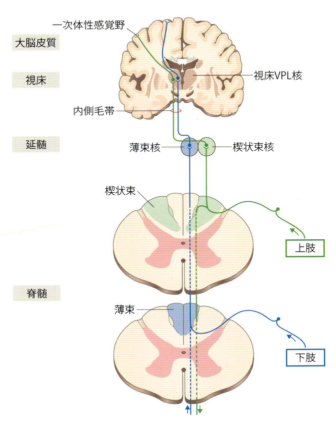

図2 内側毛帯系（後索路）

毛帯系 medial lemniscal system とよぶのはこのためである．

B 副楔状束核（外側楔状束核）

副楔状束核 accessory cuneate nucleus（外側楔状束核）は**後脊髄小脳路**をつくる脊髄の**クラーク氏背核**（⇒ 本章7 図9）と相同の神経核である．上肢および頸部の筋からの意識にのぼらない深部知覚情報は，後根より入り楔状束を上行して，同側の**副楔状束核**に終止する（図1）．この核より出た線維は，同側の下小脳脚を通って小脳に入る（**楔状束小脳路**）．これにより，運動実行後の**上肢の位置と動き**に関する感覚性フィードバック情報が小脳に届けられる（⇒ 本章6 図5）．

C 延髄網様体

次の諸核は**延髄網様体** medullary reticular formation の主な神経核である．

1) 外側網様核 lateral reticular nucleus

脊髄から大量の線維（**脊髄網様体路**，前側索系の側枝⇒ 本章7-②-A-2-iv）を受け，小脳に苔状線維を投射する神経核の1つである．小脳運動制御系の構成要素である．

2) 巨細胞性網様核 gigantocellular reticular nucleus

大脳皮質から両側性に下行性線維を受け（**皮質網様体路**），脊髄から上行性線維も受ける（**脊髄網様体路**）．ここからの上行路は**視床髄板内核**に終わる．この上行路を全体として**上行性網様体賦活系** ascending reticular activating system とよび，視床髄板内核は大脳皮質へ広く投射して皮質の活動性を高め，**意識**の水準を上げて**覚醒**を促す．例えば，痛みで目が覚めるなどの反応は，痛覚線維から伝わった刺激が網様体に入り，網様体の活動を促して意識や運動機能を活発にする（⇒ 本章3 p96 Close-up）．

下行路は脊髄に向かって**網様体脊髄路**を出し，脊髄前角運動ニューロンの活動を制御する（⇒ 本章7-②-B-2-ⅱ）．

3) 縫線核 raphe nucleus

延髄の縫線核には，大縫線核 raphe magnus nucleus，淡蒼縫線核 raphe pallidus nucleus，不確縫線核 raphe obscurus nucleus がある．**大縫線核**から脊髄後角に対してセロトニン作動性投射を行い，**下行性疼痛抑制系**となる（⇒ 本章3-②-A）．

4) 傍巨細胞性網様核 paragigantocellular reticular nucleus

ノルアドレナリン作動性ニューロンがあり，脊髄後角に対して投射を行う（大縫線核とともに**下行性疼痛抑制系**となる）．

D 下オリーブ核

下オリーブ核 inferior olivary nucleus は延髄腹側のふくらみである**オリーブ** olive の内部に位置し，小脳皮質の**プルキンエ細胞** Purkinje cell に投射する（⇒ 本章 6 図 7）．この神経核を構成するニューロンはヒダ状に配列し，その開いた口を内側に向けるように配置する．（主）**オリーブ核** olivary nucleus，**内側副オリーブ核** medial accessory olivary nucleus，**背側副オリーブ核** dorsal accessory olivary nucleus から構成される（図3A）．

1）下オリーブ核からの出力

この核の開口部から出た線維は内弓状線維となって反対側へ交叉した後，**下小脳脚**を通って小脳皮質に投射し（オリーブ小脳路）（図3B），プルキンエ細胞を支配

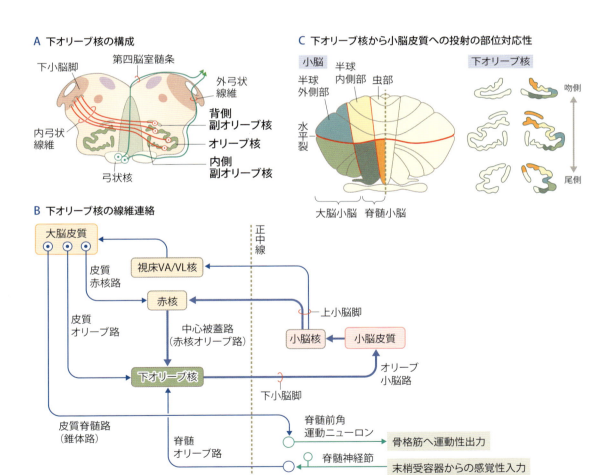

図3　下オリーブ核
A）下オリーブ核を構成する3つの亜核から小脳へ投射する．弓状核は下オリーブ核や橋の橋核と相同な神経核で，錐体内部に存在する（視床下部の弓状核とは異なる神経核）．弓状核から小脳への投射は，その経路により第四脳室髄条や外弓状線維とよばれる．いずれも，下小脳脚を通って反対側の小脳に投射する．

する**登上線維** climbing fiber になる．

　下オリーブ核から小脳への投射には部位対応性がある．副オリーブ核およびオリーブ核の内側部は系統発生的に古く，小脳の虫部や半球内側部（**脊髄小脳**）に投射して筋の運動制御に関与する．一方，オリーブ核の外側部は新しく，小脳の半球外側部（**大脳小脳**）に投射して，運動の開始やタイミングを制御する（図3C）．

2）下オリーブ核への入力

①**皮質オリーブ路** corticoolivary tract：錐体路に伴行し，**大脳皮質**から両側性に下オリーブ核に終わる．

②**中心被蓋路** central tegmental tract（⇒ 本章4-②-4）：中脳の**赤核**や**中心灰白質**などから起こり，非交叉性に下オリーブ核に終わる．**赤核オリーブ路** rubroolivary tract（⇒ 本章3-②-B-3）はこの中心被蓋路を通る主要な神経路の1つである．

③**脊髄オリーブ路** spinoolivary tract：前索を上行して，下オリーブ核へ終わる．深部知覚情報は，後根神経節にある一次ニューロンが脊髄後角の二次ニューロンに届ける．二次ニューロンからの投射は交叉して反対側の脊髄前索を上行して下オリーブ核に到達する．下オリーブ核からの投射は再び交叉して下小脳脚を通ってプルキンエ細胞に投射する．この二重交叉の結果，同側の小脳へ深部知覚情報が伝えられる．

> **Close-up　登上線維と運動学習**
>
> 　登上線維の小脳への投射は，運動の計画と結果にずれが生じた際の**誤差信号** error signal をプルキンエ細胞へ送り，そのずれを修正することで**円滑で精緻な運動制御**を実行し，練習や訓練による運動能力の向上（**運動学習** motor learning）に寄与している．**小脳長期抑圧** cerebellar long-term depression は，登上線維の活動と同期して活動した平行線維シナプスの伝達効率を低下させるシナプス可塑性の1つで，運動学習の基盤と考えられている（⇒ 第6-②-D）．

E　孤束核

　孤束核 solitary nucleus は，**内臓感覚の一般臓性求心性線維（GVA）**と味覚の**特殊求心性線維（SA）**を中継する．これらの情報を運ぶ一次求心性線維は，**顔面神経**，**舌咽神経**，**迷走神経**を通り，延髄に入った後に**孤束** solitary tract となって下行し，その周囲に**孤束核**が形成される（⇒ 第Ⅱ部1章6-B-2）．

1）孤束核内側部（欧米の教科書では尾側部）

　頸動脈洞，頸動脈小体，咽頭，喉頭，胸腹部内臓からのGVAは，迷走神経と舌咽神経を経由して孤束核の内側部に投射する（図8，図9参照）．ここから，視床VPM核を経て大脳皮質の**島皮質**に投射して**内臓感覚を認知**する．

また，孤束核から**迷走神経背側運動核**（GVE），**疑核**（SVE）や周囲の**網様体**に直接投射して，**嚥下，嘔吐，咳，減圧**などの**内臓反射**にもかかわる．さらに，橋の**結合腕傍核** parabrachial nucleus を経由して**視床下部**や**扁桃体**にも上行性投射し，**摂食行動**にも影響を与える（⇒ 本章4-①-D）．つまり，孤束核に届く内臓感覚情報は，その認知だけでなく内臓反射や行動制御にも用いられる．

2）孤束核外側部（同 吻側部）

顔面神経，舌咽神経，迷走神経を経由する**味蕾**由来の味覚線維は，孤束核の外側部に投射する．ここから出る投射線維は，結合腕傍核を経由して**中心被蓋路**を通って脳幹を上行し，**視床VPM核**を経由して**一次味覚野**（島皮質と弁蓋付近）に投射して**味覚認知**がなされる．**視床下部**や**扁桃体**へも投射して，味覚情報に基づく**摂食行動の制御**に影響を与える（⇒ 第Ⅱ部1章6-B）．

F 最後野

最後野 area postrema は，**脳室周囲器官**※1の1つとして脳への液性情報の入口となる（図4）．また，最後野には迷走神経からの神経性入力もあり，内臓感覚情報が

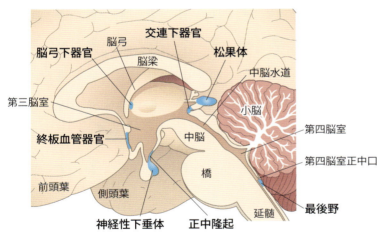

図4 7つの脳室周囲器官

Close-up　内臓の運動や反射にかかわる一般臓性運動 GVE の節前ニューロン

自律神経の節前ニューロンは，交感神経系のものは**胸腰髄**に，副交感神経系のものは**動眼神経副核，上唾液核，下唾液核，迷走神経背側運動核**，および**仙髄**にある．これらの自律神経核への制御信号は**視床下部**で発生し，直接伝えられる．さらに，**扁桃体**，**網様体**（内臓の運動中枢が存在），**孤束核**からの投射も受ける．そのため，個体がおかれた外的・内的状況やそれにより惹起される感情や心理的状況により，内臓機能が影響を受ける．

Close-up 動脈圧受容器反射

孤束核がかかわる重要な内臓反射の1つに，**動脈圧受容器反射**がある．これは頸動脈洞において動脈圧の上昇を感知すると，交感神経と副交感神経の遠心路を介して減圧が起こる**血圧調節反射**である（図）．動脈圧の低下時にはこの反射は逆に働く．

1) 求心路

頸動脈洞（動脈圧受容器）で血圧の上昇を感知し，**舌咽神経**の頸動脈洞枝を経由して孤束核内側部へ伝達する．

2) 副交感性の遠心路

孤束核からの興奮性出力は，**迷走神経背側運動核**（副交感神経節前ニューロン）の活動性を上昇させる．これにより，副交感神経節にある節後ニューロンからのアセチルコリン放出が増加する．心筋には**ムスカリン受容体M_2**（Gi/o型のGPCR）が発現しており，アセチルコリンにより心筋の収縮能が抑制され，減圧する．

3) 交感性の遠心路

孤束核からの興奮性出力は，同時に尾側延髄腹外側部のGABA作動性介在ニューロンを介して**吻側延髄腹外側部**（血管運動中枢，循環中枢ともよばれる）の活動性を抑制する．これにより**胸腰髄側角**の交感神経節の節前ニューロンの活動性が低下し，交感神経節後ニューロンからのノルアドレナリンの放出が低下する．心筋や血管平滑筋はそれぞれ**アドレナリン受容体β_1**（Gs型のGPC12）と**α_1**（Gq型のGPCR）を発現しており，交感神経のトーン低下により心筋や血管の収縮性が抑制され，やはり減圧へと導く．

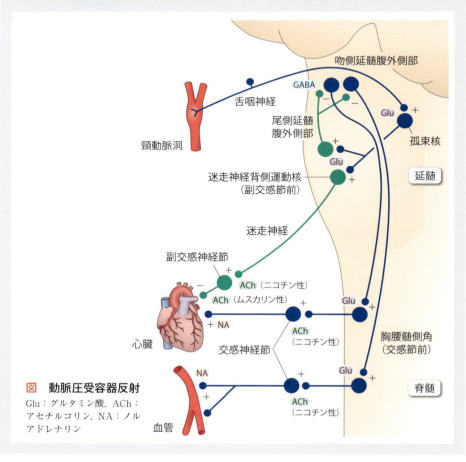

図　動脈圧受容器反射
Glu：グルタミン酸，ACh：アセチルコリン，NA：ノルアドレナリン

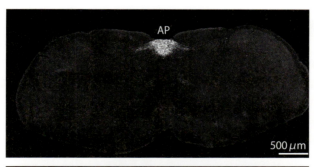

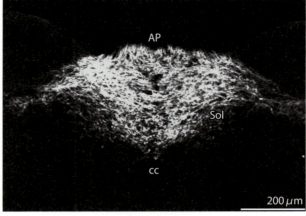

図5　最後野のCCK受容体（マウス脳）
CCK-A受容体に対する抗体を用いた免疫組織化学染色．AP：最後野，Sol：孤束核，cc：中心管（撮影：今野幸太郎氏）

伝わる．最後野のニューロンは，これらの液性および神経性の入力情報を統合し，これと神経連絡をもつ視床下部や孤束核のニューロン活動を調節する．これにより，**摂食行動**，**体液恒常性**，**循環調節**などのホメオスタシスに貢献する．

また，嘔吐する動物においては，最後野ニューロンが各種催吐物質に反応して嘔吐を惹起することから，最後野は化学受容性嘔吐誘発域 chemoreceptor trigger zone（**嘔吐中枢**）とも称される．

図5は，消化管ホルモンであるコレシストキニン（CCK）の受容体が最後野とその周囲の孤束核に発現していることを示している．摂食後，上部小腸から血中に放出されるCCKをここで感知し，摂食を制御している．

※1　脳室周囲器官 circumventricular organ

脳の血管は血液脳関門機能が発達している．しかし，脳室周囲には，**血液脳関門** blood-brain barrier を欠く部位が7カ所あり，脳室周囲器官とよばれる（図4）．6つの脳室周囲器官が間脳に位置するのに対して，最後野は延髄背側部の第四脳室の最尾側部（第四脳室が中心管に移行する部位）にある．**窓あき型毛細血管**であるため，脳室周囲器官の内部は血中の化学物質にさらされ，**グルコース**，**ホルモン**，**浸透圧**，**有害物質**などの液性情報を感知し，それに応じた中枢制御にかかわる．

G 疑核

疑核 ambiguus nucleus から出る鰓弓運動性線維SVEは，一部は舌咽神経を通って**茎突咽頭筋**を支配し，他は迷走神経を通って**咽頭筋**と**喉頭筋**を支配する（図8，図9参照）（疑核由来のこの神経根は，延髄から出る部分で一時的に副神経の脊髄根と一緒になるため，副神経の延髄根とよばれることもある；図7参照）．

疑核とその周囲の網様体は，大脳皮質からの随意性の運動制御を受けるとともに，孤束核から内臓感覚情報を受け，**嚥下運動** swallowing の随意性および不随意性の制御，**気道防御反射** airway defense reflex（肺の誤嚥を防ぐために嚥下時に喉頭を閉鎖する反射），**嘔吐反射** vomiting reflex にかかわり，また**発声** vocalization にも重要である．疑核が障害されると，嚥下困難，嗄声，嘔吐の障害などが起こる．

H 下唾液核

下唾液核 inferior salivary nucleus は**耳下腺** parotid gland への副交感性節前線維を送り出すGVEの神経核である．この節前線維は**舌咽神経**を経由して**耳神経節** otic ganglion に至り，ここで節後線維にリレーして耳下腺の分泌にかかわる（⇒第Ⅰ部2章3図2B）．

Close-up　鰓弓筋の運動神経核

発生途中に出現する6対の**鰓弓** branchial arch（⇒第Ⅱ部用語解説 図1）には，それぞれ固有の筋，神経，血管，骨が分化する．その後，鰓弓が消失する動物においても，これらは頸部から顔面の重要な構成要素となり，筋とそれを支配する神経の関係も保たれる．**下顎神経**は第1鰓弓由来の咀嚼筋，**顔面神経**は第2鰓弓由来の表情筋，**舌咽神経**は第3鰓弓由来の茎突咽頭筋，**迷走神経**は第4および第6鰓弓由来の咽頭筋や喉頭筋などを支配する（第5鰓弓は一過性に出現して間もなく消失）．

疑核は鰓弓筋を支配する3つの神経核の1つで，第3, 4, 6鰓弓筋を支配する．他の2つは**三叉神経運動核**（第1鰓弓筋を支配）と**顔面神経核**（第2鰓弓筋）である．これらの神経核に共通しているのは，神経核の位置がそれが発生した第四脳室底付近から腹外側へ移動するため，他の運動性脳神経核に比べて脳室から離れて位置することである．

Close-up　顔面の腺の神経支配

耳下腺以外の顔面の腺に対して副交感性節前線維を送り出すのは，橋にある**上唾液核**である．こちらは，**顔面神経**を介して上部系統（涙腺と鼻腺；大錐体神経経由）と下部系統（顎下腺と舌下腺；鼓索神経経由）を制御する（⇒本章4-①-G）．したがって，顔面の腺分泌を制御するのは大部分が顔面神経で，一部は舌咽神経である．

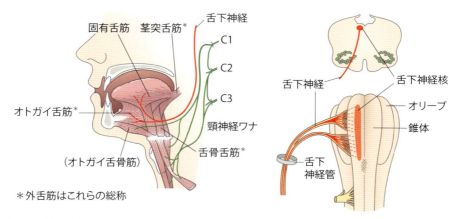

図6 舌下神経核
C1〜C3:第1〜3頸神経（文献1を参考に作成）

I 舌下神経核

舌下神経核 hypoglossal nucleus は，**固有舌筋（内舌筋）**および**外舌筋**を含む舌筋を支配する下位運動ニューロンが集まる一般体性遠心性線維（GSE）の神経核である．舌下神経は錐体とオリーブの間から出て，舌下神経管を通り，途中，頸神経ワナの上根と一時的に合流する（図6）．

J 副神経の神経核

副神経 accessory nerve は**僧帽筋**と**胸鎖乳突筋**を支配する．このGSEの神経核は脳ではなく，**頸髄前角**にあり（頸髄 ⇒ 本章7図1A，前角 ⇒ 本章7図3），ここを発する神経は前根と後根の間から脊髄を出て上行する（図7）．これを副神経の**脊髄根**とよび，延髄の疑核から発するSVEの線維を副神経の**延髄根**とよぶことがある．
　しかし，脊髄根と延髄根は，頸静脈孔内で一過性に一緒になるだけですぐに分かれ，延髄根は迷走神経に合流して咽頭筋と喉頭筋に向かう．起始も経路も違うことから，延髄根を副神経に入れるよりは，迷走神経の一部として扱うほうがよい．

K 迷走神経の神経核

迷走神経 vagus nerve はオリーブの後ろから出て，頸静脈孔を通って胸腹部内臓へ長く迷走して分布するため，この名称が与えられた．頸静脈孔内で，体性感覚と味覚にかかわる**上神経節** superior ganglion（頸静脈神経節 jugular ganglion）と，内臓感覚にかかわる**下神経節** inferior ganglion（節状神経節 nodose ganglion）を

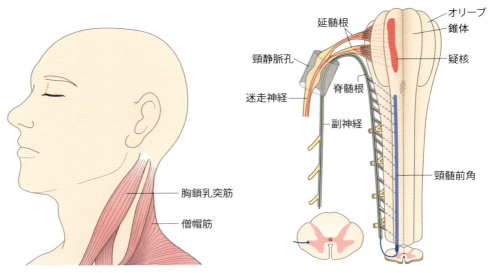

図7　副神経の神経核
(文献1を参考に作成)

つくる（図8A）．多様な神経機能を果たすため，迷走神経には多くの機能的線維が含まれ，それぞれ以下の神経核と連絡している．

①**迷走神経背側運動核**（GVE）：胸腹部内臓の平滑筋運動と腺の分泌にかかわる副交感神経の節前ニューロンが集まる．節後ニューロンは支配する臓器の近傍や壁内に存在し，**終末神経節** terminal ganglion と総称される．

②**疑核**（SVE）：第4, 6鰓弓に由来する咽頭筋と喉頭筋を支配する（⇒ 本項 p128 Close-up）．迷走神経背側運動核と疑核におけるニューロン配置には，支配する内臓に対する部位局在性がある（図8B）．

③**三叉神経脊髄路核**（一般体性求心性線維：GSA）：耳介，外耳道，鼓膜の体性感覚を伝える二次ニューロンが集まる（⇒ 本章4-①-E）．

Close-up　迷走神経背側複合体 dorsal vagal complex

　迷走神経背側運動核，孤束核，最後野の3つの延髄神経核は相互に隣接し，心臓血管系，呼吸器系，消化器系などの内臓からの一次求心性情報を受け，**迷走神経背側複合体**と総称される．

　迷走神経背側運動核には内臓運動性の副交感神経節前ニューロンが集まり，節後線維は迷走神経を下行する．孤束核には内臓感覚情報が主に迷走神経を上行して到来する．最後野は脳室周囲器官の1つとして脳への液性情報の入口となるほか，迷走神経からの神経性入力もあり，最後野はこれらの液性および神経性の入力情報を統合する．視床下部の室傍核や外側野は迷走神経背側複合体と相互に密に連絡して，内臓機能の自律神経調節に関与する（⇒ 本章2-③-A, B）．

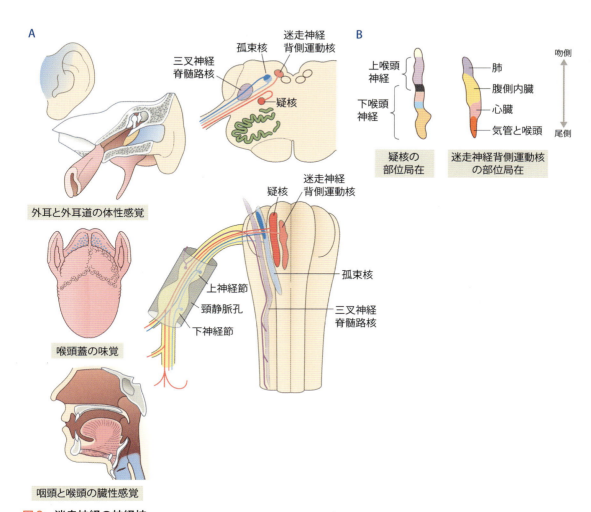

図8 迷走神経の神経核
A) 迷走神経の神経核と支配臓器．迷走神経は咽頭から横行結腸の近位部まで，消化管に沿って分布する．B) 神経核の部位局在（文献1を参考に作成）

④**孤束核内側部**（GVA）：咽頭，喉頭，胸腹部内臓の臓性感覚を伝える二次ニューロンが集まる（⇒ 本項E-1））．
⑤**孤束核外側部**（SA）：喉頭蓋付近の味覚を伝える二次ニューロンが集まる（⇒ 本項E-2））．

L 舌咽神経の神経核

舌咽神経 glossopharyngeal nerve の神経核と頸静脈孔までの経路は，迷走神経のそれらとほとんど同一である．舌咽神経の特徴は，末梢における分布域が中耳から咽頭までと，迷走神経のそれより上であることである（図9）．

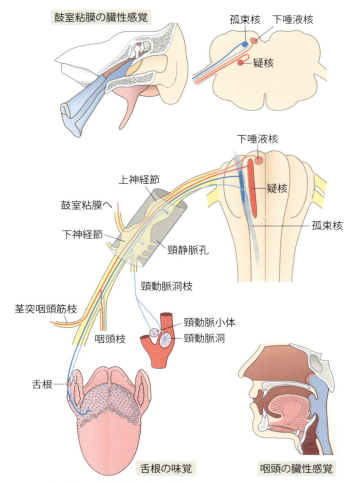

図9　舌咽神経の神経核と支配臓器
（文献1を参考に作成）

① **下唾液核**（GVE）：耳下腺分泌のための副交感神経節前ニューロンが集まる（⇒ 本項H）．**耳神経節** otic ganglion で節後ニューロンにリレーする．

② **疑核**（SVE）：第3鰓弓に由来する茎突咽頭筋を支配する（⇒ 本項 p128 Close-up）．

③ **三叉神経脊髄路核**（GSA）：耳介後部の体性感覚を伝える二次ニューロンが集まる（⇒ 本章4-①-E-1）．

④ **孤束核内側部**（GVA）：舌根，鼓室粘膜，咽頭，頸動脈洞・頸動脈小体の臓性感覚を伝える二次ニューロンが集まる（⇒ 本項E-1）．

⑤ **孤束核外側部**（SA）：舌根部の味覚を伝える二次ニューロンが集まる（⇒ 本項E-2）．

M 延髄のアドレナリン神経系

少数ではあるが中枢神経系にはアドレナリン作動性ニューロンが存在し，延髄の3つの領域に分布する（⇒ 本ページ Close up）．

文献
1)「解剖学アトラス 原著第10版」（Fritsch P, 他／著　平田幸男／訳），文光堂，2012

Close-up　アドレナリン作動性ニューロンの分布領域

- C1：ノルアドレナリン作動性ニューロンのA1領域（⇒ 本章4 p107 Close-up）に近接する延髄の腹外側部．尾側の細胞群は，視床下部室傍核や扁桃体に上行性投射をして循環器系や内分泌系の調節を行う．吻側の細胞群は，脊髄に下行性投射をして交感神経の節前ニューロンを支配する．
- C2：延髄の背内側にあり，ノルアドレナリン作動性ニューロンのA2領域（⇒ 同 Close-up）と一部重なる．C2も視床下部室傍核や扁桃体に上行性投射をし，循環器系や内分泌系の調節を行う．
- C3：延髄の吻側正中線近傍に位置し，視床下部，青斑核などに上行性投射し，脊髄に下行性投射を行う．

5 延髄の構成

②延髄を通る神経路

延髄を通る神経路をまとめる．

1) 内側毛帯 medial lemniscus

薄束核と楔状束核から出る二次線維を内弓状線維 internal arcuate fibers といい，腹内方に走って交叉して**毛帯交叉** decussation of lemniscus を形成する（図1延髄下部）．交叉後の線維は，**内側毛帯**（図1延髄上部，図2）を形成して脳幹を上行し，視床 VPL 核に達して終わる（⇒ 本章7-②-A-1-ⅱ，第Ⅱ部1章1-D-1）．

内側毛帯系 medial lemniscal system は，受容器→脊髄神経節→後索（薄束と楔状束）→後索核→内弓状線維→毛帯交叉→内側毛帯→視床 VPL 核→一次体性感覚野からなる経路である．内側毛帯は延髄，橋，中脳を上行する際，その位置を変化させる（図10）．

2) 孤束 solitary tract

内臓の伸展受容器や化学受容器からの一般臓性求心性線維（GVA）と，味蕾からの味覚情報特殊求心性線維（SA）は，孤束となって延髄の背外側部を下行して孤束核に接続する（⇒ 本章5-①-E）．

3) 錐体路 pyramidal tract と錐体交叉 pyramidal decussation

大脳皮質からの皮質脊髄路（錐体路）線維の大部分は，錐体交叉で交叉して**外側皮質脊髄路** lateral corticospinal tract となる．一部の線維は交叉せず**前皮質脊髄路** anterior corticospinal tract となり，脊髄まで下ってから交叉する（⇒ 本章7-

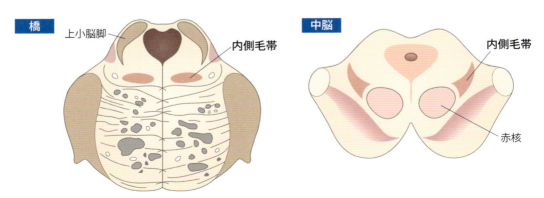

図10 橋と中脳での内側毛帯の位置

②-B-1））。**随意運動制御**の中心となる神経路である．

文献
1) Takeuchi T, et al.：Locus coeruleus and dopaminergic consolidation of everyday memory. Nature, 537：357-362, 2016

Close-up　カテコールアミンの合成経路とニューロンの分類

アミノ酸のチロシンから，**ドパミン**，**ノルアドレナリン**，**アドレナリン**の3種類の神経伝達物質が逐次合成され，**カテコールアミン** catecolamine と総称される（図）．**チロシン水酸化酵素** tyrosine hydroxylase（TH）を発現するニューロンは，カテコールアミンニューロンであると判定できる．しかし，それがどの伝達物質を使っているかを神経化学的に決定するためには，**芳香族L-アミノ酸脱炭酸酵素** aromatic L-amino acid decarboxylase, **ドパミンβ水酸化酵素** dopamine β-hydroxylase, **フェニルエタノールアミンN-メチル転移酵素** phenylethanolamine N-methyltransferase の細胞発現も含め調べる必要がある．一方，すべての合成酵素がそろっているからといって，そのニューロンがアドレナリンだけを合成し放出しているかどうかはわからない．最近の研究から，ノルアドレナリン作動性と広く受け入れられてきた青斑核が，海馬でのドパミン放出を介して新奇な体験の記憶保持の強化に関与することがわかってきた[1]．

今から50年以上も前から，どのようにしてカテコールアミンやセロトニンなどのモノアミンニューロンを伝達物質ごとに分類してきたのか？ それは，Falck-Hillarp法やグリオキシル酸法など生体モノアミン蛍光組織化学法の開発による．例えば，特定のモノアミンがホルマリンと化学結合すると特定の波長の蛍光を発することを利用して，組織切片の蛍光顕微鏡観察で判別する．

図　カテコールアミンの合成経路

第Ⅰ部 神経系の解剖学〜脳の地図を知る
1章 中枢神経系

6 小脳の構成

A 構成と機能のまとめ

小脳 cerebellum は，発生学的に神経管の境界溝（⇒本章7 p158 Close-up図）より背側の部分に由来し，すべての受容器からの感覚性入力を受けるが，その意識的な認知には関与しない．小脳は精密で円滑な**協調運動** motor coordination や**運動学習** motor learning の制御中枢として機能する．

1）概観

小脳は，外側部の**半球** cerebellar hemisphere と中央部の**虫部** vermis に分けられる（図1）．さらに小脳皮質は**小脳溝** cerebellar fissures によって細かい**小脳回** cerebellar folia が形成され，ヒダの多い外観を呈する．この細かいヒダのために小脳皮質の85％は表から見えず，また表面積は大脳皮質のそれの3/4にも相当する．また，深い小脳溝により，頭尾方向に10個の**小葉** lobule に分けられるが，虫部と半球ではそれぞれ別の学名が与えられている（表1）．例えば，第Ⅹ小葉の虫部を**小節** nodulus といい，半球を**片葉** flocculus という．

数多い小脳溝のなかでも，とりわけ深く，しかも恒常的に存在する**第一裂** primary fissure と**後外側裂** posterolateral fissure により，小脳は3つの葉に分けられる（図1）．

①**前葉** anterior lobe（第Ⅰ〜第Ⅴ小葉）
②**後葉** posterior lobe（第Ⅵ〜Ⅸ小葉）
③**片葉小節葉** flocculonodular lobe（第Ⅹ小葉）

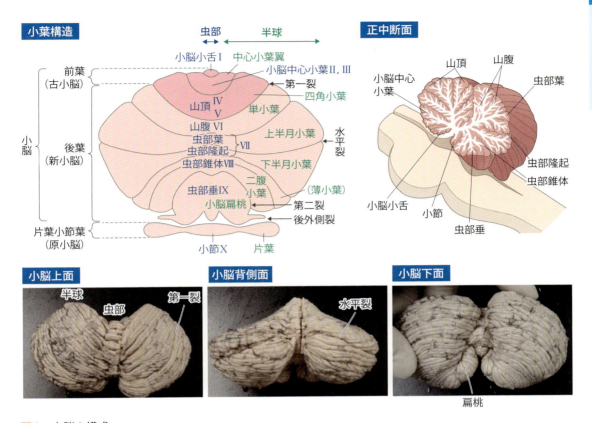

図1 小脳の構成

表1 小葉の名称

葉	小葉	虫部	半球
前葉	第Ⅰ	小脳小舌 ligula cerebelli	（該当するものなし）
前葉	第Ⅱ, Ⅲ	小脳中心小葉 central lobule	中心小葉翼 ala of central lobule
前葉	第Ⅳ, Ⅴ	山頂 culmen	四角小葉 quadrangular lobule
		第一裂 primary fissure	
後葉	第Ⅵ	山腹 declive	単小葉 simple lobule
後葉	第Ⅶ	虫部葉 folium vermis	上半月小葉 superior semilunar lobule
		水平裂 horizontal fissure	
後葉	第Ⅶ	虫部隆起 tuber vermis	下半月小葉 inferior semilunar lobule
後葉	第Ⅷ	虫部錐体 pyramis vermis	二腹小葉 biventer lobule
		第二裂 secondary fissure	
後葉	第Ⅸ	虫部垂 uvula vermis	小脳扁桃 cerebellar tonsil
		後外側裂 posterolateral fissure	
片葉小節葉	第Ⅹ	小節 nodulus	片葉 flocculus

6 小脳の構成

①小脳の構成要素

A 組織構築

小脳は層構造が明瞭で，表層の**小脳皮質**と深層の**小脳髄質**からなる（**表2**）．髄質の中心部（髄体）のなかに埋没している神経核が**小脳核**である．

1）小脳皮質 cerebellar cortex（図2）

- **分子層** molecular layer：プルキンエ細胞 Purkinje cell の樹状突起と，**星状細胞** stellate cell と**バスケット細胞** basket cell と命名された抑制性介在ニューロンが存在する．
- **プルキンエ細胞層** Purkinje cell layer：**プルキンエ細胞**の細胞体が1層のシートとなって配置する．プルキンエ細胞に付随するアストロサイトである**バーグマン**

表2 小脳皮質と髄質の層構造，構成細胞，神経回路

構造		細胞	神経回路
小脳皮質	分子層 molecular layer	星状細胞 stellate cell	平行線維からの興奮性入力を受け，プルキンエ細胞の樹状突起に抑制性投射を行う，分子層浅部の抑制性介在ニューロン
		バスケット細胞 basket cell	平行線維からの興奮性入力を受け，プルキンエ細胞の細胞体に抑制性投射と軸索初節周囲にパンソーを形成する，分子層深部の抑制性介在ニューロン
	プルキンエ細胞層 Purkinje cell layer	プルキンエ細胞 Purkinje cell	小脳皮質から出力する唯一の投射ニューロン．登上線維と平行線維による興奮性投射を受け，小脳核や前庭神経核に対して抑制性投射を行う
		バーグマングリア Bergmann glia	発達期の顆粒細胞移動をガイドし，プルキンエ細胞の分化・栄養・生存・伝達に関与する，単極性突起を有する特殊なアストロサイト
	顆粒層 granular layer	顆粒細胞 granule cell	苔状線維を経由して下行性運動情報と上行性感覚情報を受け取り，平行線維を介してプルキンエ細胞の遠位樹状突起に投射する興奮性ニューロン
		ゴルジ細胞 Golgi cell	苔状線維や平行線維から興奮性入力を受け，顆粒細胞の樹状突起に投射する抑制性介在ニューロン
小脳髄質			小脳皮質に出入りする神経線維が集まり，肉眼的には小脳活樹として見える
小脳核 cerebellar nucleus		小脳核ニューロン cerebellar nucleus neuron	登上線維と苔状線維から興奮性入力を受け，プルキンエ細胞から抑制性入力を受ける．中脳赤核や運動性視床に出力する興奮性投射ニューロンと，下オリーブ核に投射する抑制性投射ニューロンからなる

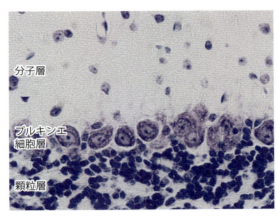

図2 小脳皮質の組織像（マウス脳）

グリア Bergmann glia も存在する．
- **顆粒層** granular layer：莫大な数の**顆粒細胞** granule cell と，**ゴルジ細胞** Golgi cell とよばれる抑制性介在ニューロンが存在する．

2) 小脳髄質 cerebellar medulla

小脳髄質は白質からなる．**白質** white matter は小脳皮質に出入りする神経軸索が集まった場所で，虫部の矢状断面（大脳半球を左右に分割する面）では樹木の枝のように見えるので，**小脳活樹** arbor vitae cerebelli という解剖学的名称が与えられている．

3) 小脳核 cerebellar nucleus（図3）

小脳核には表3の4核がある．小脳核は，脳幹や脊髄に対して出力を送る．系統

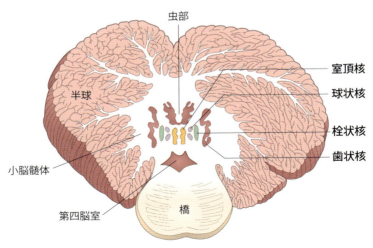

図3　小脳核

表3　小脳核

①室頂核 fastigial nucleus	（内側核 medial nucleus）
②球状核 globose nucleus	（中位核 interpositus）
③栓状核 emboliform nucleus	
④歯状核 dentate nucleus	（外側核 lateral nucleus）

発生的に見て，外側に位置するものほど新しい．

室頂核，球状核，栓状核は脊髄小脳（図4参照）の出力核となり，歯状核は大脳小脳（図4参照）の出力核となる．英語圏の医学生は小脳核の配列を，内側から頭文字をとって"**F**atty **G**irls **E**at **D**oughnuts"と憶える．

B　小脳脚

小脳は3つの小脳脚 cerebellar peduncle で，脳幹や脊髄と連絡する．
①**上小脳脚** superior cerebellar peduncle（**結合腕**）：主として小脳と中脳・間脳を結ぶ．
②**中小脳脚** middle cerebellar peduncle（橋腕）：橋核からの神経線維からなる．
③**下小脳脚** inferior cerebellar peduncle（索状体）：脊髄・延髄と小脳を結ぶ．

6 小脳の構成

②小脳の構成と機能

A 3つの機能的区分

　小脳は，これから行おうとする運動企画に関する情報を運動路から受け取り，実際行われた結果を感覚系からの情報として受け取り，その両者を比較することで，行動の目的と結果のずれを修正するための制御信号を算出する脳領域である．小脳内外の線維結合関係から，小脳を**脊髄小脳**，**大脳小脳**，**前庭小脳**の3つの機能的区分に分ける（図4）．解剖学的区分との対応関係はおおよそ以下のとおりで，いずれの機能的区分も組織構築，細胞構築，回路構築は同じである．

- **脊髄小脳**：虫部と半球内側部の大部分
- **大脳小脳**：半球外側部
- **前庭小脳**：片葉小節葉

1）脊髄小脳 spinocerebellum

　脊髄小脳 は，**体幹と四肢の運動制御による姿勢の安定化や保持，運動の円滑化**にかかわる．脊髄小脳は，筋・腱・関節の伸展受容器からの**意識にのぼらない深部知覚情報**を受け取る（⇒ 本章7-②-A-2）．この感覚情報は，上半身からは延髄の副楔状束核を介して**楔状束小脳路** cuneocerebellar tract により（⇒ 本章5-①-B），下半身からは胸髄のクラーク氏背核を介して**後脊髄小脳路** posterior spinocerebellar

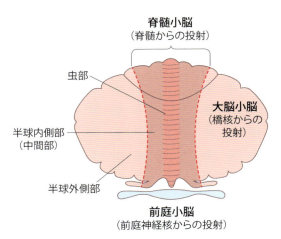

図4　小脳の3つの機能的区分

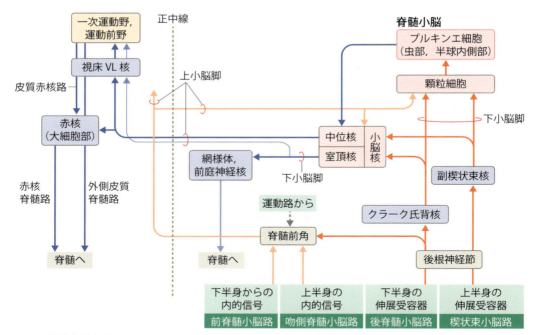

図5　脊髄小脳を中心とした経路

➡，➡：小脳からの出力，➡：小脳への入力（伸展受容器からの体性感覚情報），➡：小脳への入力（運動修正のための内的フィードバック信号）

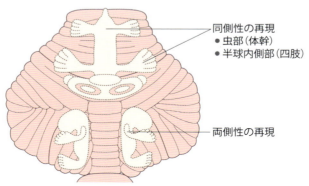

図6　脊髄小脳における体部位局在性（誘発電位）
（文献1を参考に作成）

tract により（⇒ 本章7-②-A-2），同側の小脳に至る（図5）．また，**前脊髄小脳路** anterior spinocerebellar tract と**吻側脊髄小脳路** rostral spinocerebellar tract から脊髄の運動ニューロンや介在ニューロンが受けた運動性情報も上行性に小脳に伝わる．小脳はこれらの情報を比較して，目的とする運動が実現されるよう運動司令を修正する．これらの求心性投射は，頭頸部・体幹からのものは脊髄小脳の**虫部**へ，四肢からのものは脊髄小脳の**半球内側部**へ**体部位局在性**をもって投射する（図6）．
虫部と半球内側部のプルキンエ細胞は，それぞれ小脳核の**室頂核**と**中位核**（球状

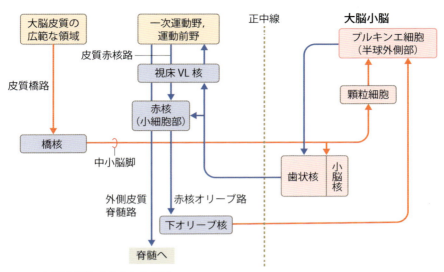

図7　大脳小脳を中心とした経路
➡：小脳からの出力，➡：小脳への入力

核・栓状核）にGABA作動性投射を行う．室頂核からは，下小脳脚を通って両側性に**網様体**や**前庭神経核**へ投射し，これらの神経核から**脊髄**へ下行性投射を行って，小脳虫部は両側性に体幹の運動を制御する．

一方，中位核からは上小脳脚を通り，交叉して反対側の**赤核大細胞部**（⇒ 本章3-②-B）と**視床VL核**（⇒ 本章2-①-A-4）へ投射する（1回目の交叉）．前者は**赤核脊髄路**を介して反対側の脊髄へ下行性に投射し，後者は**一次運動野**や**運動前野**へ投射し外側皮質脊髄路を介して反対側の脊髄に投射する（2回目の交叉）．これら2回の交叉により，小脳半球内側部は同側の四肢の運動を制御する．

2）大脳小脳 cerebrocerebellum（橋小脳）

大脳小脳は，橋の橋核を介して反対側の運動野を含む広い大脳皮質領域から情報を受け取り，**随意運動の開始・企画・タイミング**の調節，**感覚情報や運動記憶に基づく運動軌道の計算**（例えば，投球されたボールにバットを当ててライト方向に打つための計算）やその結果生じる**感覚情報の予測**（ヒットした際に受けるであろう衝撃の予測），**運動パターンの自動化**（慣れると，意識しなくても楽器演奏や書字が上手にできる）にもかかわる．運動だけでなく，認知や言語機能の自動化（構文や文法の自動化）にも関与する．

橋核からの線維は中小脳脚を通って，**半球外側部**に投射する（図7）．半球外側部のプルキンエ細胞の出力は歯状核に対して行う．**歯状核**は，反対側の**赤核小細胞部**（⇒ 本章3-②-B）と**視床VL核**（⇒ 本章2-①-A-4）へ投射し，視床を介した一次運動野や運動前野へのフィードバックで大脳皮質の出力を調整する．一方，赤核から**下オリーブ核**へ同側性投射を行い（**赤核オリーブ路**），下オリーブ核を発する登上線維は小脳長期抑圧（⇒ 本項D）を介して小脳皮質からの出力を調節する．

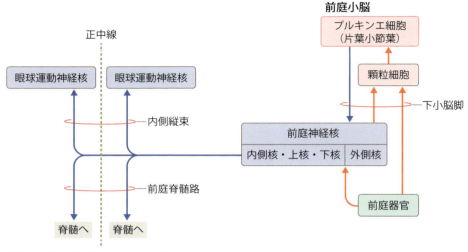

図8 前庭小脳を中心とした経路
→：小脳からの出力，→：小脳への入力

ヒトの脳機能イメージングや小脳損傷の研究から，小脳は認知や言語などの非運動性機能にも関与することが注目されている．

3）前庭小脳 vestibulocerebellum

前庭小脳は，前庭器官からの一次前庭神経線維と前庭神経核からの二次線維からの平衡覚情報を下小脳脚を通して受け取り，**体の平衡調節**，**眼球運動の調節**にかかわる．

これらの求心性投射は，**片葉小節葉**に到達する（図8）．片葉小節葉のプルキンエ細胞の出力は小脳核に対してではなく，**前庭神経核**（⇒ 本章4-①-H）に対して行われる．ここから内側縦束を介した**眼球運動神経核**への上行性投射は，**前庭動眼反射**により生じる**頸部と眼球の共同的運動調節とその学習**にかかわる．また，**前庭脊髄路**を通る脊髄への下行性投射は，**前庭脊髄反射**による四肢・体幹や頸部の運動による体の平衡調節にかかわる（⇒ 第Ⅱ部1章4-B-3）．

B 細胞構築とシナプス回路

小脳は，その細胞構築とシナプス結合様式が最もわかっている神経領域である（図9）．

1）小脳皮質の投射ニューロン

i）プルキンエ細胞 Purkinje cell

小脳皮質唯一の投射ニューロン．プルキンエ細胞は，10万本以上の**平行線維** parallel fiber と1本の**登上線維** climbing fiber に由来するグルタミン酸作動性の興

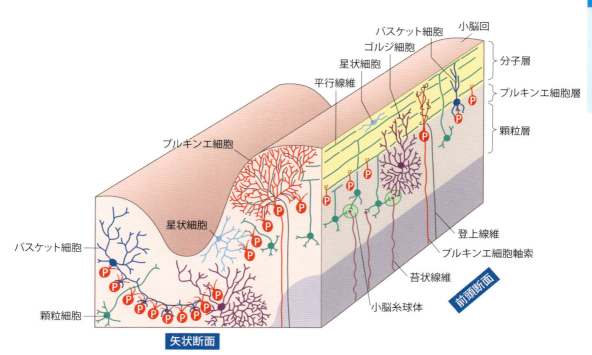

図9 小脳の細胞構築

奮性入力と，星状細胞とバスケット細胞からのGABA作動性入力とを統合し，小脳の**小脳核**や橋の**前庭神経核**に対してGABA作動性の抑制出力を送り出す（**図12**参照）．

2) 小脳皮質の興奮性介在ニューロン

i) 顆粒細胞 granule cell

顆粒細胞は，橋核を介して，大脳皮質運動野からの運動情報と脊髄や脳幹からの感覚情報を，グルタミン酸作動性の**苔状線維** mossy fiber 入力として受け取る．次に，顆粒細胞は**平行線維**を発して，グルタミン酸作動性の興奮性出力として，**プルキンエ細胞**の遠位樹状突起と，次の3種の**抑制性介在ニューロン**に送り出す．

3) 小脳皮質の抑制性介在ニューロン

i) 星状細胞 stellate cell

分子層の介在ニューロンで，平行線維からグルタミン酸作動性入力を受け，プルキンエ細胞の樹状突起にGABA作動性出力を行う．

ii) バスケット細胞 basket cell（**図10**）

分子層の介在ニューロンで，平行線維からグルタミン酸作動性入力を受け，プルキンエ細胞の細胞体にGABA作動性出力を行う．さらに，軸索初節を電気的に抑制する**パンソー** pinceau を形成して，プルキンエ細胞の活動電位の発生を強力に制御していると考えられている（**図12**参照）．

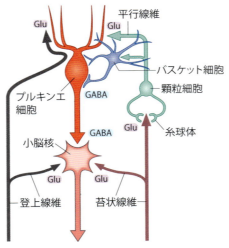

図10　小脳神経回路の概観

iii) ゴルジ細胞 Golgi cell

顆粒層の抑制性介在ニューロン．苔状線維と平行線維からグルタミン酸作動性入力を受け，顆粒細胞に対してGABA/グリシン作動性の抑制性出力を行う．

4) 小脳核ニューロン

i) 小脳核ニューロン neurons of cerebellar nucleus

小脳核は，登上線維と苔状線維からの入力を，①小脳皮質をまわりプルキンエ細胞を介する間接的なGABA作動性抑制性入力と，②直接的なグルタミン酸作動性興奮性入力として，二重に受けている（図10）．

> **Close-up　小脳糸球体**
>
> 苔状線維は**脊髄，前庭神経核，三叉神経核，橋核，外側網様体**などから由来するグルタミン酸作動性の投射線維の総称で，**顆粒細胞**の樹状突起と興奮性シナプスをつくる．さらに，この樹状突起に対して**ゴルジ細胞**の終末が抑制性シナプスをつくる．この苔状線維終末をコアとする巨大な興奮性および抑制性のシナプス複合体を**小脳糸球体** cerebellar glomerulus とよぶ（図）．
>
>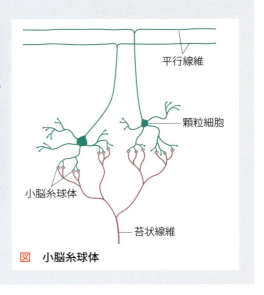
>
> 図　小脳糸球体

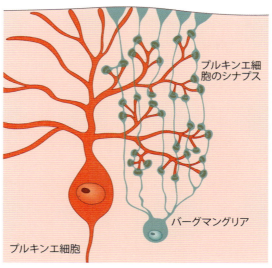

図11　プルキンエ細胞とバーグマングリア

　すなわち，②の直接投射により小脳核ニューロンは高い神経活動性を維持し，その活動性は①の小脳皮質をまわり可塑的処理（運動学習）を経た抑制性出力により調節されることになる．次に，小脳核ニューロンは，グルタミン酸作動性の興奮性出力を**視床VA/VL核**や**赤核**，**前庭神経核**，**網様体**などに送る．

　要するに，小脳皮質は複雑で精緻な協調運動や運動学習を可能にするために発達したコンピューター素子回路であり，小脳核はそれを背中に背負って，計算され調整された出力を小脳外へ送る．

5）グリア細胞

i）バーグマングリア Bergmann glia

　プルキンエ細胞に付随する特殊なアストロサイトで（図11），プルキンエ細胞のシナプスを完璧に取り囲んで，シナプスで放出されたグルタミン酸の回収を行い，**グルタミン酸・グルタミンサイクル**を忠実に実行している．これにより，莫大な数の興奮性シナプスのシャープで混線の少ない伝達を実現すると同時に，興奮毒性を有するグルタミン酸を無害なグルタミンに変換することでプルキンエ細胞の細胞死を防止している．このグルタミンは軸索終末に取り込まれてグルタミン酸に再変換され，神経伝達物質としてのグルタミン酸の枯渇も防いでいる．

C 登上線維によるプルキンエ細胞の単一支配

　登上線維 climbing fiber は延髄下オリーブ核からの投射軸索で（⇒ 本章5-①-D-1）），1個のプルキンエ細胞に対してたった1本の登上線維が**単一支配** single

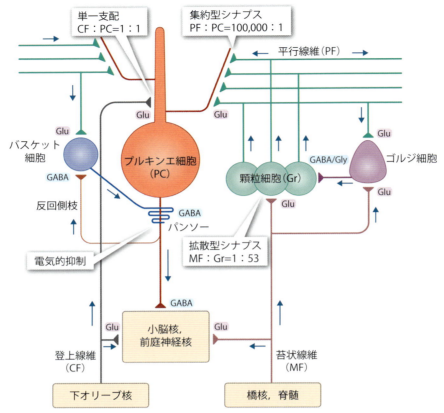

図12　小脳のシナプス回路
小脳のシナプス回路には，少数の軸索が多数の標的ニューロンとシナプス結合を行う拡散型シナプスと，多数の軸索が少数の標的ニューロンにシナプス結合を行う集約型シナプスが適切に組み合わされて成り立っている．また，1本の登上線維が1個のプルキンエ細胞と結合するような単一支配や，バスケット細胞の軸索が集塊となってプルキンエ細胞の軸索初節を取り囲んで電気的抑制をかけるパンソーなどユニークな回路構築も特徴的である．
Glu：グルタミン酸，Gly：グリシン

innervation, mono-innervation を行っている（図12）．しかし，1本であっても，そのプルキンエ細胞に対して数百個のシナプスをつくるため，興奮性シナプス後電位が一斉に発生し，**強い脱分極作用**をプルキンエ細胞に与え，電位依存性Ca^{2+}チャネルを介して大量のCa^{2+}流入を引き起こす．この強力な脱分極作用が'強い教師役'となって，小脳の運動学習機能の基盤となる．

しかし，新生児期には複数の登上線維が支配する**多重支配** multiple innervation として形成される．生後発達過程で最も強い登上線維だけが生き残り，他は除去されることで単一支配が完成する（図13）．さまざまな原因で登上線維支配が多重支配のまま残存すると，小脳機能異常が発症する．したがって，登上線維の単一支配は，正常な小脳機能に必要不可欠なステップである．

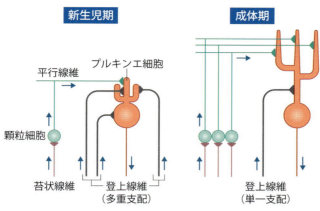

図13　登上線維の多重支配から単一支配への発達変化

D　運動のフィードバック学習

　意図した運動プランと実行して生じた感覚情報の間にずれが生じると，登上線維はそれを誤差信号として小脳に伝え修正する．このずれの修正は，登上線維と同期して発火した'誤った'平行線維シナプスの長期抑圧として実行される（なぜ誤った平行線維シナプスが登上線維活動と同期するかのメカニズムはいまだ不明）．
　つまり，誤ったと判断された平行線維シナプスでは，AMPA型グルタミン酸受容体の数が減少し，シナプスの伝達効率が長期にわたって低下する（**小脳長期抑圧** cerebellar long-term depression：LTD）（図14）．この小脳LTDは，練習や訓練により上達する**運動学習** motor learning の細胞基盤であると考えられている．ゆえに，登上線維は，小脳運動学習系の「教師役」として，その強力な抑圧機構により不正な平行線維シナプス活動による影響を排除することで，運動学習を成立させている．このような，運動企画と運動結果を比較参照し，その誤差を最小にする小脳運動学習の様式は，**フィードバック学習**とよばれる．

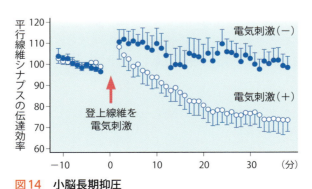

図14　小脳長期抑圧
登上線維を電気刺激すると，同期して活動した平行線維シナプスの伝達効率が低下する．

E 運動のフィードフォワード制御

フィードバックを用いた学習は，実際にエラーが生じた後に運動を修正することはできるが，運動のエラーを未然に防ぐことはできない．小脳には，エラーが実際に生じる前にエラーが生じることを予測し，前もってそれを減らしたり，現在進行中の運動を修正できる**フィードフォワード制御**機能も備わっている．この小脳の予測機能により，周囲の物体や人々の動きを予測し，それに見合うよう自身の運動を調節することができる．

例えば，向かってくるボールの速さの違いは，これをバットでミートするために振るタイミングや打撃したときに加わる衝撃の大きさの違いとなる．小脳はボールの速度や軌道からこれらを予測し，それに見合った上肢筋の収縮度やタイミングを計算し，衝撃で姿勢が崩れないよう，下肢筋の収縮度やタイミングも計算する．

F 小脳の機能異常

1) 協調運動障害 motor discoordination

目的とする運動の達成には，複数の筋活動のタイミングや強さの調整が必要であり，小脳はその企画やプランニングにかかわることで協調運動を実現する．小脳の障害により，器用で精緻な協調運動ができなくなる．

- **拮抗運動反復機能障害**：手の回外・回内運動を速くリズミカルにくり返して行えない．
- **測定障害** dysmetria：指鼻試験（自分の指先を鼻尖へもってくる運動）や踵膝試験（踵を対側の膝へもってくる運動）などがうまくできず，目的物を通り過ぎたり，到達しない．
- **跳ね返り現象** rebound phenomenon：患者に検者の力に抗して肘を曲げるようにさせておいて，その肘を急に離すと，腕の力にブレーキが効かず，自分の胸を強打する．

2) 筋緊張の減退 hypotonia

例えば，患者に腰を回転させると上肢が大きく振れたり，蹲踞※1の姿勢をとらすと踵があがらず足底全体が接地してしまう．

※1 蹲踞
蹲踞とは，相撲や剣道の試合の前に仕切り線を挟んでしゃがんで向かい合うときのつま先立ちの姿勢である．

3) 企図振戦 intention tremor

指が目標へ近付くにつれて震え（振戦）が大きくなる．

4）運動失調 ataxia

例えば歩行に際して障害のある側へ傾く．

5）構語障害 anarthria

発声がゆっくりで，よどんでおり，個々の音節もまちまちの強さで発音される．

6）注視方向性眼振 gaze nystagmus

視線をある方向に固定したときに眼振が生じる．

文献

1）「解剖学アトラス 原著第10版」（Fritsch P, 他／著 平田幸男／訳），文光堂，2012

第Ⅰ部　神経系の解剖学～脳の地図を知る

1章　中枢神経系

7 脊髄の構成

A 構成と機能のまとめ

脊髄 spinal cord は，脊柱 vertebral column という骨性容器に収納された細長い円柱状の中枢神経領域で，延髄より続く（図1）．脊髄は系統的進化のなかで最も変化が少なく，神経管 neural tube という発生学的な基本構造を最もよく保っている．頭部以下の体性および臓性の感覚と運動にかかわる．

B 用語の整理

1）髄節

本来，脊髄は分節のない連続した構造体であるが，脊柱を構成する個々の椎骨 vertebra は体節 somite とよばれる発生学的な分節構造を基盤として形成される（頸椎，胸椎，腰椎，仙椎，尾椎に分けられる）．このため，脊髄神経は椎間孔で31対の分節的な束となる．それぞれの脊髄神経と接続する領域として，脊髄を31個の髄節 myelomere に分ける（頸髄C1〜C8，胸髄T1〜T12，腰髄L1〜L5，仙髄S1〜S5，尾髄Co）．

2）頸膨大と腰膨大

上肢と下肢の発達に伴い，頸部と腰部の分節がつくる筋や皮膚の細胞数が著明に増加する．これを支配し伝達するためのニューロン数も増加するため，頸髄と腰髄はそれぞれ頸膨大 cervical enlargement（最大は第6頸髄）と腰膨大 lumbar enlargement（同 第4腰髄）となって膨らむ．

3）脊髄円錐と馬尾

脊髄の尾側端は脊髄円錐 conus medullaris となり，その先端部は第1腰椎の高さで終わる．個体の成長において，神経（脊髄）の成長は体（骨）のそれより早く終わるため，成人では脊髄の下端部となる脊髄円錐は第1腰椎の高さまで上昇している．したがって，例えば「L1」と表現したとき，それが脊髄（腰髄）のL1なのか，椎骨（腰椎）のL1なのかではレベルが大きく異なり，間違わないように理解し表

A 脊髄と脊柱

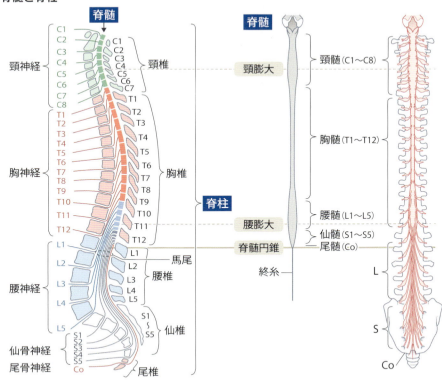

B ヒト頸髄，胸髄，腰髄の切片画像

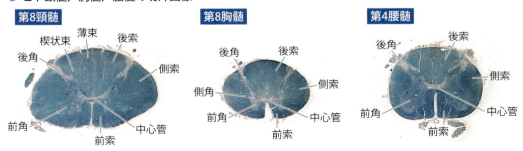

図1　脊髄と脊柱
A）側面（左）と正面（中央，右）の模式図．脊髄神経が接続する脊髄の髄節と，脊髄神経が出入りする椎骨の椎間孔との位置関係は，下位（尾側）に行くほどずれが大きくなり，その結果，馬尾が形成される．B）北海道大学医学部標本から．

現する必要がある．例えば，腰膨大は第4腰髄（L4）を中心とした膨らみであるが，成人ではそれは第12胸椎（T12）の高さにある．

脊髄円錐より下では，脊髄神経は下方に斜走する束となって，**馬尾** cauda equina とよばれる．針を刺入しても脊髄を損傷することのない安全な部位であるため，第3～4腰椎の間は，脳脊髄液の採取の場（腰椎穿刺）や腰椎麻酔の場として使われる（図2）．

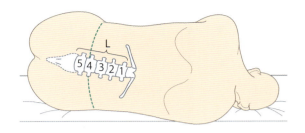

図2　腰椎穿刺
破線はヤコビー線といい，左右の腸骨稜を結んだ線で，腰椎穿刺の目印となる．

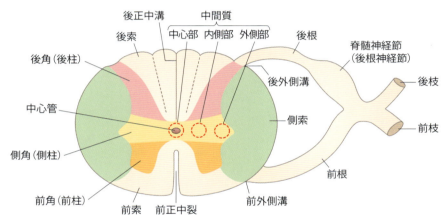

図3　脊髄の横断面

4）脊髄神経の根・枝・神経節

脊髄から運動性の**前根** ventral root と知覚性の**後根** dorsal root が出て，両者が合流する手前の後根に**脊髄神経節** spinal ganglion（**後根神経節** dorsal root ganglion）がある（図3）．この神経節には，偽単極性の一次感覚ニューロンの細胞体が集まっている（偽単極性ニューロン⇒第Ⅱ部1章1-C）．前根を通る運動性神経線維と後根を通る感覚性神経線維は合流して混合した後，背部の筋と皮膚に向かう**後枝** dorsal branch と，体幹と四肢の筋と皮膚に向かう**前枝** ventral branch とに分かれる．

5）中心管

脊髄の**中心管** central canal は，発生段階では延髄下部の中心管を介して脳室とつながる．しかし，ヒト成体の脊髄では，中心管に明瞭な腔を観察できない．

脊髄の構成と機能を表1にまとめた．

表1 脊髄の構成と機能のまとめ

構造		機能・神経路		特徴
灰白質	後角	● 一般体性求心性（GSA） ● 一般臓性求心性（GVA）		
	中間質	中間質外側核（外側部）	一般臓性遠心性（GVE）	自律神経節前ニューロン
		中間質内側部	一般体性求心性（GSA）	クラーク氏背核
	前角	一般体性遠心性（GSE）		体部位局在性
白質	後索	薄束，楔状束（内側毛帯系）		識別性触圧覚，意識にのぼる深部知覚
	側索	● 外側皮質脊髄路（錐体路） ● 外側脊髄視床路（前側索系） ● 赤核脊髄路 ● 後脊髄小脳路 ● 前脊髄小脳路		● 外側下行路（四肢の遠位筋） ● 温痛覚 ● 外側下行路 ● 下半身の意識にのぼらない深部知覚 ● 運動性情報の上行路
	前索	● 前皮質脊髄路（錐体路） ● 網様体脊髄路 ● 視蓋脊髄路 ● 前庭脊髄路 ● 前脊髄視床路（前側索系）		● 内側下行路（体幹・四肢近位筋） ● 内側下行路（パターン運動，姿勢） ● 内側下行路（視覚性運動反射） ● 内側下行路（前庭脊髄反射） ● 前側索系（粗大な触圧覚）

GSA，GVA，GSE，GVE（⇒ 第Ⅱ部概論）

7 脊髄の構成

① 脊髄の構成要素

A 灰白質

脊髄の中心部を**灰白質** gray matter が占める．灰白質は，主にニューロンの細胞体や樹状突起が存在するところであるが，それと接続する神経線維（軸索と髄鞘）も含まれる．脊髄は，胎児期の**神経管** neural tube の基本構造を保ち，**境界溝** sulcus limitans を境に腹側に運動ニューロン，背側に感覚ニューロンが分化して（⇒ 本項 p158 Close up），灰白質に前角，側角，後角の3部が形成される（図3）．

1）前角（前柱）anterior horn (anterior column)

一般体性遠心性ニューロン（GSE）が集まる．前角（前柱）は，平面的に見れば「前角」であり，立体的に上下のつながりで見れば「前柱」である．したがってこの2つは同義的に使われる．

前角には，骨格筋を支配する大型運動ニューロンが分布する．運動ニューロンの

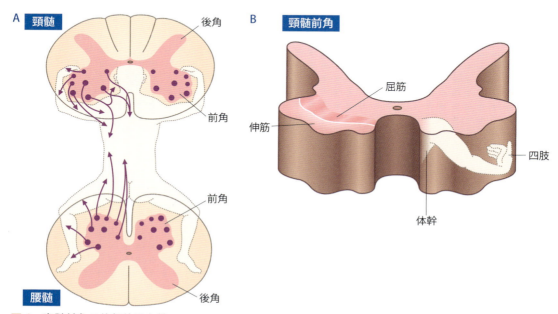

図4　脊髄前角の体部位局在性
A）頸髄前角と腰髄前角の内外方向における体幹筋・四肢近位筋・四肢遠位筋支配の体部位局在性．B）頸髄前角の浅深方向における上肢筋支配の体部位局在性．

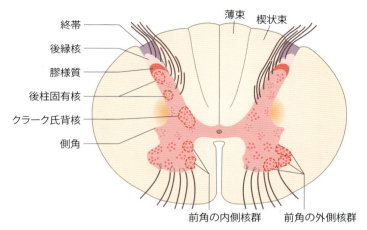

図5　胸髄の横断面

配置には**体部位局在性**があり，前角の内側部から外側部に向かって，体幹筋—四肢近位筋—四肢遠位筋を支配する運動ニューロンが配置する（図4A）．さらに，浅層には伸筋，深層には屈筋を支配する運動ニューロンが配置する（図4B）．

2) 側角（側柱）lateral horn (lateral column) または中間質 pars intermedia

中間質の外側部には一般臓性遠心性ニューロン（GVE）が集まり，**中間質外側部**や**中間質外側核** intermediolateral nucleus とよばれる．第8頸髄〜第2, 3腰髄の外側部には交感神経の節前ニューロンが集まり灰白質が外方に突出するため，側角とよばれる（図5）．一方，仙髄の中間質外側部には副交感性の節前ニューロンが集まるが，これを側角とはよばない．これらのニューロンから出た軸索は，自律神経の**節前線維** preganglionic fiber として，脊髄前根を通って内臓や血管に向かう．中間質の内側部にはクラーク氏背核が存在する．

3) 後角（後柱）posterior horn (posterior column)

後角には後根に由来する一次感覚線維が到来し，ここに一般体性および一般臓性

Close-up　副神経脊髄根の神経核

僧帽筋と胸鎖乳突筋を支配する副神経は，C1〜C5, 6までの頸髄前角から起始し，合流しながら副神経脊髄根となって上行し，大後頭孔から頭蓋腔に入る（⇒ 本章5-①-J）．

Close-up　クラーク氏背核（胸髄核）

胸髄を中心に存在し，下半身の伸展受容器からの意識にのぼらない深部知覚を受け取り，その情報を小脳に送り届ける神経核で（⇒ 本章6図5），中間質内側部に存在する．

の感覚ニューロン（GSA, GVA）が集まる．その後の経路は，前側索系，内側毛帯系，後脊髄小脳路で異なる（⇒ 本章7-②-A ）．

4) レクセドの層分類

脊髄の灰白質の細胞構築は層構造を示し，レクセド Rexed は灰白質をⅠ〜Ⅹ層の10層に分類した（図6）．ヒト脊髄では層構造は明瞭ではないが，幼若な動物でよくわかる．後角側よりⅠ層が始まる．この区分は学術研究論文での記載に最もよく用いられる．

- Ⅰ層：後縁核（辺縁帯）に一致．**温痛覚**の一次知覚線維が投射し，ここから視床に投射する．
- Ⅱ層：膠様質に一致する．ここに**温痛覚**の一次知覚線維が投射．
- Ⅲ，Ⅳ層：後柱固有核に一致．
- Ⅴ層
- Ⅵ層

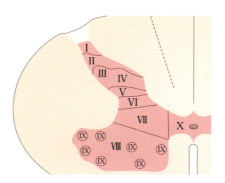

図6　レクセドの層分類

Close-up　神経管の背腹軸における領域化

発生初期の神経管では，**境界溝** sulcus limitans を境に，腹側の**基板** basal plate と背側の**翼板** ala plate が分化し，それぞれから運動性 motor と感覚性 sensory のニューロンが分化する（図）．また，境界溝近傍の領域は臓性 visceral の，離れた領域は体性 somatic のニューロンになる．

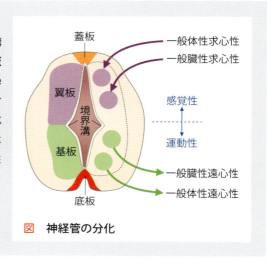

図　神経管の分化

- Ⅶ層：側角は**中間質外側部**に一致．中間質内側部には**クラーク氏背核**がある．
- Ⅷ層：前角の運動ニューロン群の間の部分．
- Ⅸ層：**前角の運動ニューロン群**．
- Ⅹ層：中心管周囲の領域で，中間質の中心部に相当．

B 白質

　脊髄の周辺部を**白質** white matter が占める．白質は主として上下行する軸索およびそれを包む髄鞘からなり，その間をグリア細胞（神経膠細胞）や血管が占める．白質は**前索** anterior funiculus，**側索** lateral funiculus，**後索** posterior funiculus に区分され（図3），各部位を特定の神経路（伝導路）が通る（図7）．主なものだけ列挙する．

1) 前索 anterior funiculus

　前根が出る前外側溝より内側の白質．
- **前皮質脊髄路** anterior corticospinal tract：一次運動野から脊髄に下行する皮質脊髄路．延髄の錐体交叉で交叉しない線維の下行路で，目的の脊髄レベルに到達してから交叉する．「錐体路」（図10参照）．
- **前脊髄視床路** anterior spinothalamic tract：後角にある二次感覚ニューロンの軸索が視床へ向かう上行路．触覚小体や毛包に由来する**粗大な触圧覚**を運ぶ．「前側索系の'前'の部分」（図8左参照）．

2) 側索 lateral funiculus

　前外側溝と後外側溝の間の白質．
- **外側皮質脊髄路** lateral corticospinal tract：一次運動野から脊髄に下行する皮質

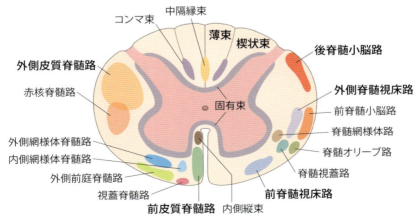

図7 脊髄白質を通る神経路

脊髄路．延髄の錐体交叉で交叉する線維の下行路．「錐体路」(図10 参照)．
- **外側脊髄視床路** lateral spinothalamic tract：後角にある二次感覚ニューロンの軸索が視床へ向かう上行路．皮膚の自由終末（⇒ 第Ⅱ部1章1-B ）に由来する**温痛覚**を運ぶ．「前側索系の'側'の部分」(図8左参照)．
- **後脊髄小脳路** posterior spinocerebellar tract：**クラーク氏背核**から小脳に向かう上行路．下半身の筋・腱・関節に由来する**意識にのぼらない深部知覚**を運ぶ．

3) 後索 posterior funiculus

後根が出る後外側溝より後方の白質．**識別性のある触覚情報**や**意識にのぼる深部知覚**が，延髄の後索核に向かってここを上行する．内側の薄束と，外側の楔状束からなる．「内側毛帯系」(⇒ 本章5-①-A, 図8右参照)．
- **薄束** fasciculus gracilis：下半身からの情報を延髄の**薄束核**に運ぶ．
- **楔状束** fasciculus cuneatus：上半身からの情報を延髄の**楔状束核**に運ぶ．

7 脊髄の構成

②脊髄の神経路

A 脊髄の上行性神経路

1）意識にのぼる感覚路

i）前側索系 anterolateral system（脊髄視床路 spinothalamic tract）

主に後角のⅠ層とⅤ層の二次ニューロンからの投射線維で（図9），中心管前の白交連で交叉し，対側の視床VPL核へ上行する（図8左）．以下の2つからなり，脳幹ではまとめて**脊髄毛帯** spinal lemniscus ともよばれる（⇒第Ⅱ部1章1-D-2）．前側索系の障害により，くぎを踏みぬいてもやけどを負うような熱湯がかかっても無感覚になる（**温痛覚の消失**）．

- **前脊髄視床路** anterior spinothalamic tract：触覚小体や毛包からの**粗大な触圧覚**を視床に運ぶ．
- **外側脊髄視床路** lateral spinothalamic tract：皮膚の自由終末からの**温痛覚**を視床に運ぶ．

ii）内側毛帯系 medial lemniscal system（後索路 dorsal column pathway）

脊髄神経節（後根神経節）の大型ニューロンからの一次求心性線維で（図9），同側の後索を上行して延髄の**後索核** posterior column nuclei（⇒本章5-①-A）に投射する．後索核からの上行路は交叉すると**内側毛帯** medial lemniscus とよばれ，視床VPL核に投射する（図8右，⇒第Ⅱ部1章1-D-1）．脊髄を上がるにつれ次々と外側から加わるため，後索の内側部ほど下位（仙骨神経），外側部ほど上位（頸神経）由来の線維が通る．

内側毛帯系の障害により，木目の荒さの違いや近接する2点を区別できなくなったり（**識別性触圧覚の障害**），閉眼時に平衡や姿勢を保てなくなる（**位置覚**，すなわち**意識にのぼる深部知覚の障害**）．

- **薄束** fasciculus gracilis：下半身の筋紡錘や腱器官から得た意識にのぼる深部知覚や，パチニ小体などからの識別触覚を延髄の**薄束核**へ運ぶ．
- **楔状束** fasciculus cuneatus：上半身の筋紡錘や腱器官から得た意識にのぼる深部知覚や，パチニ小体などからの識別触覚を延髄の**楔状束核**へ運ぶ．

2）意識にのぼらない感覚路

i）脊髄小脳路 spinocerebellar tract

- **後脊髄小脳路** posterior spinocerebellar tract：下半身の筋紡錘や腱・関節からの

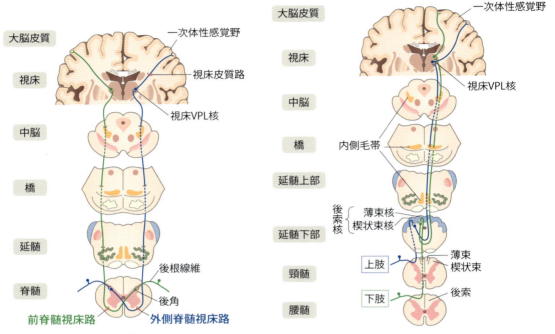

図8 前側索系と内側毛帯系

　意識にのぼらない深部知覚をクラーク氏背核が受け取り（図9），下小脳脚を通って小脳に伝える（⇒本章6 図5）．これにより**下肢の位置と動き**に関する感覚性フィードバック情報が小脳に与えられる．

> **Close-up　解離性知覚障害**
>
> 　前側索系，内側毛帯系の2系統の感覚路は，いずれも二次ニューロンのレベルで**交叉 decussation**する．交叉とは，走行する神経線維が正中線を越えて反対側に向かうことである．前側索系は脊髄で，内側毛帯系は延髄で交叉するため，脊髄の障害部位により障害される感覚の種類 sensory modality が異なったり，側性 laterality が解離することがある．
> ①脊髄半側の障害：脊髄の腫瘍や外傷により左右の一側が障害されると，障害側の触覚低下と位置覚消失が起こり，健常側の温痛覚消失が起こる．
> ②前側索系を巻き込む障害：脊髄空洞症では，前索を含む脊髄の中心部に空洞や管ができて両側性に前側索系が障害され，温痛覚や粗大触圧覚は両側性に消失するが，識別性触覚や位置覚は残る．
> ③内側毛帯系を巻き込む障害：今日ではまれだが，神経梅毒の進行した脊髄癆（せきずいろう）では，内側毛帯系の後根神経節ニューロンが障害され，識別性触覚の障害や位置覚の障害は起こるが，温痛覚と粗大触圧覚は残存する．

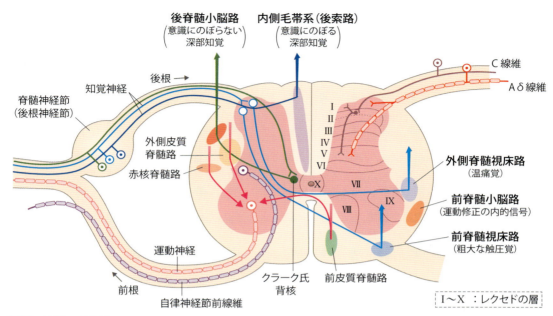

図9 脊髄の神経路

- **前脊髄小脳路** anterior spinocerebellar tract：脊髄の運動ニューロンや介在ニューロンが受けた運動性情報を上行性に小脳に伝える.

  小脳はこの2つの脊髄小脳路により伝えられた情報を比較して，目的とする運動が実現されるよう運動司令を修正する（⇒ 本章6-②-A）.

ii）脊髄視蓋路 spinotectal tract

脊髄から中脳の**上丘深層**（⇒ 本章3-①-A）に投射する温痛覚系の上行路．物体との接触など，感覚が生じた体部位に反射的に眼や頭を向けたり，痛みに際して瞳孔が収縮する反射などに関与する.

iii）脊髄網様体路 spinoreticular tract

後角から起こり，**脳幹網様体**に投射し，脳幹網様体は**上行性網様体賦活系**となって**視床髄板内核**へ投射する（⇒ 本章3 p96 Close-up）．痛みによる**意識の維持**（大脳の覚醒）や，大脳辺縁系に刺激の性質を伝えて**痛みの感情的な反応生成**などに関係する.

前側索系が**体性感覚の分析的側面**を視床に伝える'新しい脊髄視床路'とすれば，脊髄網様体路は**覚醒と体性感覚の感情的側面**を視床に伝える'古い脊髄視床路'ととらえることができる.

iv）脊髄オリーブ路 spinoolivary tract

脊髄から延髄の下オリーブ核（⇒ 本章5-①-D）へ知覚情報を伝える.

B 脊髄の下行性神経路

1) 錐体路 pyramidal tract

大脳皮質に発し，延髄の錐体を通る運動路（図10，⇒第Ⅱ部2章2）．

i) 皮質脊髄路 corticospinal tract

- **外側皮質脊髄路** lateral corticospinal tract：一次運動野や他の大脳皮質に由来し，錐体交叉で交叉する外側下行路[※1]．皮質脊髄路線維の80〜90％を占める．反対側の**四肢遠位筋**を支配し，四肢の**精巧で熟練した随意運動**を制御する．錐体路障害として臨床的に重要なのは，この外側皮質脊髄路である．
- **前皮質脊髄路** anterior corticospinal tract：錐体交叉で交叉しない一次運動野からの内側下行路[※1]．皮質脊髄路線維の10〜20％を占める．脊髄で交叉する．両側性に**体幹筋や四肢近位筋の運動**を制御し，**姿勢の調節**にかかわる．

ii) 皮質核路

一次運動野から脳幹の運動性脳神経核へも投射する（皮質核路）．こちらは，錐体に到達する前に脳神経核に終枝するため錐体を通らないため，解剖学的には錐体路ではない．しかし，随意運動の神経路という意味で相同であるため，機能的観点から皮質核路も錐体路に加えて扱うことが多い．

2) 錐体外路 extrapyramidal tract

脳幹に発し，錐体を通らない運動路（⇒第Ⅱ部2章3）．

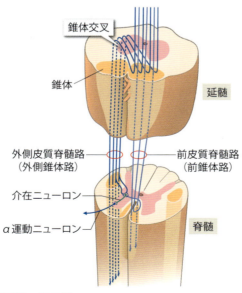

図10　錐体路
（文献1を参考に作成）

i) **赤核脊髄路** rubrospinal tract（of Monakow）
中脳の赤核に発して反対側の脊髄を下行し，四肢の屈筋を緊張，伸筋を弛緩させる下行路（⇒ 本章3-②-B-4）．

ii) **網様体脊髄路** reticulospinal tract
橋および延髄の網様体から，脊髄前角運動ニューロンへ向かう下行路（⇒ 本章4-①-A）．四肢・体幹の協調を伴う運動の制御（**歩行パターン**，**呼吸**）や**姿勢固定**に重要である．

iii) **前庭脊髄路** vestibulospinal tract
身体のバランスが崩れたことを内耳前庭器官が検出すると，橋の前庭神経核の外側核から脊髄へ下行する外側前庭脊髄路がはたらき，反射的に手足を動かしてバランスを回復させる（**前庭脊髄反射**）．内側核・下核からの内側前庭脊髄路は頸髄まで下行し，体が傾斜した際に頭を反対側に立て直して視線を保つ反射にかかわる（**頭立ち直り反射**）（⇒ 本章4-①-H）．

iv) **視蓋脊髄路** tectospinal tract
視覚反射を制御する上丘（＝視蓋）の深層から，反対側の頸髄の運動ニューロンに投射し，頸部，肩，体幹上部の筋を制御する（⇒ 第Ⅱ部1章2図9）．突然視野に入ってきた物体に対して反射的に頭や体を傾けてよけたり，視覚刺激や聴覚刺激の生じた方向に首や体を向ける**視覚性および聴覚性の運動反射**に関与する（⇒ 本章3-①-A）．

v) **その他**
脳幹を起源とし，脊髄の後索・側索を下行して後角ニューロンへ至る**下行性疼痛抑制系**があり（⇒ 本章3-②-A），延髄の**大縫線核**から下行する**セロトニン作動性投射**と，延髄の**傍巨細胞性網様核**から下行する**ノルアドレナリン作動性投射**（⇒ 本章5-①-C）からなる．また，視床下部や脳幹網様体から，交感神経（胸腰髄）や副交感神経（仙髄）の節前ニューロンへ向かう下行性線維もあり，起立時の血圧反射や，排尿排便の機能制御に重要である．

※1　**外側下行路と内側下行路**
錐体路・錐体外路の運動性下行路を，脊髄外側部を下行する外側系と内側部を下行する内側系に大別する．
《**外側下行路**》四肢の遠位筋（指や手を動かす筋）を制御．
- 外側皮質脊髄路
- 赤核脊髄路

《**内側下行路**》四肢の近位筋や体幹筋を制御．
- 前皮質脊髄路
- 網様体脊髄路
- 視蓋脊髄路
- 前庭脊髄路

C 脊髄の固有束

固有束 fasciculi proprii は脊髄より起こり脊髄に終わる線維束の総称で，灰白質の周囲を走行する（図11）．固有束を通る神経線維は異なる髄節レベルの脊髄を連絡し，反射の際の屈筋と伸筋の協同的な収縮・弛緩などにかかわる．

D 脊髄の反射弓

受容器で受けた興奮が求心路を介して脊髄前角（時に側角）のニューロンに伝えられ，遠心路を介して筋や腺の効果器に直接作用を及ぼすものを**反射** reflex といい，その神経回路を**反射弓** reflex arc という（図12）．反射は，大脳皮質による認知を介さない．

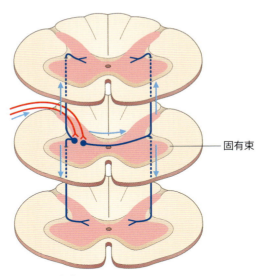

図11　固有束

> **Close-up　反射弓の構成要素**
>
> 反射弓は大脳皮質を介さず，以下の5つの要素で構成されている．
> ①受容器 receptor
> ②求心性ニューロン afferent neuron
> ③介在ニューロン interneuron
> ④遠心性ニューロン efferent neuron
> ⑤効果器 effector

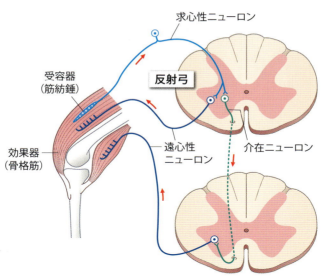

図12　脊髄反射（膝蓋腱反射）

　反射においては，介在ニューロンも重要な役割を果たす．介在ニューロンは脊髄の左右を結ぶ交連細胞であったり，同側の脊髄レベルを上下に結ぶ連合細胞であったりする．例えば，膝蓋靱帯をハンマーでたたいて起こる**膝蓋腱反射** patellar tendon reflex のような伸展反射の求心路は，筋紡錘（受容器）からの求心性線維である．遠心路は，腰神経叢の大腿神経を介して伸筋（大腿四頭筋）を反射的に収縮させると同時に，介在ニューロンを介して下位の髄節（仙骨神経叢）から出る坐骨神経を介して屈筋（大腿二頭筋など）を弛緩させるようにはたらく．

文献

1)「プロメテウス解剖学アトラス 頭頸部／神経解剖 第2版」（坂井建雄，河田光博/監訳），医学書院，2014

Close-up　レンショー細胞 Renshaw cell

　脊髄で有名な，グリシン作動性の抑制性介在ニューロンである．もし，わずかな筋や腱の伸展で過度な反射が起こったら，正常な歩行や姿勢制御はできない．レンショー細胞は，骨格筋を支配するα運動ニューロンの軸索側枝から入力を受け，そのα運動ニューロンにグリシン作動性のフィードバック抑制を行うことで，過度な反射の発生を防止する．

　破傷風毒素によりレンショー細胞からグリシン放出ができなくなると，α運動ニューロンの出力を抑制できず，患者は強直性の筋収縮で苦しむ．全身が弓なりにそり返り（**後弓反張** opisthotonus），脊椎骨折などを伴いながら死に至る．

第Ⅰ部 神経系の解剖学〜脳の地図を知る

2章 末梢神経系

1 脳神経の構成

A 解剖学的構成

　脳と連絡する**脳神経** cranial nerve は左右に12対あり（図1），脳神経に与えられた番号は，脳の吻側から尾側に向かって出る順序につけられている．ゆえに，それぞれの脳神経が連絡する脳の領域や神経核の位置は，おおむね脳神経の番号に従って配列している．さらに，脳神経は，その機能や特徴を反映する固有名称も与えられている（⇒第Ⅱ部概論 表3）．

B 脳神経の名称の由来

　特殊感覚にかかわる脳神経である**嗅神経** olfactory nerve，**視神経** optic nerve，

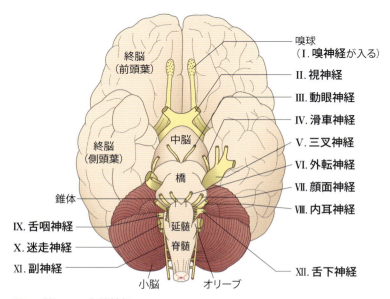

図1　脳の下面と脳神経

内耳神経 vestibulocochlear nerve は，その感覚機能や感覚器の存在部位を名称に冠している．

動眼神経 oculomotor nerve，**滑車神経** trochlear nerve，**外転神経** abducens nerve は眼球の一般体性運動の神経であり，動眼神経がその主な役割を担う．運動方向を変えるための滑車を有する筋（上斜筋）を動かす神経が滑車神経であり，眼球を外転させ外側直筋を動かすのが外転神経である．

三叉神経 trigeminal nerve と**顔面神経** facial nerve は，それぞれ顔面の一般体性感覚と特殊臓性運動の神経である．「三叉」とは，この神経が3枝に分かれて眼領域（**眼神経** ophthalmic nerve），上顎領域（**上顎神経** maxillary nerve），下顎領域（**下顎神経** mandibular nerve）へいく様子を表している．

舌咽神経 glossopharyngeal nerve は，舌と咽頭（のど）など上部消化管の一般臓性感覚と一般臓性運動の神経であり，それよりも下の胸腹部内臓にまで長く下りて迷走する内臓の神経が**迷走神経** vagus nerve である．**副神経** accessory nerve は，肩や頸の筋の一般体性運動を制御する神経で，脳神経とはいえ脊髄に起始するおまけのような脳神経であり，**舌下神経** hypoglossal nerve は舌の下面から舌に入る舌筋の一般体性運動神経である．

C 脳神経を構成するニューロン

1）感覚性脳神経のニューロン

第Ⅱ部概論 で説明する3種類の感覚性脳神経線維〔一般体性求心性（GSA），一般臓性求心性（GVA），特殊求心性（SA）〕のほとんどのニューロンは，その細胞体は末梢領域にあって**神経節** ganglion を形成する．三叉神経の**三叉神経節** trigeminal ganglion（⇒ 第Ⅰ部1章4図3），顔面神経の**膝神経節** geniculate ganglion（⇒ 同図4），内耳神経の**前庭神経節** vestibular ganglion（⇒ 同図6）と**蝸牛神経節** cochlear ganglion（⇒ 同図7），舌咽神経の**上・下神経節** superior/inferior ganglion（⇒ 第Ⅰ部1章5図9），迷走神経の**上・下神経節** superior/inferior ganglion（⇒ 同図8）は，いずれもそれぞれの脳神経の経路上で脳に近い部位に位置する．

例外もある．視神経を構成するニューロンは網膜にあり，神経節のような細胞集塊を形成しないが**神経節細胞** ganglion cell とよばれる．網膜そのものが間脳の一部が突出してできたものであり，神経節細胞は中枢神経系内にある点でも異なる．感覚性脳神経のなかで，その構成ニューロンが中枢神経系にあるもう1つの例外は，外眼筋や咀嚼筋の深部知覚（固有知覚）を伝える三叉神経線維である．この細胞体は三叉神経節になく，**三叉神経中脳路核** mesencephalic trigeminal nucleus に存在する（⇒ 第Ⅰ部1章4図3）．

2）運動性脳神経のニューロン

　一方，3種類ある運動性脳神経のなかで，一般体性遠心性（GSE）と特殊臓性遠心性（SVE）の神経線維を構成するニューロンは中枢神経系（脳幹）の**運動神経核** motor nucleus にあり，ここから運動線維が骨格筋に直接投射して支配する．これに対して，脳神経に含まれる一般臓性遠心性（GVE）とは副交感神経の節前線維および節後線維のことであり，節前ニューロンの細胞体は**動眼神経副核**（⇒ 第Ⅰ部1章3図8）・**上唾液核・下唾液核**（⇒ 同章4図4）・**迷走神経背側運動核**（⇒ 同章5図8）にあり，節後ニューロンの細胞体は末梢の副交感性の**自律神経節** autonomic ganglion（⇒ 本章3-A）にある．

第Ⅰ部 神経系の解剖学〜脳の地図を知る
2章 末梢神経系

2 脊髄神経の構成

A 解剖学的構成

脊髄と連絡する**脊髄神経** spinal nerve には，椎間孔から出る順番とそれと関連する椎骨に準じて，「第○△神経」と表記される（○にはレベルを表す数字，△には**頸**，**胸**，**腰**，**仙骨**，**尾骨**のいずれかが入る）．各脊髄神経の名称は，それが接続する脊髄髄節に一致する（第1胸髄から出る脊髄神経は第1胸神経）．**頸神経** cervical nerve（8対），**胸神経** thoracic nerve（12対），**腰神経** lumbar nerve（5対），**仙骨神経** sacral nerve（5対），**尾骨神経** coccygeal nerve（1対）を合わせ，計31対の脊髄神経が頭部以外の領域に分布する（⇒第Ⅰ部1章7 図1A）．

B 神経叢

体壁の分節状構造が最も保存されている胸部では，胸神経（肋間神経）がそれぞれの分節の肋間筋を支配する．一方，上肢や下肢を構成する筋は，胎児期の複数の筋節が混合してできる．このため，それぞれの筋を支配していた運動神経も，筋節の分離と融合に伴い複雑な合流と分岐をくり返して，**神経叢** nerve plexus というネットワークを形成する．神経叢から出る神経の1本1本には，正中神経とか坐骨神経のような固有名称が与えられている．

C 皮節

このような神経叢の形成により，上肢や下肢での神経支配の分節的対応は一見なくなってしまったかのように見えるが，そうではない．筋節と運動神経の対応関係は保存され，感覚神経を送りだす脊髄髄節とその支配を受ける皮膚領域との間にも分節的対応関係が保たれている．脊髄髄節と皮膚の対応関係を**皮節** dermatome とよぶ．二足歩行を行うヒトの皮節は，四足歩行を行う動物の姿勢に戻すと理解しやすくなる（図1）．臨床的には，麻痺の部位から，脊髄のどの髄節が障害を受けてい

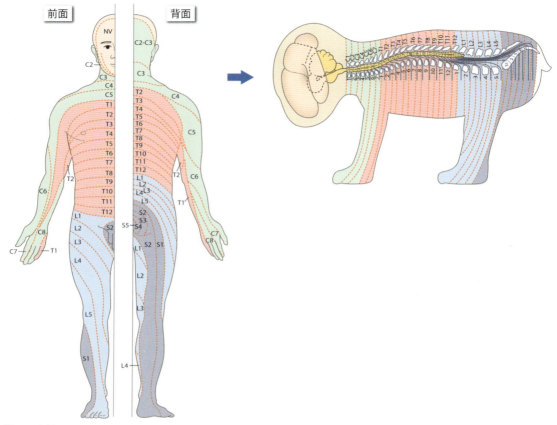

図1　皮節
NV：三叉神経（文献1を参考に作成）

表1　髄節と支配される皮節の対応

髄節	皮節
C2	後頭部
C3	頸部
C4	肩（肩峰）
C6	母指
C8	小指
T4	乳頭
T10	臍
L1	鼠径部
L2〜L4	大腿前面
L4〜S1	下腿前面，足背
S1〜S2	大腿・下腿後面
S5	肛門

麻痺の生じた皮節から障害を受けている髄節が推定できる．

るかを推定するのに役立つ（表1）．

D 脊髄神経を構成するニューロン

　脳神経（⇒ 本章1-C）とは異なり，脊髄神経の機能的構成は2種類の感覚性（GSA，GVA）と2種類の運動性（GSE，GVE）の神経線維からなる．すべての感覚性神経線維を構成する一次感覚ニューロンは，**後根神経節** dorsal root ganglion（**脊髄神経節** spinal ganglion）（⇒ 第Ⅰ部1章7図3）にある．一方，運動性のGSEとGVEの神経線維を構成するニューロンは，それぞれ脊髄の**前角** anterior horn と**中間質外側部**にあり，後者は胸腰髄では**側角** lateral horn として突出する．

文献
1)「一目でわかるニューロサイエンス」(Barker RA, 他／著　服部孝道／訳), メディカルサイエンスインターナショナル, 2000

第Ⅰ部 神経系の解剖学〜脳の地図を知る
2章 末梢神経系

3 自律神経系の構成

A 解剖学的構成

　自律神経は内臓や動脈・汗腺などに分布し，消化・吸収・循環・血圧・呼吸・分泌・生殖など生命機能の調節と維持にかかわり，その制御は意識の関与なし（不随意的）に行われている．自律神経の遠心性経路の途中には**自律神経節** autonomic ganglion があり，これより中枢側を**節前線維** preganglionic fiber，末梢側を**節後線維** postganglionic fiber とよぶ（図1）．節前線維は有髄神経であり，これを送り出す**節前ニューロン** preganglionic neuron の細胞体は中枢神経系内（脊髄と脳幹）に存在する．一方，**節後ニューロン** postganglionic neuron の細胞体は自律神経節に存在し，ここから支配臓器へと無髄の節後線維が向かう．

　自律神経系は，さらに，**交感神経** sympathetic nerve と**副交感神経** parasympathetic nerve とに分類され，両者は解剖学的にも機能的にも異なるシステムを有している．一方，支配される側からみると，内臓器官の多くは交感・副交感神経の遠心性線維による二重支配を受け，その作用は拮抗する（拮抗支配）．したがって，種々の内臓機能は，両者が拮抗することによりバランスよく調節されている．

　さらに第3の自律神経として腸管神経系があり，消化管壁に分布する．

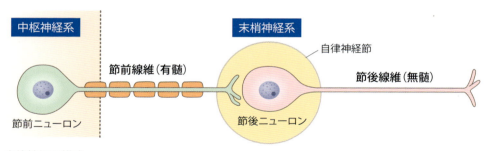

図1　自律神経の構成

B 交感神経系（図2A）

解剖学的には，交感神経の節前ニューロンは胸髄と腰髄（T1〜T12，L1〜L3）にあるため，**交感神経系** sympathetic system は**胸腰系** thoracolumbar system ともよばれる．機能的には，交感神経は活動時に優位となる「**闘争か逃走** fight or flight」のシステムになる．

交感神経の節前線維は**椎前神経節** prevertebral ganglion や**椎傍神経節** paravertebral ganglion に到達する．椎前神経節は，腹部内臓に分布する動脈が腹大動脈から起始する部位に存在し，その動脈の名称を冠して腹腔神経節 celiac ganglion，上腸間膜動脈神経節 superior mesenteric ganglion，下腸間膜動脈神経節 inferior mesenteric ganglion，大動脈腎動脈神経節 aorticorenal ganglion とよばれる．椎傍神経節は，脊柱の両側を縦に走る**交感神経幹** sympathetic trunk にある幹神経節で，存在部位を関した**上頸神経節** superior cervical ganglion や**頸胸神経節** cervicothoracic ganglion（**星状神経節** stellate ganglion）などの名称をもつ．

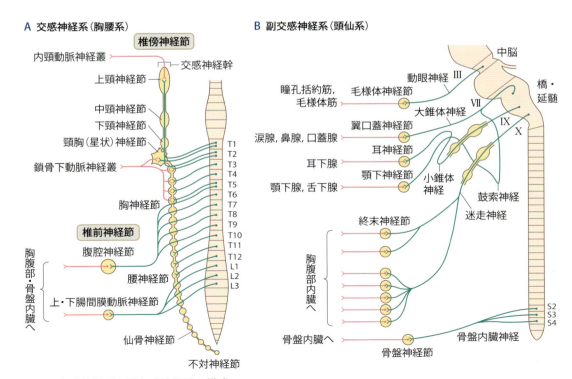

図2 交感神経系と副交感神経系の構成
Ⅲ．動眼神経，Ⅶ．顔面神経，Ⅸ．舌咽神経，Ⅹ．迷走神経

C 副交感神経系（図2B）

副交感神経系 parasympathetic system の節前ニューロンは脳幹と仙髄（S2〜S4）にあるため，**頭仙系** craniosacral system ともよばれ，「**休息と静穏** rest and repose」のシステムになる．

副交感神経系の頭部系の節前線維は**動眼神経** oculomotor nerve（⇒第Ⅰ部1章3-②-I），**顔面神経** facial nerve（⇒同章4-①-G），**舌咽神経** glossopharyngeal nerve（⇒同章5-①-L），**迷走神経** vagus nerve（⇒同章5-①-K）を通り，仙部系の節前線維は**骨盤内臓神経** pelvic splanchnic nerve を通る．動眼神経，顔面神経，舌咽神経を通る節前線維は，**毛様体神経節** ciliary ganglion（⇒同章3-②-I），**翼口蓋神経節** pterygopalatine ganglion（⇒同章4-①-G），**顎下神経節** submandibular ganglion（⇒同章4-①-G），**耳神経節** otic ganglion（⇒同章5-①-H）で節後ニューロンにリレーする．消化管に向かう節前線維のうち，迷走神経を通るものは消化管壁内の**終末神経節** terminal ganglion で節後ニューロンにリレーし，骨盤内臓神経を通るものは**骨盤神経節** pelvic ganglion で節後ニューロンにリレーする．

Close-up　自律神経の上位中枢

視床下部 hypothalamus は，摂食行動，飲水行動，血糖調節，体温調節，性周期，概日リズムなどの統合機能を果たしている．この統合機能は，本能や情動にかかわる**大脳辺縁系** limbic system からの制御を受け（⇒第Ⅰ部1章1-①-F），自律神経系，内分泌系，体性神経系（脳・脊髄神経）を介して発揮される（図）．

脳幹には，生命機能の維持に重要な循環，呼吸，摂食，排尿などの自律神経機能の調節部位が存在し，その多くは脳幹の**網様体** reticular formation にある（⇒同章3-②-E）．これらの調節部位は，循環中枢（吻側延髄腹外側部），呼吸中枢，嘔吐中枢（最後野），嚥下中枢，排尿中枢などともよばれる．視床下部はこれらの調節部位を介して自律神経の節前ニューロンを制御し，自律神経機能を発揮する．

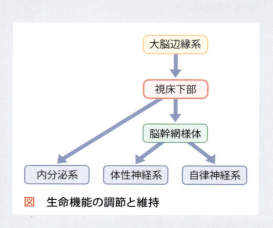

図　生命機能の調節と維持

D 腸管神経系

　腸管神経系 enteric nervous system は，消化管の壁に存在するニューロンから伸びた神経突起が網目状に連絡した集合体であり，消化管壁の収縮や分泌などの臓性運動，血流調節，免疫および炎症性の反応にも影響を与える．腸管神経系は「腸内の脳」ともよばれ，腸管神経系のニューロンは食道から肛門に至る消化管の粘膜固有層，粘膜筋板，粘膜下層，筋層，漿膜の全層にわたって存在する．**マイスナーの粘膜下神経叢** Meissner's submucosal plexus や**アウエルバッハの筋間神経叢** Auerbach's myenteric plexus は消化管壁の粘膜下層や筋層に網目状に分布する．

　腸管神経系は中枢神経系とは独立に機能しうるが，副交感神経と交感神経によって中枢と連絡し，機能的に連携する．副交感神経の節後ニューロンは壁内の**終末神経節**に存在し，自律神経系の腸管神経系にも属することになる．一方，交感神経の**椎前神経節**や**椎傍神経節**から出る節後線維は消化管に入って腸管神経系の神経網に加わる．

第Ⅱ部

神経系の機能
～脳のしくみを知る

第Ⅱ部 神経系の機能〜脳のしくみを知る

概　論

　神経系をマクロ的に眺めると，感覚系 sensory system・統合系 integrating system・運動系 motor system の3つの機能システムとしてとらえることができる（表1）．第Ⅱ部では，第Ⅰ部でみてきた各神経領域の解剖学的構成を，感覚系と運動系にしぼってこれに縦糸を通すような形でまとめる．なお，統合系にかかわる主要な終脳領域の説明は第Ⅰ部1章1で行ったのでここでは割愛する．

表1　神経系の3つの機能システム

①	受容器からの感覚性入力情報の伝達（**感覚系**）
②	神経情報の処理と統合による神経機能発現（**統合系**）
③	効果器への運動性出力情報の伝達（**運動系**）

A. 感覚系，統合系，運動系

　動物には，外界を正確にセンスする**感覚能力**と，外界に対して的確にはたらきかける**運動能力**が不可欠である．しかし，この基本的能力だけでは単純な反射行動しかできない．個体が生存し種が生き残るためには，状況や目的に応じたより適切な行動の選択と実行，経験によるスキルの上達，コミュニケーションを介した集団による分業と協同などの能力が重要となる．
　このため，動物の進化に伴い，感覚系と運動系のインターフェースである**統合系**が次第に発達し，その中心的な担い手である**大脳皮質**が拡大していった（図1）．その結果，ヒトでは終脳の占める比率は85％にまで達し，単なる感覚運動能力では他の動物種に劣るヒトが，動物界に君臨することができた．

B. 神経の機能的分類

　感覚神経と運動神経を，機能的および発生学的観点からそれぞれ3つ（表2）もしくは4つに分類する．

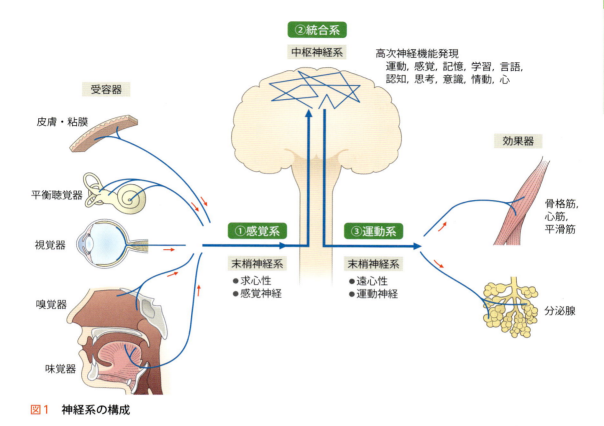

図1 神経系の構成

表2 感覚神経と運動神経の機能的分類

	機能的分類	定義	神経系	随意性
感覚神経（求心性）	一般体性求心性（**GSA**）	皮膚，筋，腱，関節の感覚	脳・脊髄神経	
	一般臓性求心性（**GVA**）	内臓の感覚	自律神経	
	特殊求心性（**SA**）	視覚，平衡覚，聴覚，味覚，嗅覚	脳神経	
運動神経（遠心性）	一般体性遠心性（**GSE**）	体節・側板中胚葉壁側板由来の横紋筋の運動	脳・脊髄神経	随意運動
	一般臓性遠心性（**GVE**）	心筋と平滑筋の運動，腺の分泌	自律神経	不随意運動
	特殊臓性遠心性（**SVE**）	鰓弓由来の横紋筋の運動	脳神経	随意運動

- 「**一般** general」vs「**特殊** special」
- 神経支配の対象が「**体性** somatic（体幹と四肢）」vs「**臓性** visceral（内臓）」
- 「**求心性** afferent（感覚性）」vs「**遠心性** efferent（運動性）」

　このうち，感覚神経では，「一般」とは皮膚や粘膜など体の広い範囲で受け取る感覚を指し，「特殊」とは特殊感覚器（眼，耳，鼻，口）で受け取る感覚を指す．一方，運動神経では，「一般」とは体節や側板中胚葉の壁側板由来の横紋筋による体幹・四肢の運動と，心筋・平滑筋・腺による内臓の運動であり，「特殊」とは発生

過程の**鰓弓**(さいきゅう)に由来する横紋筋の運動である（鰓弓由来の筋が何であるかを理解していることは発生学の要点⇒第Ⅱ部用語解説③）．特殊感覚を，さらに臓性特殊感覚（SVA）（味覚，嗅覚）と体性特殊感覚（SSA）（視覚，聴覚，平衡覚）に分類することもある．

また，運動神経のなかで骨格筋や鰓弓筋の運動は**随意性**であり，内臓筋の運動や腺分泌は**不随意性**である．内臓の感覚と運動にかかわる神経を，**自律神経**とよぶ．

C. 末梢神経と神経核の機能的対応性

前述の機能的分類を脳神経や脊髄神経に適用すると，これらの末梢神経を構成するニューロンやそれが接続する最初の中枢神経領域（神経核）の関連性を，表として整理することができる（表3）．

表3　末梢神経と神経核の機能的対応性

末梢神経	末梢神経を構成するニューロン	末梢神経が接続する最初の中枢神経領域	神経機能［機能的分類］
嗅神経 olfactory nerve	嗅細胞（嗅粘膜）	嗅球	嗅覚［SA または SVA］
視神経 optic nerve	神経節細胞（網膜）	外側膝状体	視覚［SA または SSA］
動眼神経 oculomotor nerve	動眼神経核	同左	外眼筋（上直筋，下直筋，内側直筋，下斜筋，上眼瞼挙筋）の運動［GSE］
	動眼神経副核	同左	内眼筋（瞳孔括約筋，毛様体筋）の運動［GVE］
滑車神経 trochlear nerve	滑車神経核	同左	外眼筋（上斜筋）の運動［GSE］
三叉神経 trigeminal nerve	三叉神経節	三叉神経脊髄路核	顔面頭部の温痛覚と粗大な触圧覚［GSA］
	三叉神経節	三叉神経主知覚核	顔面頭部の識別性触圧覚［GSA］
	三叉神経中脳路核	同左	咀嚼筋や外眼筋の伸展受容器からの深部知覚［GSA］
	三叉神経運動核	同左	咀嚼筋など第1鰓弓筋の運動［SVE］
外転神経 abducens nerve	外転神経核	同左	外眼筋（外側直筋）の運動［GSE］
顔面神経 facial nerve	膝神経節	三叉神経脊髄路核	耳介後部や外耳道の知覚［GSA］
	膝神経節	孤束核（外側部）	舌体の味覚［SA］
	翼口蓋神経節，顎下神経節	上唾液核	耳下腺を除く腺分泌［GVE］
	顔面神経核	同左	表情筋など第2鰓弓筋の運動［SVE］
内耳神経 vestibulocochlear nerve	蝸牛神経節	蝸牛神経核	聴覚［SA］
	前庭神経節	前庭神経核	平衡覚［SA］

（次ページに続く）

D. 運動系の構成要素

企図運動の際，**大脳辺縁系**が生成する運動の動機となる内的欲求に応じて，**高次運動関連領野**は運動の開始・計画・作業手順を決め，**一次運動野**に司令する（図2）．**一次運動野**の上位運動ニューロンがつくる下行性運動路は，**脳幹**や**脊髄**の下位運動ニューロンに接続する．この下行性運動路のなかで，延髄錐体を通るものを**錐体路系**，錐体を通らないものを**錐体外路系**とよぶ．また，一定の姿勢を保ったり，運動をなめらかに開始・停止したり，外的状況や内的欲求に応じて適切な行動を選択したりすることを可能にするのが，小脳や大脳基底核が担う運動の調節系である．

第Ⅱ部2章では，これらの運動系の構成要素として，高次運動関連領野，錐体路系，錐体外路系について概説する．小脳と大脳基底核についてはそれぞれ 第Ⅰ部1章6，同章1-④ を参照してほしい．

表3 末梢神経と神経核の機能的対応性（続き）

末梢神経	末梢神経を構成するニューロン	末梢神経が接続する最初の中枢神経領域	神経機能［機能的分類］
舌咽神経 glossopharyngeal nerve	上神経節	三叉神経脊髄路核	耳介後部の感覚 [GSA]
	下神経節	孤束核（内側部）	舌・耳管・鼓室・咽頭の知覚，頸動脈洞・頸動脈小体からの血圧・血液ガス情報 [GVA]
	上神経節	孤束核（外側部）	舌根の味覚 [SA]
	耳神経節	下唾液核	耳下腺の分泌 [GVE]
	疑核	同左	茎突咽頭筋・咽頭収縮筋などの第3鰓弓筋の運動 [SVE]
迷走神経 vagus nerve	上神経節	三叉神経脊髄路核	耳介・外耳道・鼓膜の知覚 [GSA]
	下神経節	孤束核（内側部）	胸腹部内臓の知覚 [GVA]
	上神経節	孤束核（外側部）	喉頭蓋の味覚 [SA]
	終末神経節	迷走神経背側運動核	胸腹部内臓の平滑筋・心筋の運動と腺分泌 [GVE]
	疑核	同左	喉頭筋・口蓋筋・咽頭筋など第4, 6鰓弓筋の運動 [SVE]
副神経 accessory nerve	頸髄前角	同左	僧帽筋と胸鎖乳突筋の運動 [GSE]
舌下神経 ypoglossal nerve	舌下神経核	同左	固有舌筋と外舌筋の運動 [GSE]
前根を通る脊髄神経	脊髄前角	同左	体幹・四肢の骨格筋の運動 [GSE]
	脊髄側角（中間質外側核）	同左	体幹・四肢の平滑筋・心筋の運動，腺分泌 [GVE]
後根を通る脊髄神経	後根神経節（脊髄神経節）	脊髄後角，後索核	● 体幹・四肢の知覚 [GSA] ● 骨盤内臓・下部消化管の知覚 [GVA]

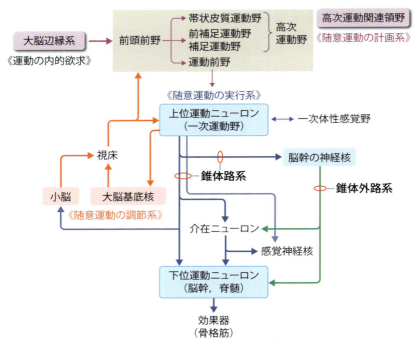

図2　運動系の構成要素

第Ⅱ部 神経系の機能〜脳のしくみを知る

用語解説

第Ⅱ部をより理解するために知っておきたい専門用語

❶ 求心性と遠心性

末梢から大脳皮質に向かう神経路の方向性を**上行性** ascending もしくは**求心性** afferent とよび，機能的には**感覚性** sensory である．反対に，大脳皮質から末梢に向かう神経路の方向性を**下行性** descending もしくは**遠心性** efferent とよび，機能的には**運動性** motor である．

❷ 体性と臓性

胸腔・心膜腔・腹膜腔からなる体腔を挟んでその外部に体幹と四肢があり，内部に内臓がある．体性神経系は体幹と四肢の感覚と運動に，臓性神経系は内臓の感覚と運動に関与する．

発生学的には，体幹と四肢の感覚にかかわる表皮は**外胚葉** ectoderm に由来し，内臓の感覚にかかわる粘膜は**内胚葉** endoderm に由来する．それでは体性と臓性の境界となる外胚葉と内胚葉の移行部はどこになるのか？

それは，胎生期に存在する口腔と咽頭腔を境界する**口咽頭膜** oropharyngeal membrane と，肛門管の**櫛状線** pectinate line（肛門弁の下端部）に沿って張られた**排泄腔膜** cloacal membrane で，これらの境界膜を挟んで神経支配や血管支配が異なっている．口腔粘膜は三叉神経に支配され，その神経機能は一般体性求心性線維（GSA）に，咽頭粘膜は舌咽神経に支配され，その神経機能は一般臓性求心性線維（GVA）に分類されている．櫛状線より上の肛門管は自律神経に支配され感覚が鈍く，消化管の血管である下腸間膜動静脈が分布する．櫛状線より下方の肛門管は陰部神経（体性神経）に支配され感覚に鋭敏で，骨盤部の血管である内腸骨動静脈が分布する．

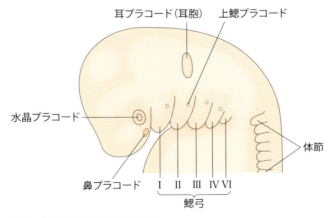

図1　第5週胚児の左側面図
第5鰓弓は一過性に出現し消失する．

❸ 体節と鰓弓

　胎児の神経管の両側に位置する沿軸中胚葉は，分節化して**体節** somite が配列するようになり，その外側に側板中胚葉壁側板が分化し，これらからさまざまな体幹筋や四肢筋が発生する．一方，頭頸部には魚類など脊椎動物のエラと相同な器官である6対の**鰓弓** branchial arch が一過性に形成される（図1）．

　頭頸部の体節と側板中胚葉壁側板から，舌筋，外眼筋，胸鎖乳突筋，僧帽筋が発生し，一般体性遠心性（GSE）の脳神経（動眼神経，滑車神経，外転神経，舌下神経，副神経）の支配を受ける．一方，鰓弓由来の中胚葉から咀嚼筋，表情筋，咽頭筋，喉頭筋などが分化し，特殊臓性遠心性（SVE）の脳神経（下顎神経，顔面神経，舌咽神経，迷走神経）の支配を受ける．

❹ プラコード

　感覚器とそれを支配する感覚性神経節の発生に重要な組織が**プラコード** placode である．プラコードは発生過程の神経管との相互作用により分化する表皮外胚葉の肥厚部であり，**鼻プラコード** olfactory placode から嗅細胞と嗅神経が，**水晶体プラコード** lens placode から水晶体が，**耳プラコード** otic placode からコルチ器・平衡斑・膨大部稜などの膜迷路とこれらを支配する感覚ニューロン（蝸牛神経節・前庭神経節）が分化する．各鰓弓の上部に発生する**上鰓プラコード** epibranchial placode から，それぞれの鰓弓を支配する感覚ニューロンが分化し，三叉神経節・膝神経節・上神経節・下神経節を形成する．

第Ⅱ部 神経系の機能〜脳のしくみを知る

1章 感覚系

1 体性感覚系

皮膚，粘膜，関節，筋，腱から得られる感覚を**体性感覚** somatic sensory, somatosensory とよぶ．体性感覚情報の大部分は視床を経由して大脳皮質の一次体性感覚野に届けられる．一方，意識にのぼらない深部感覚は小脳に投射する．

A 体性感覚のモダリティー

体性感覚には，大別して**痛覚** pain，**温度覚** thermal sensation，**触覚（触圧覚）** touch，**深部感覚（固有知覚）** deep sensation, proprioception の4つのモダリティー（種類）があり，それぞれの受容のために特殊化した感覚受容器，神経線維，伝導路，分子などが使われている．

1) 痛覚と温度覚

痛覚は，機械的，熱，電気的または化学的な刺激が組織を損傷することにより起こり，**侵害受容器**がこれをとらえる．痛覚は生体防御にとって重要な体性感覚機能で，この機能が低下すると組織損傷を受けやすくなり，損傷の程度や損傷による影響も重篤化する．反対に，痛覚が過敏になると耐えがたい痛みと苦しみとなる．**温度覚**は，痛覚とともに原始感覚を構成し，しばしばまとめて温痛覚とよばれる．

2) 触覚（触圧覚）

触覚（触圧覚）は，物体が触れることにより生じる皮膚や毛の変位や変形といった機械的刺激をとらえ，物体の形や大きさなどを認識したり，振動などの動きを感知する感覚能力である．刺激に対する順応の速さにより，速いものが**振動覚**，中間的なものが**触覚**，遅いものが**圧覚**とよばれるが，その境界は厳密なものではない．さらに，触圧覚は，**原始的触圧覚**（識別性に乏しい**粗大な触圧覚**）と**識別性触圧覚**とに分けられる．

皮膚，筋，関節からの識別性触圧覚，振動覚および深部知覚（⇒ 後述）は**触覚識別** tactile discrimination にかかわり，同一伝導路を上行して頭頂葉に至り**立体認知** stereognosis（目で見ないで手の感触から物体を同定する）の基盤となる．この機能が失われると，患者はポケットの中の鍵を触ってもそれが鍵であると認知でき

ない（立体認知不能⇒第Ⅰ部1章1-①-E-2)).

3) 深部知覚（固有知覚）

深部知覚（固有知覚）は関節の屈曲度や筋・腱の伸展度に関する感覚情報を指し，常時，脳に届けられている．これにより，脳は，身体各部の位置，運動の状態，身体に加わる抵抗，重量，重力などの感覚情報を手に入れることができる．これは，目的のある運動や円滑な運動の実現にとって不可欠な情報である．

これらは意識にのぼりうる感覚ではあるが，通常，このような深部知覚は意識にのぼらない．しかし，他の感覚機能が奪われたときにはその一部を意識することができる．例えば，暗闇におかれて自己と空間との位置関係に関する視覚情報が奪われると，転倒を避けるためわれわれは重力に対する体軸のずれや手足の位置，関節の角度などを意識することができる．しかし，血流不足や神経麻痺により筋や関節の感覚機能が麻痺した'しびれた'状況では深部知覚情報は全く脳に届かず，いくら注意を向けても麻痺した身体部分の状況を把握することはできない．

これに対し，意識にのぼらない深部知覚情報は小脳に届けられ，円滑で目的に沿った運動制御に用いられる．

B 受容器

皮膚や粘膜に分布する**受容器** receptor は，軸索がむき出しになっている自由終末以外は，いずれも**終末グリア** teloglia が特殊化して一次求心性線維の先端部を取り囲んだ構造をとる（図1A）．

1) 侵害受容器（痛覚の受容器）

自由終末 free nerve ending が表皮や真皮に分布している．

2) 温度受容器

自由終末，**ルフィーニ小体** Ruffini corpuscle（温覚），**クラウゼ終棍** end bulb of Krause（冷覚）などがある．

3) 触覚受容器や圧受容器

表皮内に**メルケル細胞** Merkel cell と**メルケル触覚盤** Merkel disk，真皮が表皮に向かって入り込む乳頭に**マイスナー触覚小体** Meissner's corpuscle，真皮内に**パチニ小体** Pacinian corpuscle がある．

4) 伸展受容器 stretch receptor（深部受容器）

筋，腱，関節からの深部知覚は，それぞれ**筋紡錘** muscle spindle，**ゴルジ腱器官** Golgi tendon organ，**関節受容器** joint receptor などが検出する．膝蓋靭帯をハンマーでたたいて起こる**膝蓋腱反射** patellar tendon reflex（⇒第Ⅰ部1章7-②-D）

は，筋紡錘がとらえた伸展刺激により起こる．

C 一次感覚ニューロン

　皮膚や粘膜からの体性感覚情報を伝える最初のニューロンを**一次感覚ニューロン** primary sensory neuron（図1B）とよび，その細胞体は**後根神経節** dorsal root ganglion（**脊髄神経節** spinal ganglion）（⇒第Ⅰ部1章7図9）や**三叉神経節** trigeminal ganglion（⇒同章4図3）に集まっている．ここから短い1本の軸索を伸ばし，間もなく受容器に向かう末梢枝と，脳や脊髄に向かう中枢枝とに二分する．このような形態のニューロンを**偽単極性ニューロン**とよび，体性感覚系の一次ニューロンに共通する形態である．

　一次感覚ニューロンの軸索を**一次求心性線維** primary afferent とよぶ．細胞体の大きさはおおむね軸索の太さに比例し，軸索の太さは伝導速度とそれが運ぶ感覚のモダリティーと関連している．

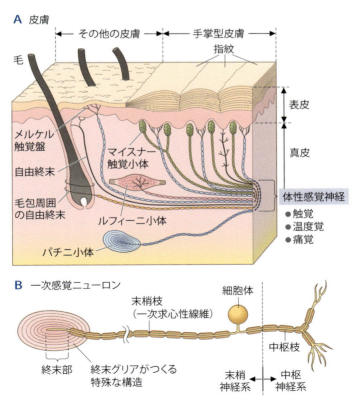

図1　皮膚の構成と一次感覚ニューロン
（文献1を参考に作成）

1）太い有髄神経線維（Aα/Aβ線維）

直径10〜20μmの有髄線維で，伝導速度は30〜120m/秒と速い．**識別性のある触圧覚**と**深部知覚情報**を運ぶ．

2）細い有髄神経線維（Aδ線維）

直径1〜4μm，伝導速度4〜30m/秒．**温痛覚**と**粗大な触圧覚情報**を運ぶ．

3）無髄神経線維（C線維）

直径0.1〜1μm，伝導速度0.5〜2m/秒．**温痛覚**と**粗大な触圧覚情報**を運ぶ．

D 体性感覚の神経路

体性感覚のモダリティーと，情報源となる体部位（頭部，頭部以外の上半身と下半身）とで，上行する伝導路が異なる（図2）．このような伝導路と交叉部位の違いが，脊髄損傷における解離性知覚障害の原因となる（⇒第Ⅰ部1章7 p162 Close-up）．

1）内側毛帯系：触圧覚と意識にのぼる深部知覚の伝導路（⇒同章7 図8右）

体の触圧覚と意識にのぼる深部知覚は，Aα/Aβ線維を通って同側脊髄の**後索** posterior funiculus（上半身からの情報は**楔状束**，下半身は**薄束**）を上行する（後索路，脊髄延髄路）．延髄の**後索核** posterior column nuclei（**楔状束核**，**薄束核**）

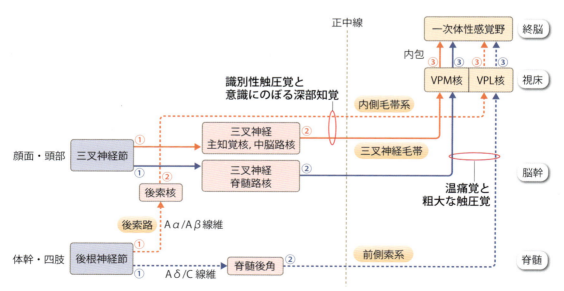

図2 体性感覚の神経路
丸数字は番号順に一次，二次，三次ニューロンを表す．──→：温痛覚と粗大な触圧覚，──→：識別性触圧覚と意識にのぼる深部知覚，実線：顔面・頭部の体性感覚路，破線：体幹・四肢の体性感覚路

で二次ニューロンにリレーする．その後，毛帯交叉で交叉して反対側の**内側毛帯** medial lemniscus を上行して，**視床VPL核**に投射する．ここで三次ニューロンにリレーして，内包を通って大脳皮質の**一次体性感覚野**に投射する．これを**内側毛帯系** medial lemniscal system という．

なお，意識にのぼらない深部知覚は後脊髄小脳路と楔状束小脳路を通って小脳に届けられる．

2）前側索系：温痛覚と粗大な触圧覚の伝導路（⇒ 同章7図8左）

体の温痛覚と粗大な触圧覚は，Aδ/C線維を経由して**脊髄後角** posterior horn で二次ニューロンにリレーする．ここから，対側脊髄の**前索**（前脊髄視床路，粗大な触圧覚）と**側索**（**外側脊髄視床路**，温痛覚）を通って上行し，**視床VPL核**で三次ニューロンにリレーする（脊髄視床路）．内包を通って大脳皮質の**一次体性感覚野**に投射する．この経路を**前側索系** anterolateral system または脊髄毛帯系とよぶ．

3）三叉神経毛帯：顔面の体性感覚の伝導路

顔面・頭部の体性感覚は，**三叉神経節**（⇒ 同章4図3）に一次感覚ニューロンをもつ．識別性のある触圧覚は**三叉神経主知覚核**で，咀嚼筋や外眼筋からの深部知覚は**三叉神経中脳路核**で，温痛覚などは**三叉神経脊髄路核**で二次ニューロンにリレーする．これらの二次線維は**三叉神経毛帯**となって**視床VPM核**に投射し，内包を通って大脳皮質一次体性感覚野に投射する．

E 一次体性感覚野

体性感覚路を上行する線維は，中心後回を占める**一次体性感覚野** primary somatosensory area（ブロードマン領野3, 1, 2野）（⇒ 第Ⅰ部1章1図11）に体部位局在性をもって投射する．このうち，中心後回の最も前方（中心溝に面する領域）にある3野が皮膚や筋紡錘からの情報を受け，真の一次体性感覚野である．中心後回の表面に露出する部分の1野では，例えば1本の指に限局された受容野をもち，中心後溝に面する2野は多指受容野をもつ．

一次体性感覚野が障害されると，対側の半身の体性感覚の鈍麻（二点識別能の低下，振動覚や位置覚の障害）が起こる．この**皮質性感覚障害**では，見ないで手にもった物体を同定することができない立体失認として現れる．立体認知には，一次体性感覚野に加え高次体性感覚皮質（⇒ 本項F）も重要である．

F 高次体性感覚皮質

上頭頂連合野はブロードマン領野の5野と7野（**上頭頂小葉**，**体性感覚連合野**）からなり，高次体性感覚皮質としてはたらいている．この領域は体性感覚だけでな

く視覚や聴覚の情報も受ける．これらの情報を統合して，**立体認知**や**自己周囲の空間の定位**（物体間の距離，遠近，左右，上下の判断）を行う．この障害により，反対側半分の体や空間に関する視覚，聴覚，触覚刺激を認識できなくなり，それでいて患者自身は半側を無視していることに気づかない（**半側空間無視**）．服の着方がわからなくなる**着衣失行**や，物体に触ってそれが何であるかを判断できない**立体認知不能**も生じる（⇒ 第Ⅰ部1章1-①-E-2）．

文献

1)「Principles of Neural Science」(Kandel ER, 他／著), Elsevier, 1991

第Ⅱ部　神経系の機能〜脳のしくみを知る
1章　感覚系

2 視覚系

視覚の情報伝達は，網膜の視細胞による**光・電位変換**に始まり，網膜内の情報処理機構を経て，視床外側膝状体を経由して一次視覚野へ向かう**視覚認知経路**と，外側膝状体を経由せずに上丘や視蓋前域に直接向かう**視覚反射経路**に分かれる．

A 網膜

他の感覚器とは異なり，**網膜** retina とこれに続く**視神経** optic nerve は発生学的に間脳の一部（眼胞，眼杯）が突出してできるため，網膜を構成する視細胞，ニューロン，グリアは中枢神経系由来の細胞である．

1）視細胞：杆状体細胞と錐状体細胞

網膜の外層に，**杆状体細胞**（杆体細胞）rod cell と**錐状体細胞**（錐体細胞）cone cell という，形態と機能の異なる2種類の**視細胞** photoreceptor cell が密に整然と配列する．前者は1種類で，光に対する感度が高く**明暗**（**薄明視**）の知覚にかかわるが，中心視野が結像する**中心窩** fovea の中央部には全く存在しない．後者は，光の三原色（赤，緑，青）に対応する3種類があり，**色**（**昼間視**）の知覚にかかわり，中心窩の中央部に高密度に集まる．このため，中心視野は色覚に富むが，感度で劣る．

この分布と感度の違いは，夜空の暗い星を眺めるとよくわかる．見ようと視線を向けると（中心視野に結像させると）見えないのに，周囲の星に視線を移すと（中心視野の周辺に結像させると），それまで見えてなかった薄暗い星の存在に気づいたりする．

2）光受容体

視細胞は**光受容体** photoreceptor を発現する．これは細胞膜7回貫通型のGタンパク質共役型受容体 G-protein coupled receptor（GPCR）で，視細胞の**外節** outer segment で層状に積み重なった円板膜上に密集している（図2）．杆状体細胞の光受容体は，受容体タンパク質である**オプシン** opsin にビタミンAからつくられる11-シス-レチナールが結合したもので，**ロドプシン** rodopsin（杆体オプシン）とよばれる．

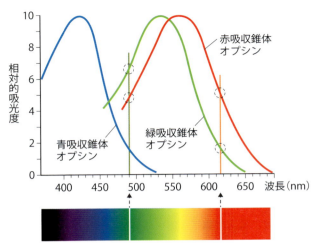

図1　錐体オプシンの吸収波長
（文献1を参考に作成）

　一方，錐状体細胞の光受容体は，最大吸収波長の異なる3つの**錐体オプシン** cone opsin に，やはり11-シス-レチナールが結合したものである．それぞれ，**赤吸収錐体オプシン**（最大吸収波長560 nm），**緑吸収錐体オプシン**（同530 nm），**青吸収錐体オプシン**（同425 nm）である（**図1**）．個々の錐状体細胞は，どれか1つの錐体オプシンのみ発現し，3種の錐状体細胞の出力比率（混合比）により色を識別する．

3）視細胞における光・電位変換

　明所で光受容体が活性化すると，視細胞は過分極してその終末部からのグルタミン酸放出が低下する．逆に，暗所で光受容体が不活性な状態になると，視細胞は脱分極してグルタミン酸を放出し続ける．その逆転のしくみとは何か？

　明所視では，**光子** photon がロドプシンにヒットしてそのエネルギーが吸収され

> **Close-up　赤緑色覚異常**
>
> 　赤と緑の錐体オプシン遺伝子はX染色体上に存在するため，赤緑（せきりょく）色覚異常は**伴性劣性遺伝様式**をとり，男性では20人に1人と多い．また，ヒト網膜では，青吸収錐体オプシンを発現する視細胞が最も少なく，視細胞の数％を占めるに過ぎない．
> 　一方，マウスを含むほとんどの哺乳類では，錐体オプシン遺伝子は2つしかなく，赤緑系の**Mオプシン**（中波長のM）と青系の**Sオプシン**（短波長のS）である．霊長類は最大吸収波長が接近した赤と緑を何とかして見分けようとして，赤緑系オプシン遺伝子がX染色体上で重複して分離し，それぞれに遺伝子変異が加わって赤と緑の錐体オプシン遺伝子となり，赤吸収錐体細胞と緑吸収錐体細胞の数まで増やしてカラフルな世界を手に入れたと解釈することができる．しかし，その分解能を低下させるわずかな遺伝子変異が，ヒトに赤緑色覚異常を発症させる．

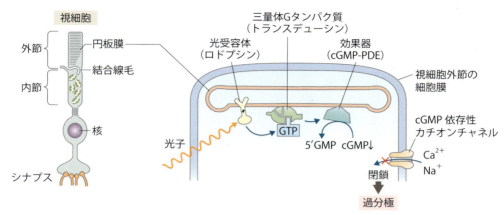

図2 光受容による膜電位の変化（明所視）
cGMP-PDE：cGMPホスホジエステラーゼ

ると，レチナールの光学異性化反応（11-シス型からオールトランス型への変換）が起こり，ロドプシンからレチナールが解離する．すると，三量体Gタンパク質である**トランスデューシン** transducin のα鎖にGTP・GDP交換反応によるGTP化が起こり，α鎖とβγ鎖が解離する．GTP化したトランスデューシンα鎖は，効果器酵素であるcGMP分解酵素（**cGMPホスホジエステラーゼ** cGMP phosphodiesterase）を活性化し，cGMP分解が亢進し，cGMPの細胞内濃度が減少する．これにより，**cGMP依存性カチオンチャネル** cGMP-dependent cation channel が不活性化して閉鎖し，細胞膜が過分極する（図2）．このようにして，明所視では視細胞終末からのグルタミン酸放出が低下する．暗所ではこれが逆に進み，大量のNa^+やCa^{2+}が流入して脱分極となる．このように，光受容による膜電位の変化のしくみは，GPCRの活性制御を介して起こる．

4）明順応と暗順応

暗所から明所へ出ると最初は何も見えないが，だんだんと見えるようになる．この「目が慣れる」という**明順応** light adaptation には，細胞内Ca^{2+}濃度調節が関与している．

明所視に伴うCa^{2+}流入の減少が，それまでCa^{2+}により抑制されていたcGMP合成酵素（**グアニル酸シクラーゼ** guanylate cyclase）を活性化する．これにより，cGMP合成が促進し，細胞内cGMP濃度が増加に転じる．その結果，明るい状態でもcGMP依存性カチオンチャネルが活性化しうる状態へと閾値のセッティングが変化し，この新たな閾値以下の光量であれば視細胞は脱分極し，それ以上なら過分極できるよう，反応曲線がシフトする（図3）．明所から暗所に移ると，これとは逆の**暗順応** dark adaptation が起こる．このようなCa^{2+}フィードバック機構による**順応**機能が，生体の網膜に大きなダイナミックレンジを与えている．

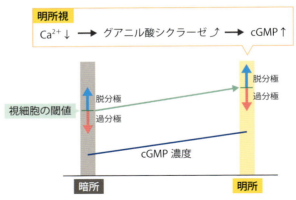

図3　Ca²⁺フィードバック機構による明順応

5) ON経路とOFF経路

　視細胞の活動状況を伝達する最初のニューロンが**双極細胞** bipolar cellで，その次のニューロンが**神経節細胞** ganglion cell（**視神経細胞**）である．いずれもグルタミン酸を伝達物質とするこの垂直方向の伝達系には，光刺激により神経節細胞から興奮性出力が促進する**ON経路**と，光刺激により興奮性出力が抑制される**OFF経路**とがある（図4）．

　視細胞は光刺激により過分極することを考えれば，OFF経路は光による視細胞の活動性低下をそのまま素直に伝達する経路である．反対に，ON経路は，光による視細胞の活動性低下を，もう一度神経活動亢進へと逆転させる何らかの仕掛けが必要な経路といえる．この特殊な仕掛けをつくる細胞がON双極細胞であり，そのニューロンに選択的に発現する**代謝型グルタミン酸受容体mGluR6**である．この2つの相反する経路をもつことで，**コントラストの強調**や**色の対比**などの情報処理が網膜内で行われる．

i) OFF双極細胞とイオンチャネル型グルタミン酸受容体

　「素直な経路」をつくるOFF双極細胞のシナプス後部には，**AMPA型グルタミン酸受容体**が発現している．明所視では視細胞からのグルタミン酸放出が低下し，これを受けるOFF双極細胞の活性化も低下し，その結果OFF神経節細胞への出力も低下する．

ii) ON双極細胞と代謝型グルタミン酸受容体mGluR6

　「逆転の経路」をつくるON双極細胞はmGluR6を発現し，その活性化は視細胞による光受容過程と同様の過程が起こる．すなわち，明所視において視細胞からのグルタミン酸放出が低下すると，mGluR6の活性化も低下する．すると，cGMP分解酵素の不活性化→cGMP濃度増加→cGMP依存性カチオンチャネルの活性化→双極細胞の脱分極が起こる．このような反転過程が2回くり返すことで，明所視でON神経節細胞の活動は亢進する．暗所視ならこれが逆反応となり，ON神経節細胞の活動は低下する．

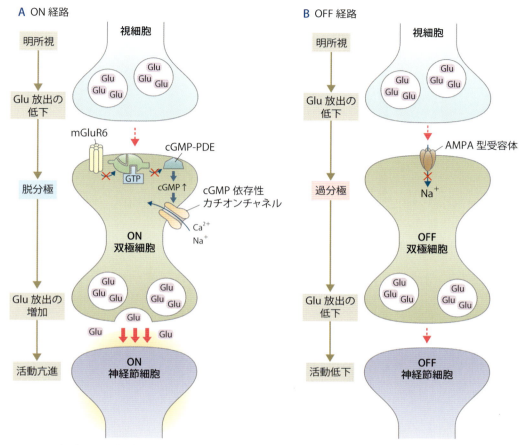

図4　ON経路とOFF経路
Glu：グルタミン酸，cGMP-PDE：cGMPホスホジエステラーゼ

6）神経節細胞

　神経節細胞の軸索は，眼球後部にある視神経乳頭に集まり，ここで視神経となって間脳に向かう．神経節細胞をON型/OFF型に分けるが，それは連結する双極細胞タイプの違いを反映しているにすぎない．

　神経節細胞には，80％を占める小型のミジェット細胞 Midget cell（**M型神経節細胞**）と，20％を占める大型のパラソル細胞 Parasol cell（**P型神経節細胞**）があり，前者は外側膝状体の大細胞層へ，後者は小細胞層へ投射する（⇒本項B）．

B　視覚認知の神経路

　網膜の**神経節細胞** ganglion cell の軸索である視神経線維は，**視交叉**（視神経交叉）における半交叉を経て視床**外側膝状体**へ投射する（図5A）．眼球後部から視交

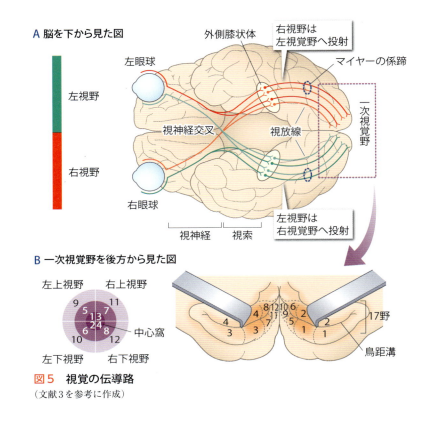

図5　視覚の伝導路
（文献3を参考に作成）

叉までの間の視覚路を**視神経** optic nerve とよび，交叉してから外側膝状体に至るまでの視覚路を**視索** optic tract という．外側膝状体からの投射は，**視放線**を経由して後頭葉の**一次視覚野**（17野）に伝えられ，以後，視覚認知のための情報処理が行われる．

1）視交叉 optic chiasma

視交叉において，鼻側網膜からの視神経線維は交叉し，耳側網膜からのものは交叉しない．この**半交叉**の結果，両眼とも左視野は右側の一次視覚野へ，右視野は左側の一次視覚野へと，左右が逆転して投影される．

この視野の対側投射は生物に普遍的なシステムで，これを実現するため視神経線維の交叉率は生物種により 50～100％ の間で変化する．つまり，ヒトのように両眼が前方に位置して両眼視領域が広いと交叉率は 50％ に近似し，カエルのように眼球が側方に位置して両眼視領域が少ない動物ほど交叉率は 100％ に近似する．

2）外側膝状体 lateral geniculate body

半交叉の結果，外側膝状体（LGB）には左右の眼球からの視覚情報が届くようになるが，混じり合うことはない．ヒトやサルの外側膝状体は6層の細胞層から構成され（図6），2, 3, 5層は同側網膜から，1, 4, 6層は対側網膜からの投射を受ける．

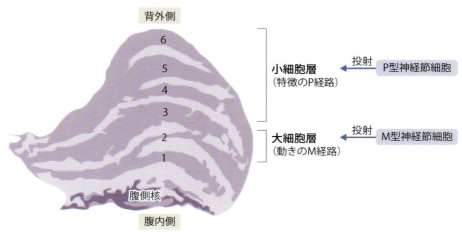

図6　外側膝状体（ヒト）

　また，1，2層は**大細胞層** magnocellular layer で，**M型神経節細胞**の投射を受け，一次視覚野のⅣCα層に投射して（図7 参照），**動きの検出**にかかわる（動き motion のM経路と覚える）．3〜6層は**小細胞層** parvocellular layer で，**P型神経節細胞**の投射を受け，一次視覚野のⅣCβ層に投射して，**色や形などの特徴の識別**に関与している（特徴 particular のP経路）．両眼視のとき，視野内の特定の物体の視覚情報を受けるニューロンは互いに隣接し，6層の上に1線になって配列する．

3） 視放線 optic radiation

　視放線とは，ヒト成体脳で大きさ5 mmの外側膝状体から長さ5 cmの一次視覚野へ向かう投射経路が，途中，後頭葉と側頭葉の側脳室周囲を通過する際に扇型に広がるため，この名称がついた（図5A）．このうち，側頭葉内の側脳室下角をぐるっと大きく迂回する視放線がある．この部分を**マイヤーの係蹄** Meyer's loop とよび，反対側視野の上半分（同側網膜の下半分）からの視覚情報を，鳥距溝の下の17野へ運ぶ．側頭葉の腫瘍や血管障害などによりこの係蹄が障害されると，障害が起こった反対側の視野上1/4に特徴的な視野欠損が起こる．

4） 一次視覚野 primary visual area（V1）

　一次視覚野となる17野は，後頭葉内側面の**鳥距溝** calcarine sulcus を挟む領野で，その第Ⅳ層に有髄線維（ジェンナリ Gennari 線条あるいはヴィック・ダジール Vicq d'Azyr 線条）が観察できるため**有線領** striate area ともよばれる．

　視覚野の第Ⅳ層は，有髄線維が走行するⅣB層と，その上下のⅣA層とⅣC層（C層はさらにCα，Cβ）とに分けられる（図7）．この有髄線維は，視覚野における水平方向の連絡をとっている．次のような網膜部位局在性をもって投射する（図5B）．

- 視野の左側は右の一次視覚野へ，右側は左の一次視覚野へ．

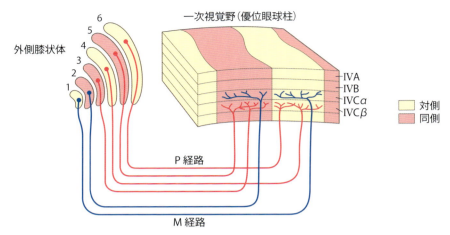

図7 一次視覚野の第Ⅳ層と外側膝状体からの投射
（文献2を参考に作成）

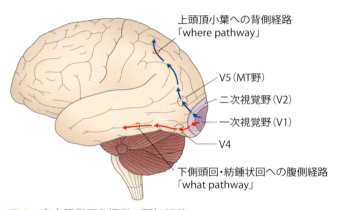

図8 高次視覚野と視覚の認知経路

- 視野の上半分は鳥距溝の下へ，下半分は鳥距溝の上へ．
- 中心視野は鳥距溝の後方（脳の後頭極）へ，周辺視野は鳥距溝の前方へ．
- 中心視野ほど一次視覚野で広い領域に投射し，周辺視野ほどその投射領域が狭くなる．
- 同側もしくは反対側網膜からの視覚入力は，一次視覚野に隣り合う**優位眼球柱** ocular dominance column を形成する（**図7**）．

5）高次視覚野

　一次視覚野で処理された視覚情報は，さらに18野，19野の**高次視覚野**（V2～V5）で視覚情報の特徴抽出が行われる（**図8**）．

　M型神経節細胞→外側膝状体の大細胞層に由来する情報は，V5に至る．V5は中側頭回を意味する**MT野** middle temporal visual area に相当する．さらに，ここか

ら頭頂葉後部（上頭頂小葉）への背側経路は，見ているものがどこにあるかの対象物の空間定位，すなわち「**動きを認知する経路 where pathway**」となる．

P型神経節細胞→外側膝状体の小細胞層に由来する情報はV4に至る．さらに，ここから下側頭回とその内側の紡錘状回への腹側経路は，見ているものは何かの対象物の認知，すなわち「**色や形や顔を認知する経路 what pathway**」となる．

C 視覚反射の神経路

一部の視神経線維は外側膝状体を素通りして，中脳の**上丘** superior colliculus やその手前の**視蓋前域** pretectal area（⇒第1部1章3-①-AB）へも投射し，高等動物では主に**衝動性眼球運動** rapid eye movement，**対光反射** light reflex，**輻輳・調節反射** convergence-accomodation reflex など，**視覚反射**の求心路となる（図9）．視蓋前域や上丘に向かう視神経線維は，**上丘腕** brachium of superior colliculus を

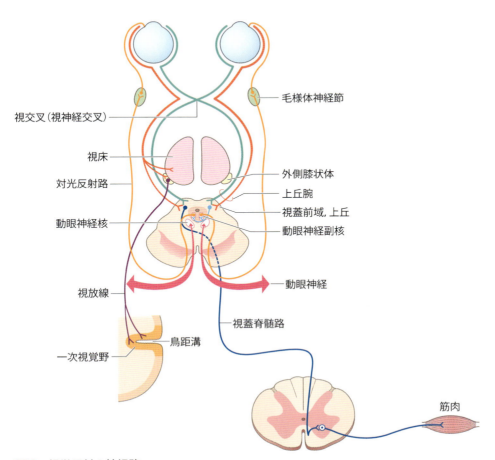

図9 視覚反射の神経路

形成する．

　上丘は層構造をとり，視覚情報は浅層に網膜部位局在性を保って投射する．上丘の深層へは，体性感覚や聴覚などの感覚情報が，やはり外界の空間地図に従って投射している．上丘は異なる感覚を統合して，周囲で生じた聴覚刺激や体性感覚刺激に向かって目と頭を向ける反射に関与している．

　視神経線維は日内リズムの振動体である視床下部の**視交叉上核** suprachiasmatic nucleus にも投射し，**日内リズムの光同調**に関与する（⇒第1部1章2-③-B-2）．

文献

1) 「ニューロンから脳へ」（Nicholls JG, 他／著　金子章道, 他／訳），廣川書店，1998
2) 「Principles of Neural Science」（Kandel ER, 他／著），Elsevier, 1991
3) 「Cranial Nerves」（Wilson-Pauwels L, 他／著），BC Decker, 2002
4) Hubel DH & Wiesel TN：Laminar and columnar distribution of geniculo-cortical fibers in the macaque monkey. J Comp Neurol, 146：421-450, 1972

第Ⅱ部 神経系の機能〜脳のしくみを知る

1章 感覚系

3 聴覚系

音は空気や物体の振動現象であるため，聴覚は，物理的な振動を有毛細胞の感覚毛の変位へと導き，これを電気信号に変換する**機械受容機構** mechanosensory である．

A 蝸牛

1) コルチ器

蝸牛 cochlea（カタツムリの意味）は側頭骨の内部にできた空間（骨迷路）で，約3回転する渦巻き型をしている．この中に，やはり渦巻き型の膜迷路[※1]の**蝸牛管** cochlear duct が納まっている（図1A）．蝸牛管の底には**基底膜** basilar membrane（基底板 basilar lamina）があり，一部は特殊化して，**コルチ器** Corti's organ（**ラセン器** spiral organ）が形成されている．コルチ器は，渦巻きを引き延ばしたとすれば，総長3 cmにもなる長細い感音装置である．

蝸牛管の内部を**内リンパ** endolymph が満たし（図1B），その電解質組成は細胞内液のそれに近く$Na^+ \ll K^+$である．一方，側頭骨と蝸牛管の間の骨迷路[※1]を**外リンパ** perilymph が満たし，その電解質組成は細胞外液や血漿とほぼ同じで$Na^+ \gg K^+$である．

コルチ器には，1列の**内有毛細胞** inner hair cell と3列の**外有毛細胞** outer hair cell が整然と配列し，これらの感覚細胞の間隙を支持細胞が埋めてしっかりと固定している（図1C）．さらにその上を**蓋膜** tectorial membrane が覆い，基底膜，有毛細胞，蓋膜は一体となってはたらく**振動・電位変換装置**を構成する．

※1 膜迷路と骨迷路
膜迷路は，蝸牛管，球形嚢，卵形嚢，前半規管，後半規管，外側半規管に加え，蝸牛管と球形嚢を結ぶ結合管，球形嚢と卵形嚢をつなぐ連嚢管，内リンパの代謝にかかわる内リンパ管と内リンパ嚢からなる．骨迷路は，蝸牛，前庭，半規管からなる．

2) 内有毛細胞

周波数検出などの音受容にかかわるのは，数の少ない**内有毛細胞**のほうである．内有毛細胞1個当たり10本もの**蝸牛神経** cochlear nerve が分布する．また，1本の

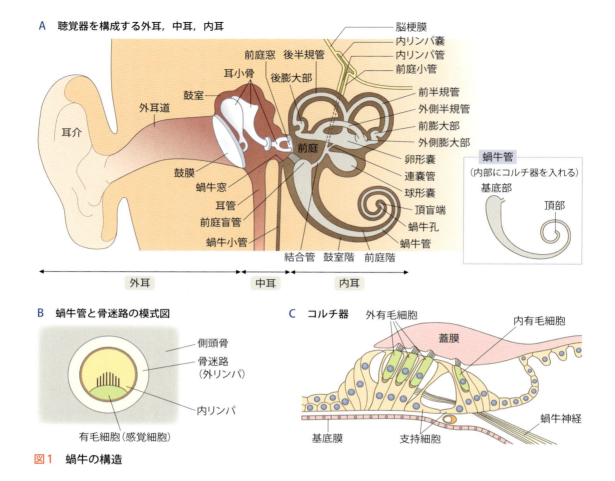

図1 蝸牛の構造

蝸牛神経は通常1個，せいぜい2, 3個の内有毛細胞としか結合せず，内有毛細胞の高い感音分解能を反映している．内有毛細胞の感覚毛（聴毛）は蓋膜とは接触せず，蓋膜下の内リンパの動きによって感覚毛が変位する．

3）外有毛細胞

一方，**外有毛細胞**の感覚毛は蓋膜にしっかりと付着し，振動により基底膜に載る有毛細胞と蓋膜との間にずり運動が生じて感覚毛が変位する．外有毛細胞にはごく少数の蝸牛神経線維しか分布せず，1本の蝸牛神経線維は多数の外有毛細胞に分布する．

この細胞は橋の上オリーブ複合体（⇒第Ⅰ部1章4-①-Ⅰ）からのコリン作動性遠心性投射を受け，これにより外有毛細胞の背丈は収縮する．この伸縮運動にはプレスチンとよばれるモーター分子がかかわり，これにより，内有毛細胞の聴毛の変位度が変わり，蝸牛の感度や基底膜の振動特性が変化する．

4）コルチ器基底膜による周波数同調

外リンパの振動は，蝸牛管の始まり（基底部）から頂部へ伝わる**進行波** traveling

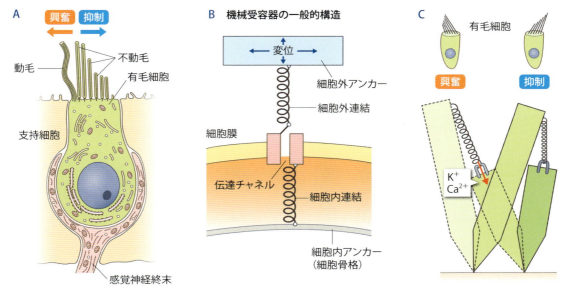

図2　有毛細胞による振動・電位変換
（A：文献1，B：文献2を参考に作成）

wave を発生させる．不思議なことに，基底膜の幅は，基底部では小さく，頂部に向かって漸増する．ちょうど，高音を担当するピアノの短い弦（右側）を基底部とし，低音を担当するピアノの長い弦（左側）を蝸牛管頂部とする方向で，弦がらせん階段状に並んでいる様子を思い浮かべるとよい．このため，20,000 Hz などの高周波音は'弦の短い'基底部の基底膜を最大に振動させ，周波数の減少に従ってより頂部の基底膜の最大振動へとシフトしていく．このように，各部位の基底膜が特定の周波数に応じることを**周波数同調** frequency tuning とよび，聴覚系全般に及ぶ**周波数局在性** tonotopy の基礎となる．

5）有毛細胞による振動・電位変換

　1個の有毛細胞の上部には，感覚毛（聴毛）ともよばれる**線毛** cilia が，長いものから短いものへと規則的に配列している．このうち最も長い1本の感覚毛が**動毛** kinocilium で，それ以外が**不動毛** stereocilia である（**図2A**）．感覚毛が動毛側に変位すると有毛細胞は興奮（脱分極）し，反対方向に変位すると抑制（過分極）する．
　この聴覚有毛細胞の機械受容機構について，どのような分子がかかわっているかはいまだ確定していない．しかし，機械受容の一般的しくみとして，**細胞内アンカー**（細胞骨格）と**細胞外アンカー**の両者に連結された**伝達チャネル**が，張力により開閉が制御されると想定されている（**図2B**）．この張力感受性イオンチャネルが開口して，内リンパに豊富なK^+とCa^{2+}の流入が生じ，有毛細胞の膜電位が脱分極して神経伝達物質（グルタミン酸）の放出が起こる（**図2C**）．

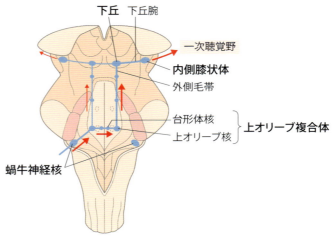

図3 聴覚の中継核

B 聴覚の神経路

延髄の**蝸牛神経核**，橋の**上オリーブ複合体**，中脳の**下丘**，視床の**内側膝状体**が主要な聴覚中継核で，それぞれの中継地において周波数局在性が再現されている（図3）．

1）蝸牛神経核 cochlear nucleus

蝸牛の芯（軸）にあたる部分に双極性のニューロンが集まり，**蝸牛神経節** cochlear ganglion を形成する（⇒第Ⅰ部1章4図7）．その末梢枝はコルチ器の有毛細胞に，中枢枝は**蝸牛神経** cochlear nerve となって脳幹の**蝸牛神経核** cochlear nucleus へ投射する（末梢枝，中枢枝⇒本章1-C）．蝸牛神経核は**前腹側核，後腹側核，背側核**の3つの亜核からなり，蝸牛神経は周波数局在性をもって同側性に投射する（図4）．

前腹側核は**水平方向の音源定位**にかかわり，**背側核から上丘への投射は垂直方向の音源定位**に関与する．後腹側核から**上オリーブ複合体**への上行性投射は外有毛細胞の下行性制御に関係し，**蝸牛の感度調節**にはたらく．

2）上オリーブ複合体 superior olivary complex

上オリーブ内側核 medial superior olivary nucleus（MSO），**上オリーブ外側核** lateral superior olivary nucleus（LSO），**台形体核** nucleus of trapezoid body を合わせて上オリーブ複合体とよび，両耳からの時間差（低周波音）と強度差（高周波音）を利用して**水平方向の音源定位**にかかわる（図5）．

両耳間の時間差 interaural time difference（ITD）の検出には，**上オリーブ内側核**が関与する．左右の**蝸牛神経前腹側核**からの入力は，内側核ニューロンの内側樹状突起と外側樹状突起に分かれて投射し，その時間差を検出する．

両耳間の強度差 interaural intensity difference（IID）の検出には，同側の蝸牛

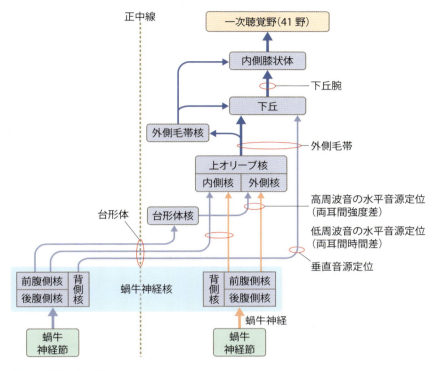

図4　聴覚の神経路
　→：対側投射，→：同側投射

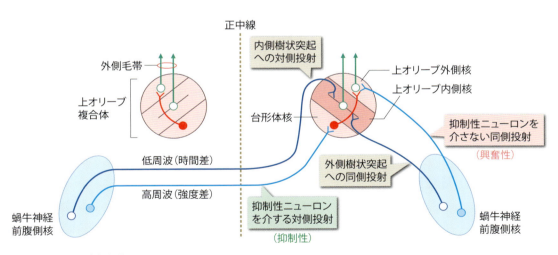

図5　上オリーブ複合体
（文献1を参考に作成）

　神経前腹側核からの興奮性投射と，**台形体核**のグリシン作動性の抑制性ニューロンを介する反対側前腹側核からの抑制性投射が**上オリーブ外側核**に収束して，興奮と抑制の強度差から音源を定位する．

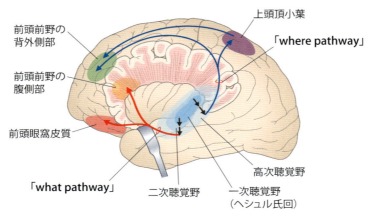

図6 聴覚野
(文献3を参考に作成)

この複合体の一部のニューロンは，コリン作動性の遠心性投射を蝸牛に対して行う．

3) 下丘 inferior colliculus

蝸牛神経核や上オリーブ複合体からの上行性投射は**外側毛帯** lateral lemniscus を形成して，すべて**下丘**に投射する（⇒第Ⅰ部1章3-①-C）．下丘は，**中心核**，**外側皮質**，**背側皮質**からなるが，機能的によくわかっているのは中心核である．ここのニューロンはタマネギ状の層状配列を示し，各層は**周波数局在性**を示す．ここには蝸牛神経背側核由来の垂直方向の音源定位情報が収斂し，垂直方向の音源定位が行われる．さらに，上オリーブ複合体由来の水平方向の音源定位情報とも統合され，聴覚性空間地図ができる．また，聴覚と他の感覚との統合も行われる．

4) 内側膝状体 medial geniculate body (MGB)

下丘からの上行性投射は**下丘腕** brachium of inferior colliculus となって，**内側膝状体** medial geniculate body に投射する（⇒第Ⅰ部1章2-①-A-5）．ここから，聴放線となって一次聴覚野に投射する．

5) 聴覚野

外側溝の奥で，側頭葉の上面にある**ヘシュル氏回** Heschl's gyrus（横側頭回：41, 42野）に一次聴覚野がある．同心円状に二次聴覚野と高次聴覚野が広がっている（図6）．

視覚（⇒本章2-B-5) w ）と同様に，**音による空間認知**である「**where pathway**」は，一次聴覚野→二次聴覚野→高次聴覚野と後方へ向かい，最終的に頭頂葉後部（上頭頂小葉）と前頭前野背外側部に至る．

一方，**言語の情報処理**にかかわる「**what pathway**」は，前方に向かって前頭眼窩皮質や前頭前野の腹側部に投射する．

文献

1)「Human Anatomy」(Martini FH, 他／著), Prentice Hall, 2000
2) O'Neil RG & Heller S：The mechanosensitive nature of TRPV channels. Pflugers Arch, 451：193-203, 2005
3)「マーティン 神経解剖学 テキストとアトラス」(ジョン・H・マーティン／著　野村 嶬, 金子武嗣／監訳　伊藤和夫, 他／訳), 西村書店, 2007

第Ⅱ部　神経系の機能〜脳のしくみを知る

1章　感覚系

4 平衡覚系

内耳は，聴覚に加え平衡覚を受容する．3つの半規管は**回転加速度**を，球形嚢と卵形嚢は**直線加速度**と**重力に対する頭部の傾き**を検知する．聴覚（⇒ 本章3）と同様に，有毛細胞を感覚細胞とし，物理的な感覚毛の変位を電気信号に変換する**機械受容機構**である．

A　前庭

骨迷路の**半規管** semicanalicular canal の内部には，回転加速度を検出する3つの膜迷路の**半規管** semicanalicular duct が存在する．また，骨迷路の**前庭** vestible の内部には，直線加速度と重力に対する頭部の傾きを検知する膜迷路の**球形嚢** saccule と**卵形嚢** utricle が存在する（⇒ 本章3 図1A）．この5つの膜迷路が互いに連結して内部に内リンパを入れ，聴覚の蝸牛管ともつながっている（膜迷路，骨迷路⇒ 本章3-A）．

1）半規管

3つの半規管（**前半規管**，**後半規管**，**外側半規管**）は互いに直交するC字形の半管で，それぞれの基部に**膨大部** ampulla という膨らみが1つずつあり，内部に感覚装置である**膨大部稜** ampullary crest を入れる（図1A）．半規管は**動的迷路**ともよばれ，頭の回転に見合う眼球の代償運動（**前庭動眼反射**⇒ 本項B-2）にかかわり，この機能が障害されると**眼振**が発生する．

膨大部稜には，長い感覚毛を有する有毛細胞が集まり，その感覚毛をゼラチン様の**小帽** cupula が覆っている．頭部の回転に際して，内リンパはその慣性により頭部の動きと反対の方向にシフトし，小帽が倒れて有毛細胞の膜電位が変化する．重要なポイントは，右方向への頭部の回転は，右側にある3つの半規管を興奮させ，左側のそれを抑制すること．また一側のある半規管の興奮（活動の増加）は対側の同名半規管の抑制（活動の減少）を伴うことである．そして，回転の方向性は，3つの半規管の活動性の比率としてコードされることである．

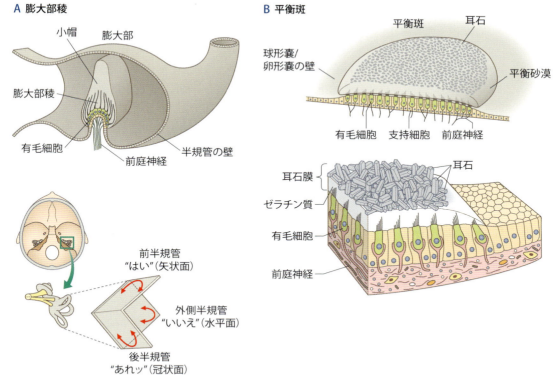

図1 膨大部稜と平衡斑
(文献1, 2を参考に作成)

2) 球形嚢と卵形嚢

球形嚢と卵形嚢は連嚢管で結ばれる (⇒ 本章3図1A). それぞれが1つずつ**平衡斑** macula (図1B) をもち, **球形嚢斑**と**卵形嚢斑**とよばれる. 2つの平衡斑も互いに直交する位置関係にあり, 球形嚢斑が矢状面に垂直に立ち, 卵形嚢斑は水平位をとる. 平衡斑は**静的迷路**ともよばれ, **体の位置感覚**にかかわる.

平衡斑には, **耳石膜** otolithic membrane とよばれる炭酸カルシウム結晶からできた**耳石** otolith を含むゼラチン質の細胞外基質があり, これが有毛細胞の感覚毛を覆っている. 耳石膜は耳石の存在により内リンパの比重より重くなるため, 重力や直線加速度が加わると変位し, 覆われた感覚毛も変位して, 有毛細胞の膜電位が変化する.

卵形嚢は水平位にあるため, 立位時に頭部の傾きや揺れの検出の主体となり, 垂直位にある球形嚢は臥位時の検出の主体となる. この2つの平衡斑の活動パターンから, 重力や直線加速度に対する頭部の三次元的位置情報を得ている. 無重力環境での**宇宙酔い** space sickness は, 平衡斑からの情報が失われて前庭系と視覚系の不一致により起こると考えられている.

3）前庭器官の有毛細胞

前庭器官の有毛細胞も，コルチ器と同様，動毛に近いほうから遠いほうに向かって不動毛の長さが短くなる（⇒ 本章3 図2A）．やはり，長い毛の方向（動毛側）に傾くと興奮し，短い毛の方向に傾くと抑制となる．前庭神経は，感覚毛が中立位にあっても高い活動性を有しており，この興奮と抑制は，活動の増加と減少となって表現される．

平衡斑を横切る storiola という境界線に向かって，卵形嚢斑では長い毛が向き（動毛側に変位），球形嚢斑では反対に短い毛が向く．このため，1つの平衡斑において，storiola を挟んで有毛細胞の興奮と抑制が同時に起こる．

B 平衡覚の神経路

1）前庭神経核

前庭器官の近傍に**前庭神経節** vestibular ganglion があり，この双極性ニューロンの末梢枝は膨大部稜と平衡斑に向かい，中枢枝は**前庭神経** vestibular nerve となって脳幹の**前庭神経核** vestibular nucleus に投射する（⇒ 第Ⅰ部1章4 図6）．上核，内側核，外側核，下核からなる．前庭神経核から，眼球運動系の脳幹眼球運動神経核，大脳皮質，小脳，脊髄へと投射する（図2）．

2）眼球運動神経核への投射：前庭動眼反射

前庭神経核から眼球運動神経核への投射は，例えば，頭を右方向に回旋しながら

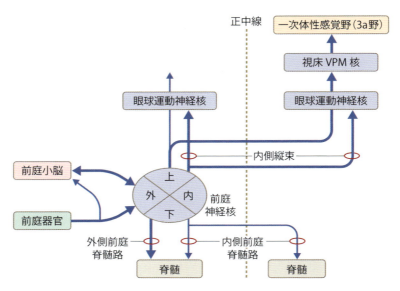

図2　平衡覚の神経路

鏡に写った自分の顔を注視し続ける場合，その角度分だけ眼球を左方向に回転することに関与する．このような**前庭動眼反射** vestibuloocular reflex（VOR）は，頭部の動きを前庭器官で検出し，前庭神経核はその情報を中脳と橋にある眼球運動神経核（動眼神経核，滑車神経核，外転神経核）に投射して，頭部の動きを補償するような眼球運動反射で，**注視機能**に重要である．前庭神経核から眼球運動神経核へ投射する軸索は**内側縦束** medial longitudinal fasciculus を通る（⇒第Ⅰ部1章3-③-1），同章4-②-1)）．この神経路は系統発生学的にも古く，個体発生的にも髄鞘化が最も速く起こることが知られている．

3）脊髄への投射：前庭脊髄反射

身体のバランスが崩れて頭部が傾くと，反射的に四肢を動かしたり体幹を屈曲したりしてバランスを回復させる**前庭脊髄反射** vestibulospinal reflex が起こる．特に，**前庭神経外側核**は，すべての脊髄レベルへ投射して，四肢と体幹の筋を制御している（**外側前庭脊髄路**）．また，**前庭神経内側核**と**下核**から頸髄への投射は，体が傾斜したときに頭を反対側に立てなおして視線をまっすぐ前に保つような**頭立ち直り反射** head-righting reflex にかかわる（**内側前庭脊髄路**）（⇒第Ⅰ部1章4-①-H，同章7-②-B-2-ⅲ））．

4）前庭小脳への投射：眼球と頸部の協調運動と学習

小脳最尾側の片葉小節葉は，前庭神経および前庭神経核から入力を受け，**前庭小脳** vestibulocerebellum ともよばれる（⇒第Ⅰ部1章6-②-A）．前庭小脳から前庭神経核の上核と内側核・下核へ投射し，これらの亜核は内側縦束や内側前庭脊髄路を介して，眼球運動神経核や脊髄に投射する．この小脳への投射を介して網膜中心視野における追視対象のズレが補正されるように眼球と頸部の運動が協調的に制御され，その補正機能も経験や訓練により向上（学習）する．

5）大脳皮質への上行路：身体と視覚情報の定位

前庭神経核は，体性感覚の中継核でもある視床**VPM核**を経由して，大脳皮質に上行性投射を行い，平衡覚情報を伝える．その投射先は，一次体性感覚野の一部である**3a野**で，頭部の位置と頸部の運動制御にかかわる．また，頭頂葉後部と島皮質にも投射し，姿勢を制御するために必要な，空間における身体定位の知覚に関与する．

文献
1)「入門組織学」（牛木辰男／著），南江堂，1989
2)「Human Anatomy」（Martini FH, 他／著），Prentice Hall，2000

第Ⅱ部 神経系の機能～脳のしくみを知る

1章 感覚系

5 嗅覚系

　嗅覚系は，におい分子を検出する**化学受容機構**である．におい分子は40万種もあるといわれているが，鼻腔の嗅上皮には，におい分子に対する**におい受容体** odorant receptor を発現する感覚受容細胞（嗅細胞）が集まり，その軸索である嗅神経を嗅球へ投射する．鼻がつまったり，わざと鼻をつまんで食事をすると，におい分子が嗅上皮に到達できず，何を食べているのかすらわからなくなる．また，嗅覚や味覚の機能が低下すると，動物の本能である食欲も減退する．

A 嗅上皮

　嗅上皮 olfactory epithelium（**嗅粘膜**）は鼻腔の天井部にある（図1A）．ここには，感覚細胞であり神経細胞でもある**嗅細胞**，**支持細胞**，それらの幹細胞である**基底細胞**がある（図1B）．嗅細胞の先端には嗅小胞という膨らみがあり，そこから多数の嗅線毛が出る．におい受容体は，この線毛に発現している．

1) 嗅細胞

　におい受容体は，マウス，ラットで約1,000種類，ヒトで350種類もある大きなGタンパク質共役型受容体（GPCR）の遺伝子ファミリーである．一方，下流の伝達系は共通で，Golfとよばれる三量体Gタンパク質がアデニル酸シクラーゼの活性化を介してカチオンチャネルを活性化し，活動電位を発生させる（図2）．におい分子と受容体の関係は「多対多」で，受容体により反応するにおい分子のレパートリーと反応性がシフトする．

2)「1嗅細胞-1受容体」ルール

　数百～千種類のにおい受容体遺伝子のなかから，特定の嗅細胞は1つの遺伝子のみを発現する．つまり，においの識別の最初のステップは，どのにおい受容体を発現する嗅細胞が活動電位を発生するか，という細胞単位のメカニズムである．

3) 同じ受容体を発現する嗅細胞軸索は同じ糸球体に収束

　マウスでは，1,000個のにおい受容体に対して，約2,000個の**糸球体** glomerulus が

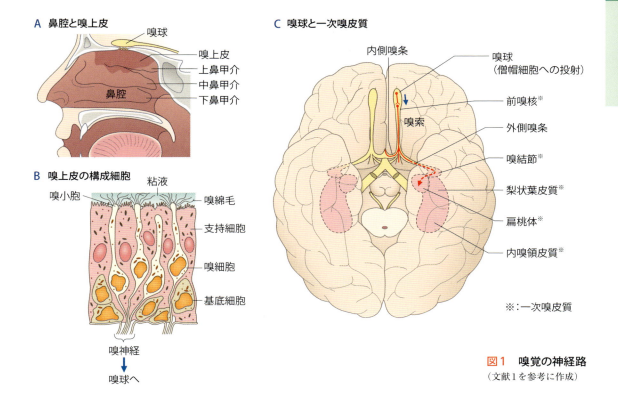

図1 嗅覚の神経路
(文献1を参考に作成)

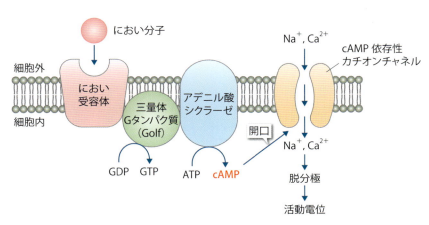

図2 においの伝達系

嗅球 olfactory bulb の表面に分布している．1つの糸球体には同じにおい受容体を発現する嗅神経のみが収束し，20〜50個の僧帽細胞や房飾細胞の樹状突起とシナプスをつくる巨大なシナプス複合体である．したがって，同じ受容体からのにおい情報は平均2個の糸球体で処理され，ここでにおい情報のコーディングは2,000個の糸球体からなる二次元的な活動パターンに変換される．これが40万種ものにおい分子を嗅ぎ分けるしくみと考えられる．

B 嗅覚の神経路

嗅細胞の軸索である嗅神経は，嗅球の糸球体でシナプスをつくる．二次ニューロンとなる僧帽細胞と房飾細胞からの投射は嗅索を通り，視床を経由せずに一次嗅皮質へ投射する（図1C）．

1) 嗅球

感覚細胞でもあると同時に神経細胞でもある**嗅細胞**（図1B）は，30日ごとに誕生と細胞死をくり返し，そのたびごとに**嗅神経** olfactory nerve は嗅球の特定の**糸球体**へと正確に投射する．

糸球体では，二次投射ニューロンである**僧帽細胞** mitral cell と**房飾細胞** tufted cell，抑制性介在ニューロンである**糸球体周囲細胞** periglomerular cell とシナプスをつくる（図3A）．もう一つの抑制性介在ニューロンである**顆粒細胞** granule cell は，僧帽細胞から興奮性入力を受け，僧帽細胞へ抑制性出力を行う樹状突起・樹状突起間の相反性シナプスを形成する（図3B）．糸球体周囲細胞と顆粒細胞のどちらの嗅球介在ニューロンも，近隣の僧帽細胞や房飾細胞を抑制（**側方抑制** lateral inhibition）することで，コントラストを強めてにおいの識別能を向上させている．

2) 一次嗅皮質

二次投射ニューロンは，**前嗅核** anterior olfactory nucleus や**外側嗅条** lateral olfactory stria を通って**嗅結節** olfactory tubercle，**扁桃体** amygdala，**梨状葉皮質** piriform cortex，**内嗅領皮質** entorhinal cortex へ投射する．これらの領域を**一次嗅皮質**と総称する．これらの嗅皮質は，新皮質のような6層構造をとらず（⇒第Ⅰ部

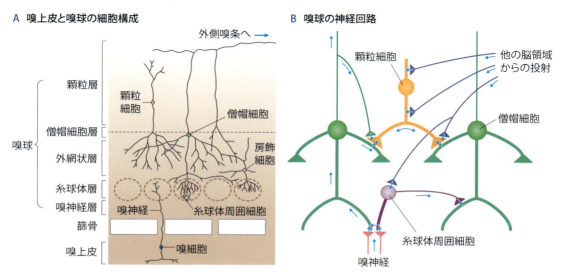

図3 嗅球のニューロン
（文献2を参考に作成）

1章1-①-C），**不等皮質** allocortex とよばれる．
- **前嗅核**：このニューロンは，軸索を同側および反対側の嗅球へ送り返す．
- **嗅結節**：この部位は情動に関する脳領域と関係が深く，においによる行動制御に関連している（⇒ 同章1-⑤-C）．
- **扁桃体**：扁桃体の**皮質内側核** corticomedial nuclei の一部に投射して，嗅覚情報に基づく摂食行動や生殖行動に関与する（⇒ 同章1-③-C）．
- **梨状葉皮質**：嗅覚の認知にかかわる（⇒ 同章1-①-D-2）．
- **内嗅領皮質**：海馬の近傍にあり（⇒ 同章1 図16），長期記憶の固定化に関連している．においによる記憶の想起に関係していると考えられている．

文献
1)「Cranial Nerves」（Wilson-Pauwels L, 他／著），BC Decker，2002
2)「Principles of Neural Science」（Kandel ER, 他／著），Elsevier，1991

第Ⅱ部 神経系の機能〜脳のしくみを知る
1章 感覚系

6 味覚系

塩味，酸味，苦味，甘味，うま味，辛味など，すべての味覚は味覚物質を検出する**化学受容機構**である．それぞれの受容分子機構が明らかになってきている．

A 味蕾

1）味細胞

味蕾 taste bud は舌の有郭乳頭や葉状乳頭，茸状乳頭などの乳頭に存在する味覚受容器で（図1），嗅上皮（⇒本章5-A）と同様に，**味細胞** gustatory cell，**支持細胞** supporting cell，**基底細胞** basal cell から構成される．味細胞は約10日で細胞がターンオーバーする．味覚神経が切断されると味蕾は消失し，味覚神経の再生により舌の重層扁平上皮から味蕾が再生する．

2）味覚受容体

刺激の受容と変換のしかたは味覚の種類により異なる．しかし，イオンチャネルの直接的活性化であっても，Gタンパク質共役型受容体（GPCR）を介するセカンドメッセンジャーの産生調節であっても，味覚物質による味覚受容体の刺激は，最終的に味細胞の**Ca^{2+}濃度上昇**を引き起こし，神経伝達物質の放出が起こる．
以下に各味覚の味覚受容体をあげる．

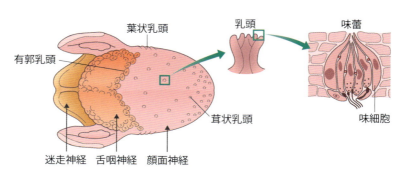

図1 味蕾と舌を支配する味覚神経

①甘味：GPCR（T1R2/T1R3）
②うま味：GPCR（T1R1/T1R3）
③苦味：GPCR（T2R）
④塩味：アミロライド感受性Na^+チャネル
⑤酸味：候補は複数あるが，確定はしていない．
⑥辛味：transient receptor potential（TRP）チャネル（カプサイシン受容体TRPV1）

B 味覚の神経路

味覚は**顔面神経**，**舌咽神経**，**迷走神経**の味覚神経を通って延髄の孤束核に投射する（図2）．どこにある味蕾であってもすべての味覚に対して感受性があり，その情報はいずれかの味覚神経を介して延髄に届けられる．したがって，舌にマップされた味覚の地図（甘味と塩味は舌の前部，酸味は外側部，苦味は後部）は誤りである．

1）味覚神経

顔面神経に由来する**鼓索神経** chorda tympani は舌前2/3（舌体）の味細胞へ（⇒ 第1部1章4-①-G），**舌咽神経**は舌後ろ1/3（舌根）の味細胞へ（⇒ 同章5-①-L），**迷走神経**は喉頭蓋の味細胞へ分布する（⇒ 同章5-①-K）．これらの一次味覚ニューロンの細胞体は，神経節（顔面神経の**膝神経節**，舌咽神経と迷走神経の**下神経節**）にある．

2）孤束核

味覚神経は，延髄背側部で**孤束** solitary tract となり，孤束周囲の**孤束核** solitary nucleus の外側部（吻側部）でシナプスをつくる（⇒ 同章5-①-E）．

3）結合腕傍核

孤束核からの上行性投射は，橋の結合腕傍核に向かう．味覚刺激に対する結合腕傍核の応答性は，空腹・満腹，血糖レベル，インスリン・グルカゴンレベル，胃の伸展度などの末梢状況や，摂食を調節する神経ペプチド性ニューロン活動に応じて変化する．このため，結合腕傍核は単なる情報の中継にとどまらず，味覚と内臓機能の統合や関連づけにも関与し，エネルギーバランスや感覚情報による摂食の動機づけなども制御すると考えられている（⇒ 同章4-①-D）．

4）視床VPM核

孤束核や結合腕傍核からの上行性投射は，**中心被蓋路** central tegmental tract を上行して視床VPM核に投射する（⇒ 同章2-①-A-4）．

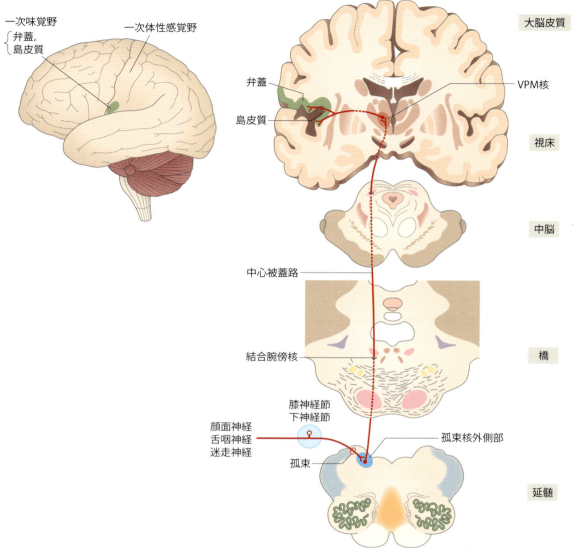

図2 味覚の神経路
（文献1を参考に作成）

5) 一次味覚野（43野）：島皮質と弁蓋

　　　　視床VPMニューロンは，一次味覚野（43野）である**島皮質** insular cortex と**弁蓋** operculum に投射し，味覚の認知を行う．

文献
1)「マーティン 神経解剖学 テキストとアトラス」（ジョン・H・マーティン/著　野村嶬, 金子武嗣/監訳　伊藤和夫, 他/訳）, 西村書店, 2007

第Ⅱ部 神経系の機能〜脳のしくみを知る
2章 運動系

1 高次運動関連領野

一次運動野より前方の前頭葉に，随意運動の開始・計画・作業・手順の決定にかかわる**高次運動関連領野**があり，運動野前皮質ともよばれる．高次運動関連領野は，前頭前野，帯状皮質運動野，前補足運動野，補足運動野，運動前野からなる（⇒第Ⅱ部概論 図2）．また，補足運動野，前補足運動野，帯状皮質運動野は**高次運動野**ともよばれ，**前頭前野**はさらに上位から運動制御にかかわる．

A 前頭前野

前頭前野については，第Ⅰ部1章1-①-E-1) を参照．

B 運動前野

運動前野 premotor area は6野の大脳半球外側部に相当する（⇒第Ⅰ部1章1図11）．頭頂連合野（5, 7野）から視覚・体性感覚の情報を，側頭連合野から視覚・聴覚の情報を，前頭連合野から運動企図に関する情報を受ける．運動前野を電気刺激すると，**体の広い領域の共同運動**が起こる．

運動前野のはたらきは，**感覚情報に誘導されつつ適切な一連の運動を準備すること**と考えられる．例えば，見ている物体に手を伸ばしたり，見えない物体を触って同定するような運動である．一次運動野の障害とは異なり，運動前野の障害では手足の麻痺は起こらないが，習熟した動作をうまく行えなくなる．

C 補足運動野

補足運動野 supplementary motor area は，6野のうち大脳半球内側部の後方部に相当する（⇒第Ⅰ部1章1図11）．一次運動野に対して，補足的なはたらきを担うことからこの名が付いた．二次運動野ともよばれる．自発的に運動を行おうとするとき，その**準備段階で活性化**し，運動記憶にすでに組み込まれている**一連の運動**

を計画し，一次運動野を制御する．運動前野が外的な合図（感覚情報）に対して応答するのに対して，補足運動野は内的な合図（行おうと思うこと）に応答する．

　補足運動野が障害されると，運動の順序立てや両手の協調的な運動ができなくなる．患者は意識状態や知的水準は健常であり，手足や言語が意のままに動かないことを自覚しているため，自ら進んで手足を動かしたり，言葉をしゃべったりしなくなる．

D 前補足運動野

　前補足運動野 presupplementary motor area は，6野のうち大脳半球内側部の前方部に相当する．無意識のうちに自動的に行うルーチン化した行動を意識的に切り替えたり，複数の動作の時間的順序の組み立てをコントロールしたりしている．

E 帯状皮質運動野

　帯状皮質運動野 cingulate motor area は前頭葉内側部の帯状溝に沿って存在する運動野である．一次運動野や脊髄に直接投射し，この領域を電気刺激すると運動が誘発され，広義の運動前野の1つとみなされる．また，帯状皮質運動野は，報酬の価値判断や内的欲求に基づく自発的な行動選択などの高次機能にも関与する．

第Ⅱ部 神経系の機能～脳のしくみを知る

2章 運動系

2 錐体路系

錐体路系 pyramidal system とは，一次運動野にある上位運動ニューロンの下行投射線維が延髄の錐体を通って脊髄の下位運動ニューロンに投射する**皮質脊髄路**に加え，錐体にたどりつく前に脳幹の運動性脳神経核の下位運動ニューロンに終枝する**皮質核路**（皮質延髄路）も含める（⇒第Ⅰ部1章7-②-B-1），第Ⅱ部概論 図2）．

A 上位運動ニューロン

1) 一次運動野

前頭葉の**中心前回（4野）**に**上位運動ニューロン**が存在する**一次運動野** primary motor area（MI）があり（⇒第Ⅰ部1章1 図2, 図11），ここから錐体路（皮質脊髄路と皮質核路）が起始する．一次運動野には明瞭な**体部位局在性**があり，その電気刺激で反対側の対応する骨格筋が収縮する．一次運動野への主な入力源は，高次運動野（⇒本章1），頭頂連合野からの体性感覚情報（⇒同章1-①-E-2)），視床外側腹側核（VL核）からの大脳基底核や小脳からの神経情報（⇒同章2-①-A-4)）であり，これらの情報を統合して適切な運動司令を発する．

一次運動野の損傷により，反対側の対応した部位の筋弛緩や麻痺，バビンスキー反射[※1]の出現，筋緊張や腱反射亢進に伴う痙性麻痺などが現れ，錐体路症状とよばれる．

[※1] バビンスキー反射

バビンスキー反射とは，足の裏（足底）をとがった物体で踵からつま先に向けてゆっくりとこすると，親指が足の甲（足背）に伸展し，他の4指が外側に開く反射である．正常時には現れない病的反射で，錐体路障害を示唆する反射の指標として用いられている．

2) 皮質脊髄路

皮質脊髄路 corticospinal tract とは，大脳皮質の第Ⅴ層（⇒第Ⅰ部1章1-①-C-4)）より起こり脊髄に終わる上位運動ニューロンの下行路である．一次運動野のこの層には**ベッツ Betz の巨大錐体細胞**が存在し，錐体路を通る線維を出すが，運動前野や一次体性感覚野などからの線維も錐体路を下行する．

皮質を出ると，視床と大脳基底核の間の**内包** internal capsule（⇒ 同章1 図15）を通り，中脳では**大脳脚** cerebral peduncle（⇒ 同章3 図9），橋では**縦橋線維**として橋底部を通過する（⇒ 同章4 図8）．延髄の**錐体** pyramid で錐体路を通る線維の大部分は交叉し，脊髄側索を下行して**外側皮質脊髄路** lateral corticospinal tract となる．残りは非交叉のまま前索を下行して**前皮質脊髄路** anterior corticospinal tract となる（⇒ 同章7 図10）．

上位運動ニューロンが脊髄の下位運動ニューロンに直接シナプスを形成するのは，霊長類の手指などの精緻な運動や顔面頭部の運動にかかわる一部の線維に限られ，他は脳幹網様体や脊髄内部の介在ニューロンを介して間接的に連絡している．上位運動ニューロンはグルタミン酸を伝達物質とする**グルタミン酸作動性**である．

3）外側下行路と内側下行路

錐体路系・錐体外路系を問わず，**外側皮質脊髄路**や**赤核脊髄路**（⇒ 第Ⅰ部1章3-②-B-4）のように脊髄の外側部を下行する神経路（**外側下行路**）は，前角外側部の下位運動ニューロンを一側性に支配して四肢の遠位筋（指や手を動かす筋）を制御する（⇒ 同章7 図9）．

一方，**前皮質脊髄路，網様体脊髄路，視蓋脊髄路，前庭脊髄路**（⇒ 同章7 図7）のように脊髄内側部を下行する神経路（**内側下行路**）は，前角の内側部の下位運動ニューロンを両側性に支配し，四肢の近位筋（肩や腰を動かす筋）や体幹筋を支配する．このため，錐体路障害として臨床的に重要なのは，外側皮質脊髄路の障害である（⇒ 同章7-②-B-1）．

B　下位運動ニューロン

下位運動ニューロンは，支配する筋への最終共通路として**運動単位** motor unit をつくる．下位運動ニューロンは**脳幹の運動性脳神経核**や**脊髄前角**に存在し，その軸索は**アセチルコリン**を伝達物質とするシナプスをつくり，**神経筋接合部** neuromuscular junction とよばれる．この支配を受ける骨格筋は，**ニコチン性アセチルコリン受容体**を発現している．

1）脊髄前角運動ニューロンの体部位局在性と下行性神経路

脊髄の前角には，骨格筋を支配する大型運動ニューロンが分布する．運動ニューロンの前角内配置には**体部位局在性**があり，内側部から外側部に向かって，体幹筋―四肢近位筋―四肢遠位筋に対応する．さらに，浅層には伸筋，深層には屈筋を支配する運動ニューロンが配置する（⇒ 第Ⅰ部1章7-①-A）．

2）運動単位

下位運動ニューロンとそれにより支配される骨格筋の筋線維は，**運動単位**を形成する．1本の運動神経に支配される筋線維が少ないほど，その運動制御は精緻なも

のとなる．外眼筋のような精緻な運動を要する運動単位では，ニューロン：筋線維比は1：5である．対照的に，腓腹筋のように精緻さよりも収縮力を必要とする筋では，この比は1：500にもなる．

　支配される筋線維のほうから見ると，成熟動物ではおのおのの筋線維は1個の**運動ニューロン**に**単一支配**されているが，その幼若期は複数のニューロンに**多重支配**されている．

第Ⅱ部 神経系の機能～脳のしくみを知る

2章 運動系

3 錐体外路系

錐体路系（⇒本章2）以外の脊髄運動ニューロンに投射する脊髄下行路をまとめて，**錐体外路系** extrapyramidal system とよぶ（⇒第Ⅱ部概論 図2，第Ⅰ部1章7-②-B-2）．

1) 赤核脊髄路 rubrospinal tract (of Monakow)

赤核脊髄路は中脳の**赤核大細胞部**からの外側下行路で，大脳皮質運動野と小脳核からの入力を受け，反対側の屈筋を支配する脊髄前角の運動ニューロンに投射する（⇒第Ⅰ部1章3-②-B-4），同章7 図9）．

2) 網様体脊髄路 reticulospinal tract

網様体脊髄路は橋や延髄の**網様体**（⇒第Ⅰ部1章4-①-A，同章5-①-C）からの内側下行路の1つで，四肢や体幹の協調を伴う運動（歩行パターンや姿勢固定）の制御にかかわる．

大脳皮質は，皮質脊髄路（⇒本章2-A-2）以外にも，赤核や網様体への投射を介して間接的にも脊髄へ投射していることになる．

3) 前庭脊髄路 vestibulospinal tract

前庭脊髄路は**前庭神経核**（⇒第Ⅰ部1章4-①-H）からの下行路で，前庭神経外側核からの下行路である**外側前庭脊髄路** lateral vestibulospinal tract は四肢と体幹を反射的に動かして崩れかかった体のバランスを回復させる（**前庭脊髄反射**）．前庭神経核の内側核と下核からの下行路である**内側前庭脊髄路** medial vestibulospinal tract は，頸髄の運動ニューロンに投射し**頭の立て直し反射**を起こして視線を保つ．いずれも，前庭器官や小脳からの投射を受けて頭の位置や体の平衡の反射的制御にかかわる．

4) 視蓋脊髄路 tectospinal tract

中脳の上丘浅層には網膜からの視覚性投射が，上丘深層には体性感覚性投射や聴覚性投射が収斂し，ここに複数の感覚性空間マップが統合されている（⇒第Ⅰ部1章3-①-A）．**視蓋脊髄路**は**上丘深層**から反対側の頸髄の運動ニューロンに投射して，突然視野に入ってきた物体，突然発生した音響，急な体への物体接触などに対

して，反射的に頸部，肩，体幹を傾けてよけるような運動反射に関与する．

> **Close-up** 錐体外路系と錐体外路症状
>
> 　かつて，大脳基底核や小脳，赤核などの障害により生じる筋緊張異常や振戦など不随意性運動を「錐体外路症状」と記載した．このような背景から，長い間「錐体路＝随意運動，錐体外路＝不随意運動」という誤った認識が臨床医学に流布してきた．
> 　しかし，「錐体外路」という特定の神経路は存在しない．また，連続する随意運動が特に意識しなくてもスムーズに行われることも，錐体外路系の機能による．今日では，臨床医学上の「錐体外路性疾患」という表現を除き，錐体外路という用語の使用はまれであり，神経解剖学では「**錐体外路＝錐体を通らないいくつかの脊髄下行路の総称**」と理解する．

第Ⅲ部

MRI画像で深める脳構造の理解

　第Ⅲ部では脳のMRI画像について取り上げ，ヒト脳の解剖学に関する理解を深めたい．画像集として，1章に脳表画像と脳血管の描出像，脳の断面像を収録した．2章では，それらMRI画像から脳の各部位を同定するポイントを解説する．これらのMRI画像は，北海道大学医学部医学科で著者が担当している講義「神経解剖学」の教材として，北海道大学病院放射線科・放射線部の全面的な協力のもと，3.0テスラMRI「Achieva 3.0T TX」（フィリップス社）を使用し，著者を被験者として撮影したものである．撮影に協力していただいた北海道大学病院放射線科の白土博樹教授，寺江 聡先生ならびに財津有里先生に深謝する．

第Ⅲ部 MRI画像で深める脳構造の理解

用語解説

第Ⅲ部をより理解するために知っておきたい専門用語

❶ 3つの軸

中枢神経系には，**吻尾軸** rostrocaudal axis，**背腹軸** dorsoventral axis，**左右軸** left-right axis の3つの軸がある．吻尾軸は鼻から尾に向かって縦方向に貫く軸であるが，実際には直線ではなく，大脳半球と脳幹の間で弯曲している．この弯曲により，吻尾軸に直交する背腹軸は，大脳半球では**背側** dorsal は**上方** superior，**腹側** ventral は**下方** inferior になる（図1）．一方，脳幹と脊髄では背側は**後側** posterior，腹側は**前側** anterior になる．

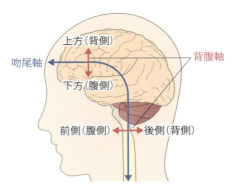

図1　位置による背腹軸の方向の違い

❷ 3つの解剖学的断面

体には3つの解剖学的断面がある．中枢神経系では，背腹軸と直交する**水平断** horizontal section，左右軸に直交する**矢状断** sagittal section，吻尾軸に直交する**冠状断** coronal section（**横断** transverse section，額に平行なので**前額断** frontal section ともいう）がある（図2）．実際，大脳半球の画像診断にはこの3つの断面が使用され，水平断は「シャンプーハットのツバの面」，矢状断は「大脳半球を左右に分割する面」，冠状断は「ヘッドフォンやティアラを頭に載せる面」として理解する．一方，細長い脳幹や脊髄では，もっぱら冠状断と矢状断が使用される．

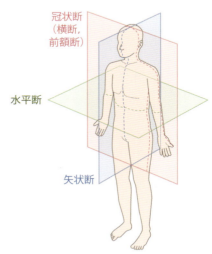

図2　3つの解剖学的断面
〔「PT・OTゼロからの物理学」（望月 久，棚橋信雄／編著），羊土社，2015を参考に作成〕

❸ MRアンギオグラフィーとMRベノグラフィー

かつては造影剤を血管内に注入してX線写真を撮影して脳血管の走行を調べる脳血管造影法しかなく，侵襲性が高く死に至る危険性もある検査法であった．現在は，**核磁気共鳴画像法** magnetic resonance imaging（MRI）を用いて非侵襲的に動脈描出を行う**MRアンギオグラフィー** magnetic resonance angiography や，静脈描出を行う**MRベノグラフィー** magnetic resonance venography が主流となり，脳ドックなどでの一般検査に用いられている．

第Ⅲ部 MRI画像で深める脳構造の理解
1章 画像集

MRI 1 MRI脳表画像とMRベノグラフィー

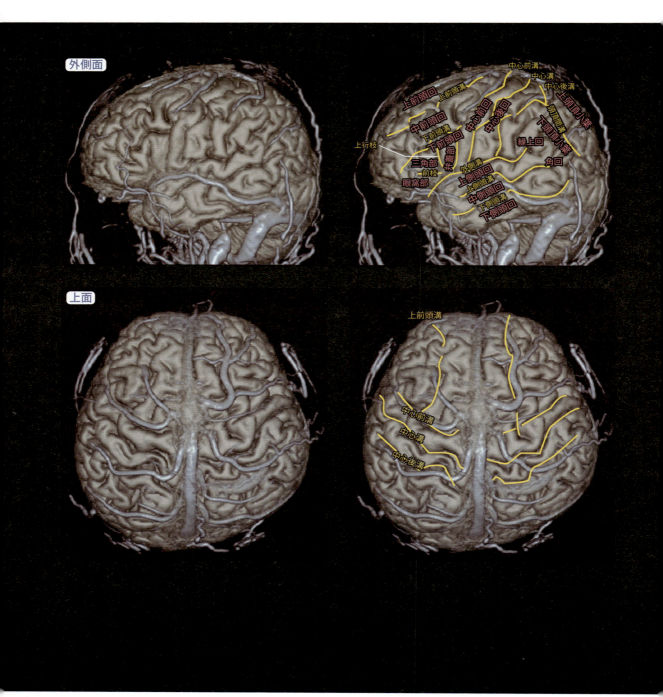

第Ⅲ部 1章 画像集

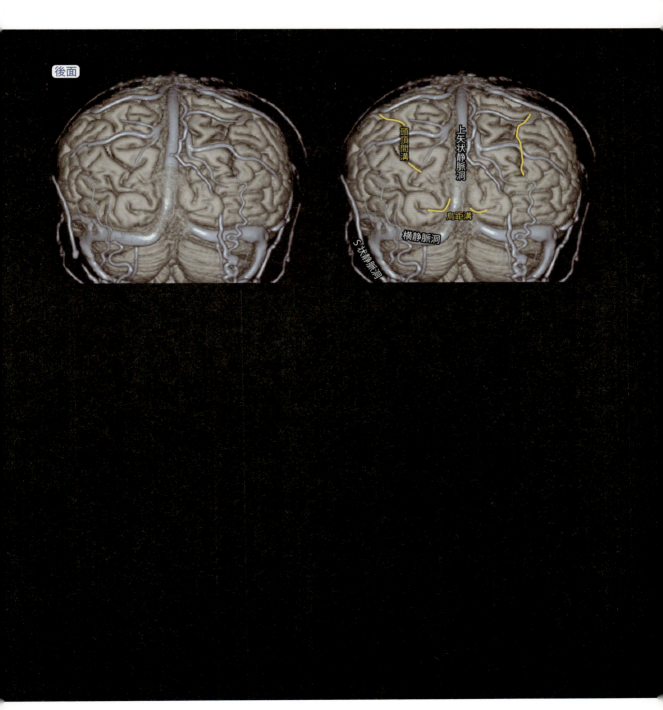

233

第Ⅲ部 MRI画像で深める脳構造の理解

1章 画像集

MRI 2 MRベノグラフィー

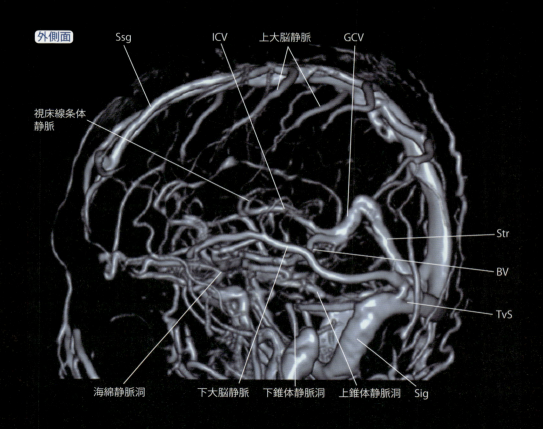

BV：脳底静脈　　GCV：大大脳静脈　　ICV：内大脳静脈　　Sig：S状静脈洞　　Ssg：上矢状静脈洞　　Str：直静脈洞
TvS：横静脈洞
（略語の英語名称⇒巻末付録①）

第Ⅲ部 MRI画像で深める脳構造の理解

1章 画像集

MRI 3 MRアンギオグラフィー

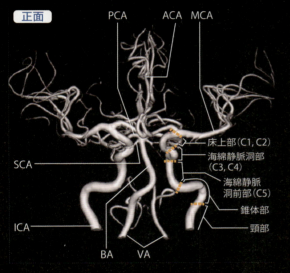
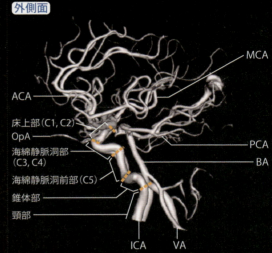

ACA：前大脳動脈　BA：脳底動脈　ICA：内頸動脈　MCA：中大脳動脈　OpA：眼動脈　PCA：後大脳動脈
SCA：上小脳動脈　VA：椎骨動脈

（略語の英語名称⇒巻末付録①）

第Ⅲ部　MRI画像で深める脳構造の理解

1章　画像集

MRI 4　MRアンギオグラフィーとMRベノグラフィー

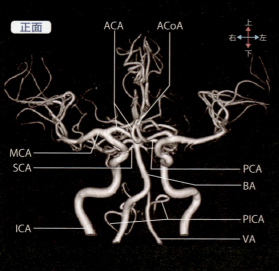
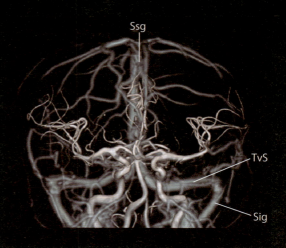
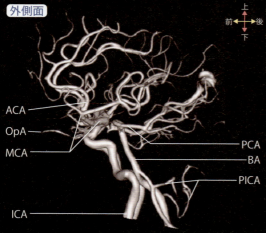
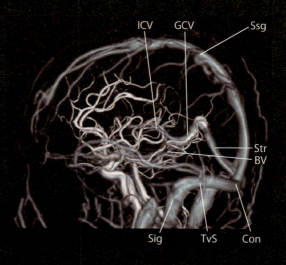

ACA：前大脳動脈　　ACoA：前交通動脈　　BA：脳底動脈　　BV：脳底静脈　　Con：静脈洞交会　　GCV：大大脳静脈
ICA：内頸動脈　　ICV：内大脳静脈　　MCA：中大脳動脈　　OpA：眼動脈　　PCA：後大脳動脈　　PICA：後下小脳動脈
SCA：上小脳動脈　　Sig：S状静脈洞　　Ssg：上矢状静脈洞　　Str：直静脈洞　　TvS：横静脈洞　　VA：椎骨動脈

（略語の英語名称⇒巻末付録①）

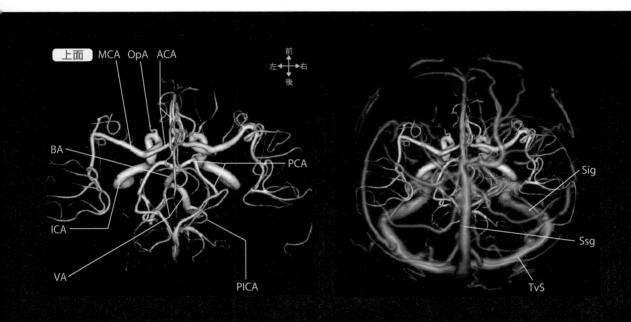

第Ⅲ部 MRI画像で深める脳構造の理解
1章 画像集

MRI 5 MRI水平断

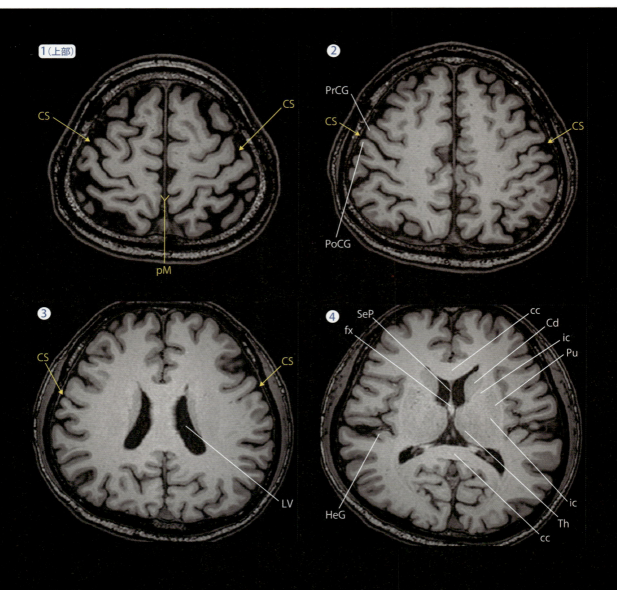

Am：扁桃体　Aq：中脳水道　Cb：小脳　cc：脳梁　Cd：尾状核　Cl：前障　CS：中心溝　fx：脳弓　GP：淡蒼球　HeG：ヘシュル氏回　Hi：海馬　IC：下丘　ic：内包　Ins：島　ItA：視床間橋　LS：外側溝　LV：側脳室　Mb：中脳　Mm：乳頭体　OT：視索　Pd：大脳脚　PG：松果体　pM：帯状溝縁部　Po：橋　PoCG：中心後回　PrCG：中心前回　Pu：被殻　SC：上丘　SeP：透明中隔　Th：視床　Ⅲ：第三脳室

（略語の英語名称⇒巻末付録①）

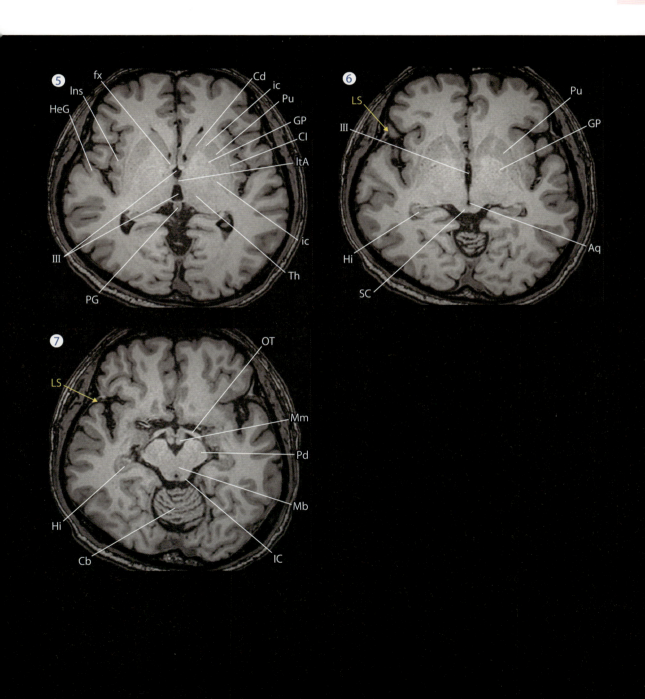

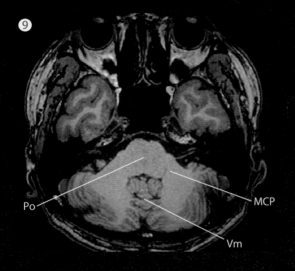
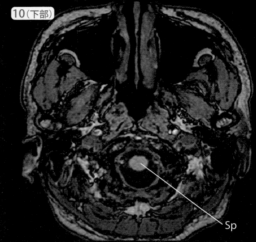

MCP：中小脳脚　　Po：橋　　Sp：脊髄　　Vm：小脳虫部

MRI 6 MRI冠状断

第Ⅲ部 MRI画像で深める脳構造の理解
1章 画像集

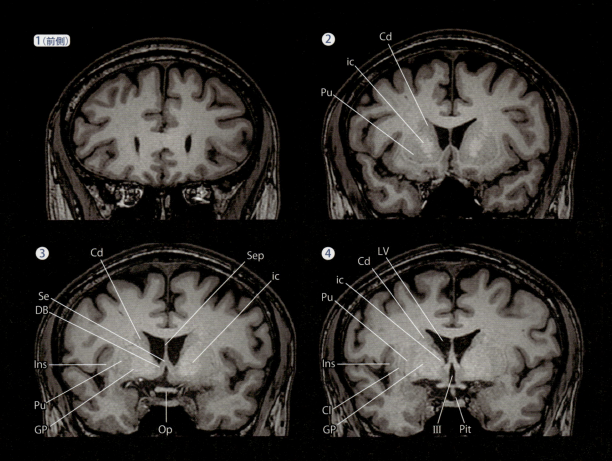

Cd：尾状核　Cl：前障　DB：ブローカの対角帯　GP：淡蒼球　ic：内包　Ins：島　LV：側脳室　Op：視神経
Pit：下垂体　Pu：被殻　Se：中隔（野）　SeP：透明中隔　Ⅲ：第三脳室　　　（略語の英語名称⇒巻末付録①）

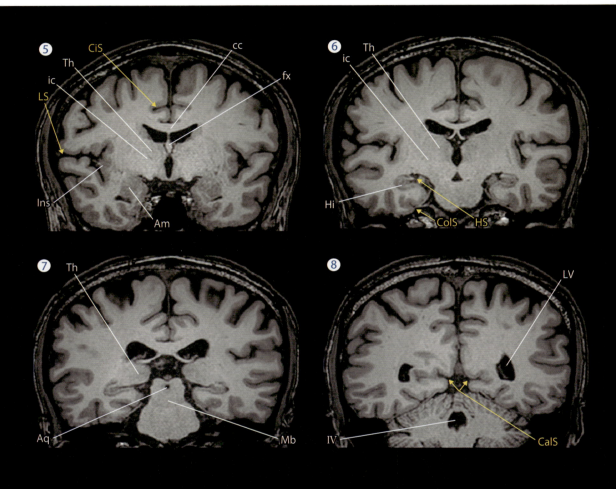

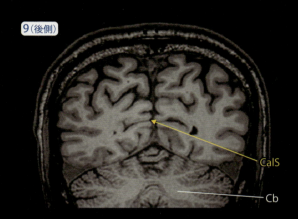

第Ⅲ部 MRI画像で深める脳構造の理解

1章 画像集

MRI 7 MRI矢状断

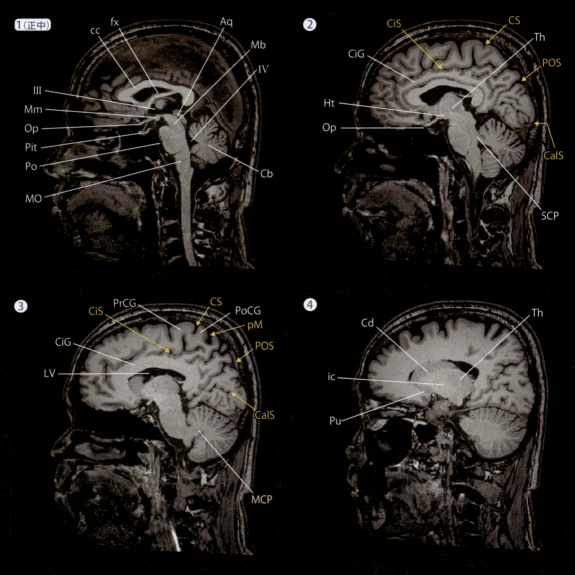

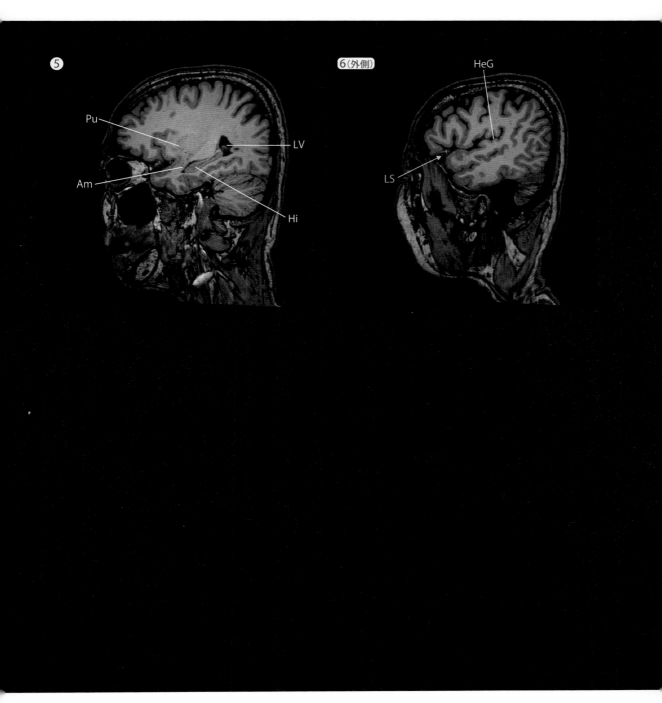

第Ⅲ部 MRI画像で深める脳構造の理解

2章　構造の理解

1 脳表画像からの脳回と脳溝の同定

▶参照画像：第Ⅲ部1章 MRI1

以下に取り上げる代表的な脳回や脳溝は，機能中枢との関連において重要なものである．

A 外側溝（▶ MRI1 外側面）

外側溝 lateral sulcus（of Sylvius）は，大脳半球の外表面にある最も明瞭な脳溝である（⇒ 第Ⅰ部1章1図2）．外側溝から下前頭回に向かう**前枝**と**上行枝**という2本の溝の分枝があり，これにより下前頭回が3つの領域に区分される．外側溝の前枝より前方部を**眼窩部**，前枝と上行枝の間の部分を**三角部**，上行枝の後部を**弁蓋部**という．三角部と弁蓋部は**ブローカの運動性言語中枢**に相当する位置である（⇒ 同章1-①-E-1-ⅲ）．弁蓋部のすぐ後ろの回が**中心前回**である．

外側溝の後端部を**後枝**という．それを取り囲むように存在するのが頭頂葉の**縁上回** supramarginal gyrus で（⇒ 同章1図2），ここと上側頭回の後部は**ウェルニッケの感覚性言語中枢**に相当する（⇒ 同章1-①-E-3-ⅰ）．

B 中心溝（▶ MRI1 外側面）

かの有名な**中心溝** central sulcus（⇒ 第Ⅰ部1章1図2）だが，これですら同定は容易でないことがある．以下のやり方で総合的に同定してみる．

1）弁蓋部から探す

先に述べた**弁蓋部**が中心前回のすぐ前に位置することから，弁蓋部の後縁となる**中心前溝** precentral sulcus を探す．その直後の回が，一次運動野がある**中心前回** precentral gyrus となり，その後縁が中心溝となる．

2）縁上回から探す

先に同定した縁上回の前縁が**中心後溝** postcentral sulcus で，その前が一次体性感覚野がある**中心後回** postcentral gyrus となり，その直前の溝が中心溝となる．

3）中心傍小葉から探す

脳表画像ではわからないが，正中断した大脳半球の内側面において，**帯状溝**が同定できる（⇒ 第Ⅰ部1章1図3）．その頭頂葉頂部への溝が**帯状溝縁部**である．この縁部のすぐ前のU字型の小さな脳回が**中心傍小葉** paracentral lobule で，この小葉の中央部に顔を出す溝が中心溝となる．

C　前頭溝（▶ MRI1 外側面，上面）

中心前溝付近より，前方へ向けて縦走する不連続な2つの溝があり，**上前頭溝** superior frontal sulcus，**下前頭溝** inferior frontal sulcus という（⇒ 第Ⅰ部1章1図2）．この2つの溝により，**上前頭回** superior frontal gyrus，**中前頭回** middle frontal gyrus，**下前頭回** inferior frontal gyrus が区画される．上前頭回は，内面では帯状溝上部まで含まれる．前述（⇒ 本項A）のように，下前頭回は眼窩部，三角部，弁蓋部に分けられる．

D　頭頂間溝（▶ MRI1 外側面，後面）

外側溝 lateral sulcus とほぼ平行に側頭葉を走る不連続な溝である**上側頭溝** superior temporal sulcus がある（⇒ 第Ⅰ部1章1図2）．この溝の後端部を囲むように**角回** angular gyrus が存在し，視覚性言語中枢として知られている（⇒ 同章1-①-E-2-ⅱ）．角回とそのすぐ上の縁上回とを合わせて**下頭頂小葉** inferior parietal lobule といい，この2つの回の上部にある溝を**頭頂間溝** intraparietal sulcus とよんでいる．頭頂間溝より上部の回を**上頭頂小葉** superior parietal lobule という（⇒ 同章1図2）．

E　側頭溝（▶ MRI1 外側面）

上側頭溝 superior temporal sulcus に加え，その下には不連続な**下側頭溝** inferior temporal sulcus がある．これにより，**上側頭回** superior temporal gyrus，**中側頭回** middle temporal gyrus，**下側頭回** inferior temporal gyrus が区画される（⇒ 第Ⅰ部1章1図2）．外側溝の奥にある上側頭回の上面には，上側頭溝と直交し表面から深部方向に走る短い数本の**横側頭溝** transverse temporal sulcus があり，**横側頭回** transverse temporal gyrus が区画される．横側頭回を**ヘシュル氏回** Heschl' gyrus ともよび，ここに一次聴覚野がある．一次聴覚野の周囲の上側頭回にウェルニッケの感覚性言語中枢がある（⇒ 同章1-①-E-3-ⅰ）．

F 頭頂後頭溝と鳥距溝（▶MRI7-②③を参照）

　この2つの脳溝は，大脳縦裂（⇒第Ⅰ部1章1図1A）付近の矢状断画像で観察される．**頭頂後頭溝** parieto-occipital sulcus（POS）は頭頂葉と後頭葉の脳葉の境界となり，それに向かって後頭極からＴ字型に直交してくるのが**鳥距溝** calcarine sulcus（CalS）である（⇒同章1図3）．鳥距溝を囲む上下の脳回が**有線領** striate area で，ここに一次視覚野がある（⇒同章1-①-D-2）．

2 MRアンギオグラフィーと MRベノグラフィー

▶参照画像：第Ⅲ部1章 MRI1～4

MRI画像から，最大値投影法 maximum intensity projection（MIP）により血管だけを再構成すると▶MRI1～4のような画像ができる．診断上有用であることはもちろんのこと，健常者の脳血管を撮影すれば脳の血管の正常走行を理解する重要な教材となる．

A 脳の動脈

1）内頸動脈

正面像（▶MRI3, 4）において，**内頸動脈** internal carotid artery（ICA）は，内側に向かう**前大脳動脈**（ACA）と外側に向かう**中大脳動脈**（MCA）とにT字形に分岐する．この形を手がかりに，内頸動脈の走行と各部を同定する．このTの横バーから上行する細い動脈が，**内側線条体動脈**（ACAから分岐）と**外側線状体動**

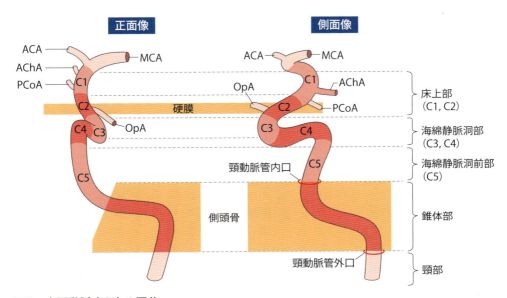

図1 内頸動脈（ICA）の区分
ACA：前大脳動脈，AChA：前脈絡叢動脈，MCA：中大脳動脈，PCoA：後交通動脈，OpA：眼動脈

脈（MCAから分岐）である（MRI3, 4では見えない）．

i）内頸動脈の区分（図1）

　内頸動脈は，頸部を上行し側頭骨錐体の頸動脈管を通過して頭蓋内に現れる．ここからACA・MCA分岐部までをC1〜C5に区分する．中間部であるC3とC4は海綿静脈洞（図7参照）を通過する領域で，その前後を海綿静脈洞前部（C5）と床上部（C1とC2，静脈洞の天井となる前床突起とそこに張る硬膜より上部の意味）とよぶ．内頸動脈の最初の枝である眼動脈（OpA）は，内頸静脈が硬膜を貫く付近から出て眼球に向かって前進する．

- 床上部
  - C1：後交通動脈（PCoA）起始部〜ACA/MCA分岐部
  - C2：硬膜貫通部〜PCoA起始部（硬膜内）
- 海綿静脈洞部
  - C3：海綿静脈洞内で反転する部位〜硬膜貫通部（硬膜外）
  - C4：海綿静脈洞内で前進する部位
- 海綿静脈洞前部
  - C5：頸動脈管内口〜海綿静脈洞に入るまで上行する部分
- 錐体部：側頭骨内の頸動脈管（外口〜内口）を上行し，その後，内側に向かって前進する部分
- 頸部：側頭骨に入るまでの部分

2）前大脳動脈（▶MRI3, 4）

　前大脳動脈 anterior cerebral artery（ACA）は，正面像では正中部に起立したような走行を示し，側面像では最初は前方に向かって上行し，やがて後方に向かって弓なりとなる．これが**脳梁**（⇒第Ⅰ部概論 図3）にそって**大脳縦裂**（⇒第Ⅰ部1章1図1A）を走行しながら枝を出す様子を反映する．

i）前大脳動脈の区分（図2）

- A1：水平部．ACA/MCA分岐部〜前交通動脈（ACoA）起始部

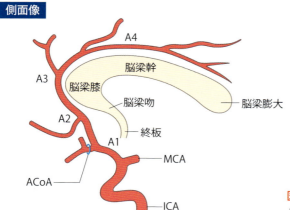

側面像

図2　前大脳動脈（ACA）の区分
ACoA：前交通動脈，ICA：内頸動脈，MCA：中大脳動脈

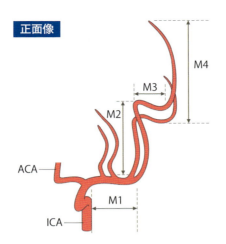

図3　中大脳動脈（MCA）の区分
ACA：前大脳動脈，ICA：内頸動脈

- A2：脳梁下部．ACoA起始部～終板の前を通る部分
- A3：脳梁前部．脳梁膝を回る部分
- A4：脳梁上部．脳梁幹を後走する部分

3）中大脳動脈（▶MRI3, 4）

正面像において，内頸動脈（ICA）から分岐した**中大脳動脈** middle cerebral artery（MCA）はやがて直角にまがり，その後，上行—横走—上行する．最初の上行部は**島皮質**（⇒ 第Ⅰ部1章1図1A）の表面を上行する部位で，次の横走部は**弁蓋**の部分を**外側溝**に向かって横走する部位で（⇒ 同章1図2），最後の上行部は**皮質表面**を上行する部位となる．側面像では，MCAはACAと後大脳動脈（PCA）の間の領域を斜め後方に向かって上行する．

i）中大脳動脈の区分（図3）

- M1：水平部．ACA/MCA分岐部から外側に走行する部分
- M2：島部．島皮質表面を上行する部分
- M3：弁蓋部．弁蓋部を外側溝に向かって水平に走る部分
- M4：皮質部．大脳半球表面を上行する部分

4）後大脳動脈（▶MRI3, 4）

後大脳動脈 posterior cerebral artery（PCA）は，正面像では内頸動脈（ICA）がT字型に分岐してできるACAおよびMCAとオーバーラップしてしまう．側面像では**後頭葉下面**を後走する動脈として観察される．

i）後大脳動脈の区分（図4）

- P1：交通前部．脳底動脈（BA）～PCoA起始部
- P2A：脚部．PCoA起始部～大脳脚後縁（大脳脚⇒ 第Ⅰ部1章2図2）
- P2P：迂回部．大脳脚後部から四丘体（⇒ 同図2）にかけて迂回する部分．
- P3：四丘体部．四丘体周囲を後進する部分（視床枕～鳥距溝前縁）

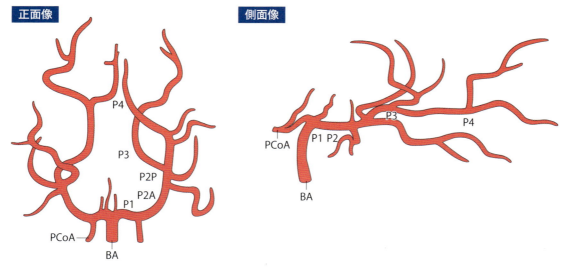

図4 後大脳動脈（PCA）の区分
BA：脳底動脈，PCoA：後交通動脈

- P4：皮質部

5）椎骨動脈と脳底動脈（▶MRI3, 4）

まず，左右の**椎骨動脈** vertebral artery（VA）と，これが合流してできる**脳底動脈** basilar artery（BA）を同定する．次に，VAの枝である**後下小脳動脈** posterior inferior cerebellar artery（PICA）を探し，BAの枝である**前下小脳動脈** anterior inferior cerebellar artery（AICA），**上小脳動脈** superior cerebellar artery（SCA），後大脳動脈（PCA）を同定する（AICAは▶MRI3, 4では見えない）．

B 脳の静脈

脳に分布する動脈は，毛細血管を経て静脈になる．静脈血は脳表や脳深部を走り，硬膜内部の**硬膜静脈洞** dural sinus（⇒第I部用語解説 図2）に流入する．さらに，硬膜静脈洞には脳脊髄液も還流する．硬膜静脈洞は部位により異なる名称をもつが，相互につながり最終的に内頸静脈となって頭蓋の外に出る．硬膜静脈洞を流れる静脈血の一部は頭蓋骨を貫いて直接外に出て（導出静脈），皮下の静脈系に合流する．

1）表在性の大脳静脈（図5, 図7参照）

上矢状静脈洞（Ssg）に流れ込む表在性の静脈を，まとめて**上大脳静脈**とよぶ．また，大脳半球の下面や側頭葉の表面に分布し，横静脈洞（TvS）や錐体静脈洞などの頭蓋底部の硬膜静脈洞に流入する表在性の静脈を，まとめて**下大脳静脈**とよぶ．

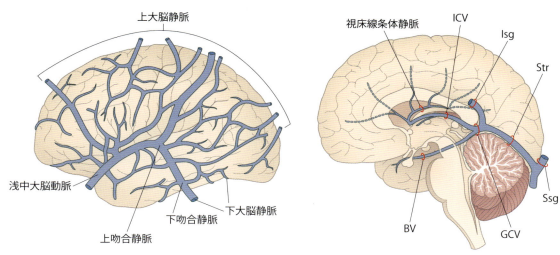

図5　表在性の大脳静脈

図6　深部の大脳静脈
BV：脳底静脈，GCV：大大脳静脈，ICV：内大脳静脈，Isg：下矢状静脈洞，Ssg：上矢状静脈洞，Str：直静脈洞

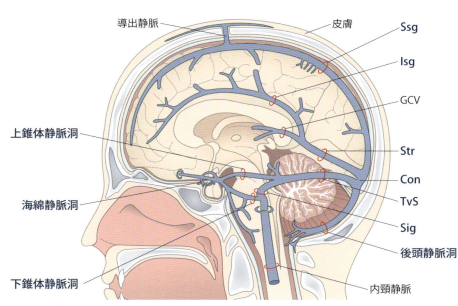

図7　硬膜静脈洞
硬膜静脈洞は図中色文字で示した静脈の総称である．Con：静脈洞交会，GCV：大大脳静脈，Isg：下矢状静脈洞，Sig：S状静脈洞，Ssg：上矢状静脈洞，Str：直静脈洞，TvS：横静脈洞

2）深部の大脳静脈（▶MRI2, 4, 図6）

視床線条体静脈—内大脳静脈（ICV）—**大大脳静脈** great cerebral vein（of Galen）（GCV）を同定し，脳底面からGCVに合流する**脳底静脈**（BV）や**後頭静脈**も同定する．大大脳静脈は下矢状静脈洞（Isg）と合流して，**直静脈洞**（Str）となる．

3) 硬膜静脈洞（▶MRI2, 4, 図7）

　　MRベノグラフィーで，**上矢状静脈洞** superior sagittal sinus（Ssg），**下矢状静脈洞** inferior sagittal sinus（Isg），**直静脈洞** straight sinus（Str），**静脈洞交会** confluence of sinuses（Con），**後頭静脈洞** occipital sinus，**横静脈洞** transverse sinus（TvS），**上下の錐体静脈洞** superior/inferior petrosal sinus，**S状静脈洞** sigmoid sinus（Sig），**海綿静脈洞** cavernous sinusを同定する．Sigが**内頸静脈** internal jugular vein に移行する部分も確認する．

3 断面画像の観察

▶参照画像：第Ⅲ部1章 MRI 5〜7

成人脳の水平断，冠状断，矢状断のMRI画像を見て，そこに同定できる主な構造の共通性を理解してほしい．

A 脳の6つの区分

- 矢状断の正中領域の画像において，**終脳**，**間脳**，**中脳** Mb，**橋** Po，**延髄** MO，**小脳** Cb（▶MRI7-①②）を同定する．
- 前方に向かって膨隆する中脳の**大脳脚** Pd（▶MRI5-⑦）と橋 Poの**橋底部**（▶MRI5-⑧，7-①），中脳と小脳を連結する**上小脳脚** SCP（▶MRI7-②），小脳と橋を連結する**中小脳脚** MCP（▶MRI5-⑨，7-③）を同定する．
- 間脳の下部において**視神経** Opや**視索** OT（▶MRI5-⑦，6-③），**下垂体** Pit（▶MRI7-①），**乳頭体** Mm（▶MRI5-⑦，7-①）を，間脳の上部（後部）において**松果体** PG（▶MRI5-⑤）を同定する．

B 大脳皮質の脳溝と脳回

脳の表面像や断面像から，以下の脳溝と脳回を同定する．
- **中心溝** CS，**中心前溝**，**中心後溝**，**中心前回** PrCG，**中心後回** PoCG，**中心傍小葉**と**帯状溝縁部** pM（▶MRI5-①〜③，7-②③）
- **外側溝** LS，**島** Ins，**前障** Cl（▶MRI5-⑤〜⑦，6-③④，7-⑥）
- **頭頂後頭溝** POS，**鳥距溝** CalS（▶MRI6-⑨，7-②③）
- **帯状溝** CiS，**帯状回** CiG（▶MRI7-②③）
- **横側頭溝**，**ヘシュル氏回** HeG（▶MRI5-⑤，7-⑥）

C 白質

白質は脳の内部に観察できる．

- 脳梁 cc，脳弓 fx，内包 ic（▶MRI5-④⑤，6-③④，7-①④）

D 海馬

海馬 Hi は側頭葉内側面にあり，水平断，冠状断，矢状断の各断面で観察することができる（▶MRI5-⑥，6-⑥，7-⑤）．
- 側副溝 ColS，海馬溝 HS（▶MRI6-⑥）
- 拡大図（図1）で**アンモン角**，**歯状回**，**海馬台**，**海馬傍回**を同定する．

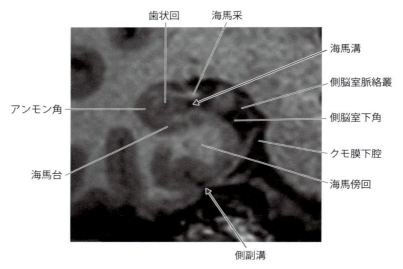

図1　海馬の拡大図（冠状断）

E 大脳基底核と視床（図2）

- 被殻 Pu，尾状核 Cd（あわせて**線条体**）（▶MRI5-④～⑥，6-②～④，7-④）
- 淡蒼球 GP（▶MRI5-⑤⑥，6-③④）
- 内包 ic（▶MRI5-④⑤，6-②～④，7-④），外包，最外包

　前脚・膝・後脚からなる内包は，水平断では「く」の字に屈曲した構造として観察できる（⇒第Ⅰ部1章1図1A）．被殻と淡蒼球は「く」の字の外側に，尾状核は内側前方に，視床は内側後方に位置する（▶MRI5-④⑤）．冠状断では，内包は左右の大脳皮質から「V」字型に脳底面に向かって下行する．やはり，被殻と淡蒼球は「V」字の外側に，尾状核と視床 Th は内側に位置する（▶MRI6-②～⑥）．一方，外包と最外包は被殻と島皮質の間にあり，前障 Cl を挟んで外包と最外包とが分けられる（図2，▶MRI5-⑤，6-③④）．

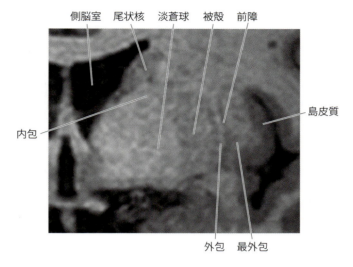

図2 大脳基底核と視床（冠状断）

F 脳室系

以下の4つの脳室を同定する．

- **側脳室** LV（**前角，中心部，後角，下角**）（▶MRI5-③, 6-④⑧, 7-③⑤）
- **第三脳室** Ⅲ（▶MRI5-⑤⑥, 6-④）
- **中脳水道** Aq（▶MRI5-⑥, 6-⑦）
- **第四脳室** Ⅳ（▶MRI6-⑧）

水平断と冠状断では，レベルによりこの4つの脳室が入れ替わるように画像に現れる様子を理解しながら，同定できるようにする．特に，側脳室は左右に対になる脳室で，第三脳室は正中部を占める脳室として認識する（⇒第Ⅰ部用語解説 図1）．

矢状断では，正中部（▶MRI7-①）でこれら4つの脳室を同定する．

略語一覧

MRI画像に用いた略語をアルファベット順に並べ, その英語名称と日本語名称, およびその簡単な解説を以下の表としてまとめる.

略語	英語名称	日本語名称	解説
ACA	anterior cerebral artery	前大脳動脈	内頸動脈に由来する大脳動脈. 大脳縦裂を走行して, 下肢領域の一次運動野や一次体性感覚野を含む大脳半球内側面に分布する.
AChA	anterior choroidal artery	前脈絡叢動脈	内頸動脈の枝で, 側脳室下角に達して, 海馬前端部, 淡蒼球, 内包後脚に分布する.
ACoA	anterior communicating artery	前交通動脈	左右の前大脳動脈を連絡する短い交通路.
AICA	anterior inferior cerebellar artery	前下小脳動脈	脳底動脈の最初の枝で, 小脳の前下部を栄養する.
Am	amygdala	扁桃体	恐怖条件づけや情動の中枢となる大脳辺縁系の神経核. 冠状断のMRI画像では, 海馬よりも少し手前の側頭葉内側部の灰白質として同定される.
Aq	cerebral aqueduct	中脳水道	中脳の中心灰白質により囲まれる細長い脳室.
BA	basilar artery	脳底動脈	左右の椎骨動脈が合してできる動脈で, 最終的に左右の後大脳動脈に分かれる.
BV	basal vein (of Rosenthal)	脳底静脈	前頭葉の下面や外側溝の深部を走る静脈で, 内大脳静脈と合して大大脳静脈になる.
CalS	calcarine sulcus	鳥距溝	この脳溝の上下に一次視覚野が位置する.
Cb	cerebellum	小脳	協調運動や運動学習にかかわる脳部位.
cc	corpus callosum	脳梁	左右の大脳半球を連絡する交連線維の巨大な束.
Cd	caudate nucleus	尾状核	被殻とともに線条体を構成する, 大脳基底核の重要な構成要素. 霊長類では, 内包の発達により尾状核と被殻に分離した.
CiG	cingulate gyrus	帯状回	脳梁を囲む脳回で, 辺縁葉の一部となる.
CiS	cingulate sulcus	帯状溝	帯状回の上縁となる脳溝.
Cl	claustrum	前障	島皮質と被殻の間に位置する薄い灰白質.
ColS	collateral sulcus	側副溝	海馬傍回を区画する脳回で, これより上方に内嗅領皮質, 海馬台, 海馬（アンモン角）, 歯状回など記憶に重要な構成要素が集まる.
Con	confluent of sinuses	静脈洞交会	直静脈洞, 上矢状静脈洞, 後頭静脈洞からの静脈血が集まり, 左右の横静脈洞に分かれる部位.
CS	central sulcus	中心溝	中心前回（一次運動野）と中心後回（一次体性感覚野）を区画する脳溝. 水平断のMRI画像では, かなり深い脳溝.
CSeP	cavity of septum pellucidum	透明中隔腔	透明中隔が正中で合一せずに, 左右に2つ存在することがある. このような人では, 左右の透明中隔と脳梁の間に透明中隔腔ができる.

略語	英語名称	日本語名称	解説
DB	diagonal band of Broca	ブローカの対角帯	前脳基底部にあり，中隔に続く「人」字型をしたコリン作動性ニューロンが集まる領域．垂直部は中隔とともに海馬へ投射し，水平部は嗅皮質に投射する．冠状断のMRI画像では，中隔と淡蒼球の腹側の前脳基底部に位置する．
fx	fornix	脳弓	海馬から中隔・乳頭体へ向かう出力線維の束．海馬のある領域では海馬采を通って出力線維が左右の脳弓脚を形成し，側脳室下角に沿って走行する．脳梁のある領域では，脳弓は第三脳室の天井部を走行し，透明中隔を介して脳梁のもとにぶら下がる．室間孔あたりで，脳弓は視床下部の内部に入って乳頭体へ向かう．
GCV	great cerebral vein (of Galen)	大大脳静脈	内大脳静脈と脳底静脈が合してこの静脈となり，さらに下矢状静脈洞と合して直静脈洞になる．
GP	globus pallidus	淡蒼球	大脳基底核の構成要素．線条体からの入力を受け，視床や黒質網様部への出力を介して随意運動を制御する．
HeG	Heschl's gyrus	ヘシュル氏回	第一次聴覚野（ブローカの41, 42野）のある脳回．横側頭回ともいう．
HS	hippocampal sulcus	海馬溝	アンモン角と歯状回を合わせて海馬体という．この海馬体と海馬台の間に位置する脳溝を海馬溝という．海馬溝と側副溝の間の脳回を海馬傍回という．
Hi	hippocampus	海馬	記憶の記銘や想起にかかわる辺縁葉の1つ．
Ht	hypothalamus	視床下部	内分泌や自律神経機能の制御中枢となる間脳の構成要素．
IC	inferior colliculus	下丘	聴覚系の中継核となる中脳の領域．
ICA	internal carotid artery	内頸動脈	最終的に前大脳動脈と中大脳動脈になるが，その前に前脈絡叢動脈と眼動脈を出す．頸動脈サイフォンとよばれる特徴的な走行をとる．
ICV	internal cerebral vein	内大脳静脈	側脳室を走る視床線条体静脈などが第三脳室に現れるとこの名称となる．第三脳室脈絡叢と一緒に走る．
ic	internal capsule	内包	大脳半球に出入りする神経線維は，間脳では「扇のかなめ」のような内包となる．内包の内側に尾状核と視床が，外側に被殻と淡蒼球が位置する．錐体路となる神経線維は内包後脚の前方部を走り，ここに前脈絡叢動脈（下部）や外側線条体動脈（上部）が分布することは重要．
Ins	insula	島	弁蓋により隠された大脳皮質．

略語	英語名称	日本語名称	解説
lsg	inferior sagittal sinus	下矢状静脈洞	大脳鎌の下縁を走行する細い硬膜静脈洞．大脳鎌は左右の大脳半球を隔てる丈夫な硬膜で，大脳半球の左右への変位を防いでいる．
ItA	interthalamic adhesion	視床間橋	第三脳室に突出する左右の視床は，しばしばここで接触する．
LS（Sy）	lateral sulcus（Sylvian Sulcus）	外側溝（シルビウス裂）	側頭葉の上縁を規定する脳溝．
LV	lateral ventricle	側脳室	終脳の脳室．前角（前頭葉），中心部（頭頂葉），後角（後頭葉），下角（側頭葉）の部分がある．
Mb	midbrain	中脳	間脳と橋の間の脳領域．
MCA	middle cerebral artery	中大脳動脈	内頸動脈に由来する動脈．外側溝を通って大脳半球外側面に分布する．下肢以外の領域の運動野や体性感覚野，言語中枢などに分布する．
MCP	middle cerebellar peduncle	中小脳脚	大脳皮質からの情報が橋核を経由して小脳に入る際に通過する小脳脚．
Mm	mammillary body	乳頭体	大脳辺縁系をなす視床下部の神経核．
MO	medulla oblongata	延髄	橋と延髄の間の脳領域．
Op	optic nerve	視神経	第二脳神経
OpA	ophthalmic artery	眼動脈	眼窩に分布する内頸動脈の枝．
OT	optic tract	視索	視交叉（視神経交叉）後の神経路で，外側膝状体や上丘に視覚情報を伝える．
PCA	posterior cerebral artery	後大脳動脈	椎骨動脈・脳底動脈に由来する動脈．中脳を回りこんで，後頭葉と側頭葉下面に分布する．
PCoA	posterior communicating artery	後交通動脈	内頸動脈と後大脳動脈を結ぶ連絡路．
Pd	cerebral peduncle	大脳脚	内包を通る下行線維が中脳を通過する際に大脳脚を通る．脊髄（皮質脊髄路），脳幹の運動性神経核（皮質核路），橋核（皮質橋核路）に向かう．
PG	pineal gland	松果体	メラトニンを産生する．視床上部の1つ．
PICA	posterior inferior cerebellar artery	後下小脳動脈	椎骨動脈の枝で，延髄外側部に分布する枝．この閉塞はワレンベルグ症候群をきたす．ワレンベルグ症候群では，延髄外側部にある神経核や神経路の血流障害により特定の症状が特異な側性をもって発症する．例えば，三叉神経脊髄路核の障害による障害側顔面の温痛覚障害や，脊髄視床路の障害による健常側体幹四肢の温痛覚障害など．
Pit	pituitary gland	下垂体	前葉，中葉，後葉からなる内分泌器官．

略語	英語名称	日本語名称	解説
pM	pars marginalis of cingulate sulcus	帯状溝縁部	帯状溝の後方延長部で，中心溝の後部に向かって上行する脳溝．大脳皮質の内側面からわずかにみられる中心溝周囲のU字形の領域（中心前回と中心後回の内側延長部）を中心傍小葉（中心傍回）とよび，帯状溝縁部はその後縁をなす．
Po	pons	橋	中脳と延髄の間の脳領域．
PoCG	postcentral gyrus	中心後回	一次体性感覚野が位置する脳回．
POS	parieto-occipital sulcus	頭頂後頭溝	頭頂葉と後頭葉を分ける脳溝．
PrCG	precentral gyrus	中心前回	一次体性運動野が位置する脳回．
Pu	putamen	被殻	尾状核とともに線条体を構成する，大脳基底核の重要な構成要素．尾状核が主に眼球運動や認知にかかわるのに対して，被殻は四肢と体幹の運動制御にかかわる．
SC	superior colliculus	上丘	中脳にある眼球運動反射の制御中枢．
SCA	superior cerebellar artery	上小脳動脈	小脳の上面，橋の上外側面，下丘を栄養する．
SCP	superior cerebellar peduncle	上小脳脚	小脳核から赤核や視床VL核への上行性出力がここを通過する．
Se	septum	中隔（野）	前脳基底部にあり，ブローカの対角帯のすぐ上の領域．コリン作動性ニューロンが集まり，対角帯の垂直部とともに海馬に投射する．
SeP	septum pellucidum	透明中隔	脳梁と脳弓，脳梁と中隔の間に張る薄い隔壁．
Sig	sigmoid sinus	S状静脈洞	内頸静脈に注ぐ硬膜静脈洞．
Sp	spinal cord	脊髄	延髄より下方の中枢神経系．
Ssg	superior sagittal sinus	上矢状静脈洞	大脳鎌の上縁を走行する硬膜静脈洞．
Str	straight sinus	直静脈洞	下矢状静脈洞と大大脳静脈が合してこの静脈洞になり，静脈洞交会に注ぐ．
Th	thalamus	視床	間脳の上部．
TvS	transverse sinus	横静脈洞	静脈洞交会とS状静脈洞を結ぶ硬膜静脈洞．
VA	vertebral artery	椎骨動脈	鎖骨下動脈の最初の枝で，左右が合して脳底動脈になる．
Vm	vermis	小脳虫部	小脳の正中領域で，主に体幹の運動制御にかかわる．
Ⅲ	third ventricle	第三脳室	間脳の内部にある縦長の脳室．
Ⅳ	fourth ventricle	第四脳室	橋と延髄上部と小脳の間にある菱形の脳室．

巻末付録 ② 英和対訳一覧

本書に掲載した主な用語について，英語名称と日本語名称を併記してまとめた．

A

abducens nerve	外転神経
abducens nucleus	外転神経核
accessory cuneate nucleus	副楔状束核
accessory nerve	副神経
acoustic radiation	聴放線
afferent	求心性
agraphia	失書
ala plate	翼板
alexia	失読
allocortex	不等皮質
alveus	白板
Alzheimer's disease	アルツハイマー型認知症
ambiguus nucleus	疑核
ampulla	膨大部
ampullary crest	膨大部稜
amygdala	扁桃体
angular gyrus	角回
anterior cerebral artery	前大脳動脈
anterior column	前柱
anterior commissure	前交連
anterior corticospinal tract	前皮質脊髄路
anterior funiculus	前索
anterior horn	前角
anterior lobe	前葉
anterior nucleus	前核
anterior olfactory nucleus	前嗅核
anterior spinocerebellar tract	前脊髄小脳路
anterior spinothalamic tract	前脊髄視床路
anterolateral system	前側索系
antidiuretic hormone	抗利尿ホルモン
apical dendrite	頂上樹状突起
arachnoid	クモ膜
arachnoid granulation	クモ膜顆粒
arbor vitae cerebelli	小脳活樹
archicortex	原皮質
arcuate nucleus	弓状核
area postrema	最後野
ascending reticular activating system	上行性網様体賦活系
association fiber	連合線維
ataxia	運動失調
Auerbach's myenteric plexus	アウエルバッハの筋間神経叢
autonomic ganglion	自律神経節
autonomic nervous system	自律神経系

B

basal dendrite	基底樹状突起
basal forebrain region	前脳基底部
basal ganglia	大脳基底核
basal nucleus of Meynert	マイネルト基底核
basal plate	基板
basilar artery	脳底動脈
basilar membrane	基底膜
basket cell	バスケット細胞
basolateral nucleus	基底外側核
bed nucleus of stria terminalis	分界条床核
Bergmann glia	バーグマングリア
bipolar cell	双極細胞

blood-brain barrier	血液脳関門
brachium of inferior colliculus	下丘腕
brainstem	脳幹
branchial arch	鰓弓
Broadmann area	ブロードマン領野

C

calcarine sulcus	鳥距溝
catecolamine	カテコールアミン
cauda equina	馬尾
caudate nucleus	尾状核
cavernous sinus	海綿静脈洞
central canal	中心管
central gray	中心灰白質
central nervous system	中枢神経系
central nucleus	中心核
central sulcus	中心溝
central tegmental tract	中心被蓋路
centromedian nucleus	正中中心核
cerebellar cortex	小脳皮質
cerebellar folia	小脳回
cerebellar glomerulus	小脳糸球体
cerebellar hemisphere	半球
cerebellar long-term depression	小脳長期抑圧
cerebellar nucleus	小脳核
cerebellorubal tract	小脳赤核路
cerebellum	小脳
cerebral aqueduct	中脳水道
cerebral crus	大脳脚
cerebral hemisphere	大脳半球
cerebral nuclei	大脳核
cerebral peduncle	大脳脚
cerebrocerebellum	大脳小脳
cerebrospinal fluid	脳脊髄液
cerebrum	大脳
cervical enlargement	頸膨大
cervical nerve	頸神経
cervicothoracic ganglion	頸胸神経節
cGMP-dependent cation channel	cGMP依存性カチオンチャネル
chorda tympani	鼓索神経
choroid plexus	脈絡叢
ciliary ganglion	毛様体神経節
cingulate gyrus	帯状回
cingulate motor area	帯状皮質運動野
circumventricular organ	脳室周囲器官
climbing fiber	登上線維
cloacal membrane	排泄腔膜
closed medulla	'閉じた'延髄
coccygeal nerve	尾骨神経
cochlea	蝸牛
cochlear duct	蝸牛管
cochlear ganglion	蝸牛神経節
cochlear nerve	蝸牛神経
cochlear nucleus	蝸牛神経核
cognitive loop	認知ループ
collateral sulcus	側副溝
commissural fiber	交連線維
conditioned stimulus	条件刺激

cone cell	錐状体細胞（錐体細胞）
cone opsin	錐体オプシン
confluence of sinuses	静脈洞交会
conus medullaris	脊髄円錐
convergence-accomodation reflex	輻輳・調節反射
corona radiata	放線冠
coronal section	冠状断
corpus callosum	脳梁
cortex	皮質
Corti's organ	コルチ器
corticomedial nucleus	皮質内側核
corticoolivary tract	皮質オリーブ路
corticorubal tract	皮質赤核路
corticospinal tract	皮質脊髄路
cranial nerve	脳神経
cuneate nucleus	楔状束核
cuneocerebellar tract	楔状束小脳路
cuneus	楔部
cupula	小帽

D

dark adaptation	暗順応
decussation of superior cerebellar peduncle	上小脳脚交叉
deep brain stimulation	深部脳刺激
deep sensation (proprioception)	深部感覚（固有知覚）
dermatome	皮節
descending analgesic pathway, descending pain inhibitory system	下行性疼痛抑制系
diagonal band of Broca, horizontal limb	ブローカの対角帯水平部
diagonal band of Broca, vertical limb	ブローカの対角帯垂直部
diencephalon	間脳
direct pathway	直接路
dominant hemisphere	優位半球
dorsal accessory olivary nucleus	背側副オリーブ核
dorsal branch	後枝
dorsal column pathway	後索路
dorsal cortex	背側皮質
dorsal raphe nucleus	背側縫線核
dorsal root	後根
dorsal root ganglion	後根神経節
dorsal vagal complex	迷走神経背側複合体
dorsolateral prefrontal cortex	前頭前野背外側部
dorsoventral axis	背腹軸
dressing apraxia	着衣失行
dura mater	硬膜

E

Edinger-Westphal nucleus	エディンガー・ウェストファル核
efferent	遠心性
emotion	情動
end bulb of Krause	クラウゼ終棍
endolymph	内リンパ

enkephalin	エンケファリン	frontal section	前額断
enteric nervous system	腸管神経系	fusiform gyrus	紡錘状回
entorhinal cortex	内嗅領皮質		

G

epibranchial placode	上鰓プラコード	ganglion	神経節
epithalamus	視床上部	ganglion cell	神経節細胞
error signal	誤差信号	gaze	注視
executive function	実行機能（遂行機能）	geniculate ganglion	膝神経節
external capsule	外包	gigantocellular reticular nucleus	巨細胞性網様核
external cortex	外側皮質	globus pallidus	淡蒼球
extrapyramidal system	錐体外路系	glomerulus	糸球体
extrapyramidal tract	錐体外路	glossopharyngeal nerve	舌咽神経
extreme capsule	最外包	Golgi cell	ゴルジ細胞
		Golgi tendon organ	ゴルジ腱器官

F

facial nerve	顔面神経	gracilis nucleus	薄束核
facial nucleus	顔面神経核	granular layer	顆粒層
fasciculi proprii	固有束	granule cell	顆粒細胞
fasciculus cuneatus	楔状束	gray matter	灰白質
fasciculus gracilis	薄束	great cerebral vein (of Galen)	大大脳静脈
fear conditioning	恐怖条件づけ	greater petrosal nerve	大錐体神経
feeding center	摂食中枢	gustatory cell	味細胞
fight or flight	闘争か逃走	gyrus	脳回
fimbria	海馬采		

H

flocculonodular lobe	片葉小節葉	habenula	手綱
fornix	脳弓	habenular nucleus	手綱核
fourth ventricle	第四脳室	head-righting reflex	頭立ち直り反射
free nerve ending	自由終末	hemispatial neglect	半側空間無視
frontal eye field	前頭眼野	Heschl's gyrus	ヘシュル氏回
frontal lobe	前頭葉	hippocampal formation	海馬体
frontal pole	前頭極		

hippocampus	海馬
horizontal section	水平断
hyperdirect pathway	ハイパー直接路
hypoglossal nerve	舌下神経
hypoglossal nucleus	舌下神経核
hypophyseal portal system	下垂体門脈系
hypothalamo-hypophyseal system	視床下部下垂体系
hypothalamus	視床下部
internal capsule	内包
internal carotid artery	内頸動脈
internal jugular vein	内頸静脈
interpeduncular nucleus	脚間核
intralaminar nucleus	髄板内核
intraparietal sulcus	頭頂間溝
isocortex	等皮質
joint receptor	関節受容器
kinocilium	動毛

I, J, K

indirect pathway	間接路
inferior cerebellar peduncle	下小脳脚
inferior colliculus	下丘
inferior frontal gyrus	下前頭回
inferior frontal sulcus	下前頭溝
inferior ganglion	下神経節
inferior olivary nucleus	下オリーブ核
inferior parietal lobule	下頭頂小葉
inferior petrosal sinus	下錐体静脈洞
inferior sagittal sinus	下矢状静脈洞
inferior salivary nucleus	下唾液核
inferior temporal gyrus	下側頭回
inferior temporal sulcus	下側頭溝
infundibular nucleus	漏斗核
inner hair cell	内有毛細胞
insula	島
insular cortex	島皮質
integrating system	統合系
intention tremor	企図振戦
intermediolateral nucleus	中間質外側核

L

lateral column	側柱
lateral corticospinal tract	外側皮質脊髄路
lateral funiculus	側索
lateral geniculate body	外側膝状体
lateral horn	側角
lateral hypothalamic area	視床下部外側野
lateral lemniscus	外側毛帯
lateral nucleus	外側核
lateral olfactory stria	外側嗅条
lateral reticular nucleus	外側網様核
lateral spinothalamic tract	外側脊髄視床路
lateral sulcus (of Sylvius)	外側溝
lateral superior olivary nucleus	上オリーブ外側核
lateral ventricle	側脳室
lateral vestibulospinal tract	外側前庭脊髄路
laterodorsal tegmental nucleus	背外側被蓋核
left-right axis	左右軸
lens placode	水晶体プラコード

light adaptation	明順応
light reflex	対光反射
limbic lobe	辺縁葉
limbic loop	辺縁系ループ
limbic system	大脳辺縁系
lingual gyrus	舌状回
lobule	小葉
locus ceruleus	青斑核
long-term depression	長期抑圧
long-term potentiation	長期増強
longitudinal fissure of the cerebrum	大脳縦裂
longitudinal pontine fiber	縦橋線維
lumbar enlargement	腰膨大
lumbar nerve	腰神経

M

macula	平衡斑
magnetic resonance angiography	MRアンギオグラフィー
magnetic resonance venography	MRベノグラフィー
mammillary body	乳頭体
mammillary nucleus	乳頭体核
mandibular nerve	下顎神経
maxillary nerve	上顎神経
medial accessory olivary nucleus	内側副オリーブ核
medial dorsal nucleus	背内側核
medial forebrain bundle	内側前脳束
medial geniculate body	内側膝状体
medial lemniscal system	内側毛帯系
medial lemniscus	内側毛帯
medial longitudinal fasciculus	内側縦束
medial prefrontal cortex	前頭前野内側部
medial septum	内側中隔
medial superior olivary nucleus	上オリーブ内側核
medial vestibulospinal tract	内側前庭脊椎路
medial nucleus	内側核
median raphe nucleus	正中縫線核
medulla	髄質
medulla oblongata	延髄
Meissner's submucosal plexus	マイスナーの粘膜下神経叢
Meissner's corpuscle	マイスナー触覚小体
meninges	髄膜
Merkel cell	メルケル細胞
Merkel disk	メルケル触覚盤
mesencephalic tectum	中脳蓋
mesencephalic tegmentum	中脳被蓋
Meyer's loop	マイヤーの係蹄
midbrain	中脳
middle cerebellar peduncle	中小脳脚
middle cerebral artery	中大脳動脈
middle frontal gyrus	中前頭回
middle temporal gyrus	中側頭回
middle temporal visual area	MT野
mono-innervation	単一支配
minor hemisphere	劣位半球
mitral cell	僧帽細胞
molecular layer	分子層
mood	気分

mossy fiber	苔状線維	occipital sinus	後頭静脈洞
motor aphasia	運動性失語	oculomotor loop	眼球運動ループ
motor coordination	協調運動	oculomotor nerve	動眼神経
motor discoordination	協調運動障害	odorant receptor	におい受容体
motor learning	運動学習	olfacotry nerve	嗅神経
motor loop	運動ループ	olfactory bulb	嗅球
motor nucleus	運動神経核	olfactory epithelium	嗅上皮
motor system	運動系	olfactory nerve	嗅神経
motor unit	運動単位	olfactory placode	鼻プラコード
multiple innervation	多重支配	olfactory tubercle	嗅結節
muscle spindle	筋紡錘	olivary nucleus	オリーブ核
		open medulla	'開いた'延髄
		operculum	弁蓋

N

n-back task	n-バック課題	ophthalmic nerve	眼神経
near reflex	近見反射	optic chiasma	視交叉
neocortex	新皮質	optic nerve	視神経
nerve plexus	神経叢	optic radiation	視放線
neural tube	神経管	optic tectum	視蓋
neurofibrillary tangle	神経原線維変化	optokinetic response	視運動性反応
neurons of cerebellar nucleus	小脳核ニューロン	orbitofrontal cortex	前頭眼窩皮質
		oropharyngeal membrane	口咽頭膜
nucleus	神経核	otic ganglion	耳神経節
nucleus accumbens	側坐核	otic placode	耳プラコード
nucleus of trapezoid body	台形体核	otolith	耳石
nystagmus	眼振	otolithic membrane	耳石膜
		outer hair cell	外有毛細胞
		outer segment	外節

O

object agnosia	物体失認	
occipital association area	後頭連合野（視覚連合野）	
occipital lobe	後頭葉	

P

Pacinian corpuscle	パチニ小体

pain	痛覚
paleocortex	古皮質
parabrachial nucleus	結合腕傍核
parafascicular nucleus	束傍核
paragigantocellular reticular nucleus	傍巨細胞性網様核
parahippocampal gyrus	海馬傍回
parallel fiber	平行線維
parasympathetic nerve	副交感神経
parasympathetic system	副交感神経系
paraventricular nucleus	室傍核
paravertebral ganglion	椎傍神経節
parietal association area	頭頂連合野
parietal lobe	頭頂葉
parieto-occipital sulcus	頭頂後頭溝
Parkinson's disease	パーキンソン病
parotid gland	耳下腺
pars compacta	緻密部
pars intermedia	中間質
pars reticulata	網様部
patellar tendon reflex	膝蓋腱反射
pathway	神経路（伝導路，投射路）
pedunculopontine tegmental nucleus	脚橋被蓋核
pelvic ganglion	骨盤神経節
pelvic splanchnic nerve	骨盤内臓神経
perforating fiber	貫通線維
periaqueductal gray	中心灰白質
perilymph	外リンパ
periglomerular cell	糸球体周囲細胞
peripheral nervous system	末梢神経系
periventricular fiber system	室周線維系
photoreceptor	光受容体
pia mater	軟膜
pinceau	パンソー
pineal body	松果体
piriform cortex	梨状葉皮質
placode	プラコード
pleasure center	快中枢
pons	橋
pontine nucleus	橋核
pontine reticular nucleus	橋網様体
postcentral gyrus	中心後溝
posterior cerebral artery	後大脳動脈
posterior column	後柱
posterior column nucleus	後索核
posterior commissure	後交連
posterior funiculus	後索
posterior horn	後角
posterior lobe	後葉
posterior spinocerebellar tract	後脊髄小脳路
posterolateral fissure	後外側裂
postganglionic fiber	節後線維
postganglionic neuron	節後ニューロン
postral gyus	中心後回
precentral gyrus	中心前回
precentral sulcus	中心前溝
precuneus	楔前部
prefrontal area	前頭前野
prefrontal cortex	前頭前皮質

preganglionic fiber	節前線維
preganglionic neuron	節前ニューロン
premotor area	運動前野
preoptic area	視索前野
presupplementary motor area	前補足運動野
pretectal area, pretectum	視蓋前域
primary afferent	一次求心性線維
primary auditory area	一次聴覚野
primary fissure	第一裂
primary gustatory area	一次味覚野
primary motor area	一次運動野
primary sensory neuron	一次感覚ニューロン
primary somatosensory area	一次体性感覚野
primary visual area	一次視覚野
projection fiber	投射線維
proprioception (deep sensation)	固有知覚（深部感覚）
prosopagnosia	相貌失認
pterygopalatine ganglion	翼口蓋神経節
pupillary reflex	瞳孔反射
Purkinje cell	プルキンエ細胞
Purkinje cell layer	プルキンエ細胞層
putamen	被殻
pyramidal cell	錐体細胞
pyramidal cell layer	錐体細胞層
pyramidal system	錐体路系
pyramidal tract	錐体路

R

raphe magnus nucleus	大縫線核
raphe nucleus	縫線核
rapid eye movement	衝動性眼球運動
red nucleus	赤核
reflex	反射
reflex arc	反射弓
Renshaw cell	レンショー細胞
rest and repose	休息と静穏
reticular formation	網様体
reticular thalamic nucleus	視床網様核
reticulospinal tract	網様体脊髄路
retina	網膜
retinotopy	網膜部位局在性
retroflexus fascicle (of Meynert)	反屈束
reward system	報酬系
rod cell	杆状体細胞（杆体細胞）
rodopsin	ロドプシン
rostrocaudal axis	吻尾軸
rostromedial tegmental nucleus	吻内側被蓋核
rubroolivary tract	赤核オリーブ路
rubrospinal tract (of Monakow)	赤核脊髄路
Ruffini corpuscle	ルフィーニ小体

S

saccade	サッケード
saccule	球形嚢
sacral nerve	仙骨神経

sagittal section	矢状断
satiety center	満腹中枢
Schaffer collateral	シャーファー側枝
semicanalicular canal	半規管
sensory aphasia	感覚性失語
sensory gating	感覚性ゲート機能
sensory system	感覚系
septum	中隔
sigmoid sinus	S状静脈洞
single innervation	単一支配
skull	頭蓋
solitary nucleus	孤束核
solitary tract	孤束
somatic nervous system	体性神経系
somatic sensory, somatosensory	体性感覚
somatotopy	体部位局在性
somite	体節
space sickness	宇宙酔い
spinal cord	脊髄
spinal ganglion	脊髄神経節
spinal nerve	脊髄神経
spinocerebellar tract	脊髄小脳路
spinocerebellum	脊髄小脳
spinoolivary tract	脊髄オリーブ路
spinoreticular tract	脊髄網様体路
spinotectal tract	脊髄視蓋路
spinothalamic tract	脊髄視床路
spiral organ	ラセン器
split brain	分離脳
stellate cell	星状細胞
stereocilia	不動毛
stereognosis inability	立体認知不能
straight sinus	直静脈洞
stratum lacunosum-moleculare	網状分子層
stratum oriens	上昇層
stratum radiatum	放射状層
stretch receptor	伸展受容器
stria terminalis	分界条
striate area	有線領
striatum	線条体
subarachnoid space	クモ膜下腔
subcallosal area	梁下野
subicullum	海馬台
submandibular ganglion	顎下神経節
substance P	サブスタンスP
substantia nigra	黒質
subthalamic nucleus	視床下核
sulcus	脳溝
sulcus limitans	境界溝
superior cerebellar peduncle	上小脳脚
superior cervical ganglion	上頸神経節
superior colliculus	上丘
superior frontal gyrus	上前頭回
superior frontal sulcus	上前頭溝
superior ganglion	上神経節
superior olivary complex	上オリーブ複合体
superior olivary nucleus	上オリーブ核

英語	日本語	英語	日本語
superior partietal lobule	上頭頂小葉	thoracolumbar system	胸腰系
superior petrosal sinus	上錐体静脈洞	tonotopy	周波数局在性
superior sagittal sinus	上矢状静脈洞	touch	触覚（触圧覚）
superior salivary nucleus	上唾液核	tract	神経路（伝導路，投射路）
superior temporal gyrus	上側頭回	transducin	トランスデューシン
superior temporal sulcus	上側頭溝	transverse fissure	大脳横裂
supplemental eye field	補足眼野	transverse pontine fiber	横橋線維
supplementary motor area	補足運動野	transverse section	横断
suprachiasmatic nucleus	視交叉上核	transverse sinus	横静脈洞
supramarginal gyrus	縁上回	transverse temporal gyrus	横側頭回
supraoptic nucleus	視索上核	transverse temporal sulcus	横側頭溝
sympathetic nerve	交感神経	trapezoid body	台形体
sympathetic system	交感神経系	traveling wave	進行波
sympathetic trunk	交感神経幹	trigeminal ganglion	三叉神経節
synaptic plasticity	シナプス可塑性	trigeminal mesencephalic tract nucleus	三叉神経中脳路核
		trigeminal motor nucleus	三叉神経運動核

T

taste bud	味蕾
tectorial membrane	蓋膜
tectospinal tract	視蓋脊髄路
telencephalon	終脳
teloglia	終末グリア
temporal association area	側頭連合野
temporal lobe	側頭葉
temporal lobe epilepsy	側頭葉てんかん
terminal ganglion	終末神経節
thalamus	視床
thermal sensation	温度覚
third ventricle	第三脳室
thoracic nerve	胸神経

trigeminal nerve	三叉神経
trigeminal principal sensory nucleus	三叉神経主知覚核
trigeminal spinal tract nucleus	三叉神経脊髄路核
trochlear nerve	滑車神経
trochlear nucleus	滑車神経核
tuberomammillary nucleus	結節乳頭核
tufted cell	房飾細胞

U

unconditioned stimulus	無条件刺激
uncus	海馬鉤

unilateral spatial neglect	半側空間無視
utricle	卵形嚢

V

vagus nerve	迷走神経
ventral anterior nucleus	前腹側核
ventral branch	前枝
ventral lateral nucleus	外側腹側核
ventral nucleus	腹側核
ventral posterolateral nucleus	後外側腹側核
ventral posteromedial nucleus	後内側腹側核
ventral root	前根
ventral tegmental area	腹側被蓋野
ventricular system	脳室系
ventromedial hypothalamic nucleus	視床下部腹内側核
vermis	虫部
vertebral artery	椎骨動脈
vertebral column	脊柱
vestible	前庭
vestibular ganglion	前庭神経節
vestibular nerve	前庭神経
vestibular nucleus	前庭神経核
vestibulocochlear nerve	内耳神経
vestibuloocular reflex	前庭動眼反射
vestibulospinal reflex	前庭脊髄反射
vestibulocerebellum	前庭小脳
vestibulospinal tract	前庭脊髄路

W, Z

white matter	白質
working memory	ワーキングメモリー（作業記憶）
zona incerta	不確帯

索 引

数字

4つのループ回路 …… 57

欧文

A

Aα線維 …… 190
abducens nerve …… 169
abducens nucleus …… 109
Aβ線維 …… 190
accessory cuneate nucleus …… 122
accessory nerve …… 129, 169
acoustic radiation …… 40
Aδ線維 …… 190
afferent …… 185
agraphia …… 38
ala plate …… 158
alexia …… 38
allocortex …… 29
alveus …… 46
Alzheimer's disease …… 64
ambiguus nucleus …… 128
ampulla …… 210
ampullary crest …… 210
amygdala …… 51, 216
angular gyrus …… 26
anterior cerebral artery …… 250
anterior column …… 156
anterior commissure …… 41
anterior corticospinal tract …… 134, 159, 164
anterior funiculus …… 159
anterior horn …… 156, 173
anterior lobe …… 136
anterior nucleus …… 70
anterior olfactory nucleus …… 216
anterior spinocerebellar tract …… 163
anterior spinothalamic tract …… 159, 161
anterolateral system …… 115, 161, 191
antidiuretic hormone …… 80

apical dendrite …… 45
arachnoid …… 21
arachnoid granulation …… 21
arbor vitae cerebelli …… 139
archicortex …… 29
arcuate nucleus …… 80
area postrema …… 125
association area …… 35
association fiber …… 19, 41
ataxia …… 151
Auerbach's myenteric plexus …… 177
autonomic ganglion …… 170, 174
autonomic nervous system …… 17

B

basal dendrite …… 45
basal forebrain region …… 62
basal ganglia …… 55, 92
basal nucleus of Meynert …… 63
basal plate …… 158
basilar artery …… 252
basilar membrane …… 203
basket cell …… 145
basolateral nucleus …… 52
bed nucleus of stria terminalis …… 54
Bell's palsy …… 110
Bergmann glia …… 147
bipolar cell …… 196
blood-brain barrier …… 127
brachium of inferior colliculus …… 208
brainstem …… 14
branchial arch …… 128, 186
Broadmann area …… 29

C

C線維 …… 190
calcarine sulcus …… 27, 199, 248
cauda equina …… 153
caudate nucleus …… 56
cavernous sinus …… 254
central canal …… 154
central gray …… 90
central nervous system …… 14

central nucleus …… 53, 89
central sulcus …… 25, 246
central tegmental tract …… 102, 115, 219
centromedian nucleus …… 56, 73
cerebellar cortex …… 138
cerebellar folia …… 136
cerebellar glomerulus …… 146
cerebellar hemisphere …… 136
cerebellar long-term depression …… 124, 149
cerebellar nucleus …… 139
cerebellorubal tract …… 91
cerebellum …… 14, 136
cerebral aqueduct …… 19
cerebral crus …… 102
cerebral hemisphere …… 14
cerebral nuclei …… 22
cerebral peduncle …… 85, 102
cerebrocerebellum …… 143
cerebrospinal fluid …… 14
cerebrum …… 14, 22
cervical enlargement …… 152
cervical nerve …… 171
cervicothoracic ganglion …… 175
cGMP依存性カチオンチャネル …… 195
cGMP-dependent cation channel …… 195
chorda tympani …… 111, 219
choroid plexus …… 21
ciliary ganglion …… 176
cingulate gyrus …… 29
cingulate motor area …… 222
circumventricular organ …… 127
climbing fiber …… 124, 144, 147
cloacal membrane …… 185
closed medulla …… 117
coccygeal nerve …… 171
cochlea …… 203
cochlear duct …… 203
cochlear ganglion …… 112, 206
cochlear nerve …… 203
cochlear nucleus …… 113, 206
cognitive loop …… 58
collateral sulcus …… 28

Index

commissural fiber ······ 19, 40
conditioned stimulus ······ 52
cone cell ······ 193
cone opsin ······ 194
confluence of sinuses ······ 254
conus medullaris ······ 152
convergence-accomodation reflex ······ 89
coronal section ······ 230
corona radiata ······ 40
corpus callosum ······ 41
cortex ······ 18
corticomedial nucleus ······ 54
corticoolivary tract ······ 124
corticorubal tract ······ 91
corticospinal tract ······ 164, 223
Corti's organ ······ 203
cranial nerve ······ 17, 168
cuneate nucleus ······ 121
cuneocerebellar tract ······ 141
cuneus ······ 27
cupula ······ 210

D

dark adaptation ······ 195
decussation of superior cerebellar peduncle ······ 102
deep brain stimulation ······ 74
deep sensation ······ 187
dermatome ······ 171
descending analgesic pathway ······ 91
descending pain inhibitory system ······ 91
diagonal band of Broca, horizontal limb ······ 64
diagonal band of Broca, vertical limb ······ 64
diencephalon ······ 14, 66
direct pathway ······ 59
dominant hemisphere ······ 43
dorsal accessory olivary nucleus ······ 123
dorsal branch ······ 154
dorsal column pathway ······ 161
dorsal cortex ······ 89
dorsal raphe nucleus ······ 97

dorsal root ······ 154
dorsal root ganglion ······ 154, 173
dorsal vagal complex ······ 130
dorsolateral prefrontal cortex ······ 36
dorsoventral axis ······ 230
dressing apraxia ······ 38
dura mater ······ 21

E

Edinger-Westphal nucleus ······ 100
efferent ······ 185
emotion ······ 51
end bulb of Krause ······ 188
endolymph ······ 203
enkephalin ······ 60
enteric nervous system ······ 17, 177
entorhinal cortex ······ 47, 216
epibranchial placode ······ 186
epithalamus ······ 66, 67
error signal ······ 124
executive function ······ 36
external capsule ······ 40
external cortex ······ 89
extrapyramidal system ······ 226
extrapyramidal tract ······ 164
extreme capsule ······ 40

F

facial nerve ······ 169
facial nucleus ······ 110
fasciculi proprii ······ 166
fasciculus cuneatus ······ 160, 161
fasciculus gracilis ······ 160, 161
fear conditioning ······ 53
feeding center ······ 81
fields of Forel ······ 75
fight or flight ······ 175
fimbria ······ 46
flocculonodular lobe ······ 136
fornix ······ 46, 83
fourth ventricle ······ 19
free nerve ending ······ 188
frontal eye field ······ 33

frontal lobe ······ 25
frontal pole ······ 25
frontal section ······ 230
fusiform gyrus ······ 28

G

ganglion ······ 18, 169
ganglion cell ······ 196
gaze ······ 100
geniculate ganglion ······ 111
gigantocellular reticular nucleus ······ 122
globus pallidus ······ 56
glomerulus ······ 214
glossopharyngeal nerve ······ 131, 169
Golgi cell ······ 146
Golgi tendon organ ······ 188
gracilis nucleus ······ 121
granular layer ······ 139
granule cell ······ 29, 46, 145, 216
gray matter ······ 18, 156
great cerebral vein of Galen ······ 253
greater petrosal nerve ······ 111
gustatory cell ······ 218
gyrus ······ 19, 25

H

habenula ······ 77
habenular nucleus ······ 77, 97
head-righting reflex ······ 112, 213
hemispatial neglect ······ 38
Heschl's gyrus ······ 208
hippocampal formation ······ 44
hippocampus ······ 44
H.M. 氏 ······ 48
horizontal section ······ 230
hyperdirect pathway ······ 60
hypoglossal nerve ······ 169
hypoglossal nucleus ······ 129
hypophyseal portal system ······ 80
hypothalamo-hypophyseal system ······ 79
hypothalamus ······ 66, 67, 176

275

I, J, K

indirect pathway······60
inferior cerebellar peduncle
　······140
inferior colliculus······89
inferior frontal gyrus······25
inferior frontal sulcus······247
inferior ganglion······129
inferior olivary nucleus······123
inferior parietal lobule······26
inferior petrosal sinus······254
inferior sagittal sinus······254
inferior salivary nucleus······128
inferior temporal gyrus······27
inferior temporal sulcus······247
infundibular nucleus······80
inner hair cell······203
insula······28
insular cortex······28, 220
integrating system······180
intention tremor······150
intermediolateral nucleus
　······157
internal capsule······40
internal carotid artery······249
internal jugular vein······254
interpeduncular nucleus······96
intralaminar nucleus······73
intraparietal sulcus······26, 247
isocortex······29
joint receptor······188
kinocilium······205

L

lateral column······157
lateral corticospinal tract
　······134, 159, 164
lateral funiculus······159
lateral geniculate body
　······72, 198
lateral horn······157, 173
lateral hypothalamic area······81
lateral lemniscus······102, 113, 115, 208
lateral nucleus······72
lateral olfactory stria······216
lateral reticular nucleus
　······119, 122
lateral spinothalamic tract
　······160, 161
lateral sulcus (of Sylvius)
　······25, 246
lateral superior olivary nucleus
　······206
lateral ventricle······19
lateral vestibulospinal tract
　······111
laterodorsal tegmental nucleus
　······108
left-right axis······230
lens placode······186
light adaptation······195
light reflex······88
limbic lobe······29
limbic loop······59
limbic system······39, 176
lingual gyrus······27
lobotomy······72
lobule······136
locus ceruleus······106
longitudinal fissure of the cerebrum······22
longitudinal pontine fiber
　······116
long-term depression······48
long-term potentiation······48
lumbar enlargement······152
lumbar nerve······171

M

M型神経節細胞······197
M経路······199
macula······211
magnetic resonance angiography
　······231
magnetic resonance venography
　······231
mammillary body······47
mammillary nucleus······81
mandibular nerve······108
maxillary nerve······108
medial accessory olivary nucleus
　······123
medial dorsal nucleus······71
medial forebrain bundle
　······83, 94
medial geniculate body
　······72, 208
medial lemniscal system
　······161, 191
medial lemniscus
　······102, 115, 121, 134
medial longitudinal fasciculus
　······101, 115, 213
medial nucleus······71
medial prefrontal cortex······36
medial septum······64
medial superior olivary nucleus
　······206
median raphe nucleus······97
medulla······18
medulla oblongata······15, 117
Meissner's corpuscle······188
Meissner's submucosal plexus
　······177
melatonin······77
meninges······21
Merkel cell······188
Merkel disk······188
mesencephalic tectum······85
mesencephalic tegmentum
　······85
Meyer's loop······199
mGluR6······196
midbrain······15, 85
midbrain reticular formation
　······96
middle cerebellar peduncle
　······140
middle cerebral artery······251
middle frontal gyrus······25
middle temporal gyrus······27
middle temporal visual area
　······200
minor hemisphere······43
mitral cell······216
molecular layer······138
mono-innervation······147
mood······52
mossy fiber······46

Index

motor aphasia 37
motor coordination 136
motor discoordination 150
motor learning 136, 149
motor loop 58
motor nucleus 170
motor system 180
motor unit 224
MRアンギオグラフィー 231
MRベノグラフィー 231
MT野 200
multiple innervation 148
muscle spindle 188

N

n-バック課題 36
narcolepsy 82
n-back task 36
near reflex 89
neocortex 29
nerve plexus 171
neural tube 19
neurofibrillary tangle 65
neurons of cerebellar nucleus 146
NMDA型グルタミン酸受容体 48
nucleus 18
nucleus accumbens 56
nucleus of trapezoid body 113, 206
nystagmus 151

O

object agnosia 39
occipital association area 39
occipital lobe 27
occipital sinus 254
oculomotor loop 58
oculomotor nerve 169
odorant receptor 214
OFF経路 196
olfactory bulb 215
olfactory epithelium 214
olfactory nerve 168, 216
olfactory placode 186

olfactory tubercle 216
olivary nucleus 123
ON経路 196
open medulla 117
operculum 220
ophthalmic nerve 108
optic chiasma 198
optic nerve 168
optic radiation 40, 199
optic tectum 88
optokinetic response 101
orbitofrontal cortex 36
oropharyngeal membrane 185
otic ganglion 176
otic placode 186
otolith 211
otolithic membrane 211
outer hair cell 203
outer segment 193
oxytocin 80

P

P型神経節細胞 197
P経路 199
Pacinian corpuscle 188
pain 187
paleocortex 29
parabrachial nucleus 53, 108
parafascicular nucleus 56, 73
paragigantocellular reticular nucleus 122
parahippocampal gyrus 28, 29
parallel fiber 144
parasympathetic nerve 17
parasympathetic system 176
paraventricular nucleus 80
paravertebral ganglion 175
parietal association area 37
parietal lobe 26
parieto-occipital sulcus 25, 248
Parkinson's disease 93
parotid gland 128
pars compacta 56, 93

pars intermedia 157
pars reticulata 56, 93
patellar tendon reflex 167
pathway 18
pedunculopontine tegmental nucleus 97
pelvic ganglion 176
pelvic splanchnic nerve 176
perforating fiber 46
periaqueductal gray 90
periglomerular cell 216
perilymph 203
peripheral nervous system 14
periventricular fiber system 83
photoreceptor 193
pia mater 21
pinceau 145
pineal body 77
piriform cortex 35, 216
placode 186
pleasure center 95
pons 15
pontine nucleus 114
pontine reticular nucleus 106
postcentral gyrus 26
posterior cerebral artery 251
posterior column 157
posterior column nucleus 121
posterior commissure 41
posterior funiculus 160
posterior horn 157
posterior lobe 136
posterior spinocerebellar tract 141, 160, 161
posterolateral fissure 136
postganglionic fiber 174
postganglionic neuron 174
postral gyrus 27
precentral gyrus 25
precentral sulcus 25
precuneus 27
prefrontal area 36
prefrontal cortex 36

preganglionic fiber ······ 174
preganglionic neuron ······ 174
premotor area ······ 33, 221
preoptic area ······ 82
presupplementary motor area
　　······ 222
pretectal area ······ 88, 201
pretectum ······ 88
prevertebral ganglion ······ 175
primary afferent ······ 189
primary auditory area ······ 35
primary fissure ······ 136
primary gustatory area ······ 35
primary motor area ······ 33, 223
primary sensory neuron ······ 189
primary somatosensory area
　　······ 34, 191
primary visual area ······ 34, 199
projection fiber ······ 19, 40
proprioception ······ 187
prosopagnosia ······ 39
pterygopalatine ganglion ······ 176
pupillary reflex ······ 88
Purkinje cell ······ 144
Purkinje cell layer ······ 138
putamen ······ 56
pyramidal cell ······ 29
pyramidal cell layer ······ 45
pyramidal system ······ 223
pyramidal tract ······ 134, 164

R

raphe magnus nucleus
　　······ 97, 122
raphe nucleus ······ 97, 122
rapid eye movement ······ 88
red nucleus ······ 91
reflex ······ 166
reflex arc ······ 166
Renshaw cell ······ 167
rest and repose ······ 176
reticular formation
　　······ 18, 95, 176
reticular thalamic nucleus
　　······ 72
reticulospinal tract ······ 165, 226

retina ······ 193
retinotopy ······ 34
retroflexus fascicle (of Meynert)
　　······ 77
reward system ······ 95
rod cell ······ 193
rodopsin ······ 193
rostrocaudal axis ······ 230
rostromedial tegmental nucleus
　　······ 96
rubroolivary tract ······ 91, 124
rubrospinal tract (of Monakow)
　　······ 91, 165, 226
Ruffini corpuscle ······ 188

S

S状静脈洞 ······ 254
saccade ······ 88
saccule ······ 210
sacral nerve ······ 171
sagittal section ······ 230
satiety center ······ 82
Schaffer collateral ······ 47
semicanalicular canal ······ 210
senile plaque ······ 65
sensory aphasia ······ 39
sensory gating ······ 75
sensory system ······ 180
septum ······ 47, 54
sigmoid sinus ······ 254
single innervation ······ 147
skull ······ 14
solitary nucleus ······ 53, 124, 219
solitary tract ······ 124, 134
somatic nervous system ······ 17
somatic sensory ······ 187
somatosensory ······ 187
somatotopy ······ 34
somite ······ 152, 186
space sickness ······ 211
spinal cord ······ 152
spinal ganglion ······ 154, 173
spinal nerve ······ 17, 171
spinocerebellar tract ······ 161
spinocerebellum ······ 141

spinoolivary tract ······ 124, 163
spinoreticular tract ······ 163
spinotectal tract ······ 163
spinothalamic tract ······ 115, 161
spiral organ ······ 203
split brain ······ 43
stellate cell ······ 29, 145
stereocilia ······ 205
stereognosis inability ······ 38
straight sinus ······ 254
stratum lacunosum-moleculare
　　······ 46
stratum oriens ······ 46
stratum radiatum ······ 46
stretch receptor ······ 188
striate area ······ 27, 199
stria terminalis ······ 51, 84
striatum ······ 56
subarachnoid space ······ 21
subcallosal area ······ 29
subicullum ······ 44
submandibular ganglion ······ 176
substance P ······ 59
substantia nigra ······ 56, 92
subthalamic nucleus ······ 56, 75
sulcus ······ 19, 25
sulcus limitans ······ 158
superior cerebellar peduncle
　　······ 140
superior cervical ganglion
　　······ 175
superior colliculus ······ 88, 201
superior frontal gyrus ······ 25
superior frontal sulcus ······ 247
superior ganglion ······ 129
superior petrosal sinus ······ 254
superior olivary complex ······ 113
superior olivary nucleus ······ 113
superior partietal lobule ······ 26
superior sagittal sinus ······ 254
superior salivary nucleus ······ 110
superior temporal gyrus ······ 27
superior temporal sulcus ······ 247
supplemental eye field ······ 34
supplementary motor area
　　······ 33, 221

Index

suprachiasmatic nucleus ……81, 202
supramarginal gyrus ……26
supraoptic nucleus ……80
sympathetic nerve ……17
sympathetic system ……175
sympathetic trunk ……175
synaptic plasticity ……48

T
taste bud ……218
tectorial membrane ……203
tectospinal tract ……165, 226
telencephalon ……14, 22
teloglia ……188
temporal association area ……38
temporal lobe ……27
temporal lobe epilepsy ……48
terminal ganglion ……176
thalamus ……66, 67
thermal sensation ……187
third ventricle ……19
thoracic nerve ……171
thoracolumbar system ……175
tonotopy ……34
touch ……187
tract ……18
transducin ……195
transverse fissure ……22
transverse pontine fiber ……116
transverse section ……230
transverse sinus ……254
transverse temporal gyrus ……27
transverse temporal sulcus ……247
trapezoid body ……115
traveling wave ……204
trigeminal ganglion ……108
trigeminal mesencephalic tract nucleus ……109
trigeminal motor nucleus ……109
trigeminal nerve ……169
trigeminal nuclei ……108
trigeminal principal sensory nucleus ……108

trigeminal spinal tract nucleus ……108
trochlear nerve ……169
trochlear nucleus ……100
tuberomammillary nucleus ……82
tufted cell ……216

U
unconditioned stimulus ……52
uncus ……28
unilateral spatial neglect ……38
utricle ……210

V
vagus nerve ……129, 169
vasopressin ……80
ventral anterior nucleus ……72
ventral branch ……154
ventral lateral nucleus ……72
ventral nucleus ……72
ventral pallidum ……56
ventral posterolateral nucleus ……72
ventral posteromedial nucleus ……72
ventral root ……154
ventral tegmental area ……56, 94
ventricular system ……19
ventromedial hypothalamic nucleus ……82
vermis ……136
vertebral artery ……252
vertebral column ……14
vestible ……210
vestibular ganglion ……111, 212
vestibular nerve ……212
vestibular nucleus ……111, 212
vestibulocerebellum ……144, 213
vestibulocochlear nerve ……169
vestibuloocular reflex ……111, 213
vestibulospinal reflex ……112, 213
vestibulospinal tract ……165, 226

W, Z
what pathway ……39, 201
where pathway ……37, 201
white matter ……18, 159
working memory ……37
zona incerta ……75

和文

あ
アウエルバッハの筋間神経叢 ……177
頭立ち直り反射 ……112, 213
頭の立て直し反射 ……226
圧覚 ……187
圧受容器 ……188
アドレナリン ……135
アドレナリン作動性ニューロン ……133
アミロイド仮説 ……64
アルツハイマー型認知症 ……64
暗順応 ……195
アンモン角 ……256
一次運動野 ……33, 183, 223
一次感覚ニューロン ……189
一次求心性線維 ……189
一次視覚野 ……34, 199
一次体性感覚野 ……34, 191
一次聴覚野 ……35
一次味覚野 ……35, 220
一般臓性遠心性 ……181
一般臓性求心性 ……181
一般体性遠心性 ……181
一般体性求心性 ……181
意味記憶 ……49
色や形や顔を認知する経路 ……201
咽頭筋 ……128
ウェルニッケの感覚性言語中枢 ……27, 38
動きを認知する経路 ……201
宇宙酔い ……211
運動学習 ……124, 136, 149
運動系 ……180
運動失調 ……151
運動神経核 ……170

運動性失語……37
運動前野……33, 221
運動単位……224
運動ループ……58
エディンガー・ウェストファル核
　　……100
エピソード記憶……49
エンケファリン……60
縁上回……26, 38
遠心性……185
延髄……14, 117, 255
延髄根……129
横橋線維……114, 116
横静脈洞……254
横側頭回……27
横側頭溝……247, 255
横断……230
嘔吐中枢……127
オキシトシン……80
オリーブ……117
オリーブ核……123
オレキシン……81
温度覚……187
温度受容器……188

か

下位運動ニューロン……224
外眼筋……99
外節……56, 193
外舌筋……129
外側核……72
外側下行路……165, 224
外側嗅条……216
外側溝……25, 246, 255
外側膝状体……72, 198
外側脊髄視床路……160, 161
外側前庭脊髄路……111, 213
外側皮質……89
外側皮質脊髄路……134, 159, 164
外側腹側核……72
外側毛帯……102, 113, 115, 208
外側網様核……122
快中枢……84, 95
外転神経……169
外転神経核……109

海馬……44, 256
灰白質……18, 156
海馬溝……256
海馬鉤……28
海馬采……46
海馬体……44
海馬台……29, 44, 256
海馬傍回……28, 29, 44, 256
外包……40, 256
蓋膜……203
海綿静脈洞……254
外有毛細胞……203, 204
解離性知覚障害……162
外リンパ……203
下オリーブ核……117, 123
下顎神経……108
下丘……89, 208
蝸牛……203
蝸牛管……203
蝸牛神経……203, 206
蝸牛神経核……113, 206
蝸牛神経節……112, 206
下丘腕……208
角回……26, 38
顎下神経節……176
覚醒制御……107
下行性疼痛抑制系
　　……90, 91, 107, 122, 165
下矢状静脈洞……254
下小脳脚……140
下神経節……129
下垂体……255
下垂体後葉ホルモン……79
下錐体静脈洞……254
下垂体前葉ホルモン……81
下垂体前葉ホルモン放出因子
　　……80
下垂体門脈系……80
下前頭回……25
下前頭溝……247
下側頭回……27, 39
下側頭溝……247
下側頭連合野……39
下大脳静脈……252
下唾液核……117, 128, 132
滑車神経……169

滑車神経核……100
カテコールアミン……135
下頭頂小葉……26, 38
下頭頂連合野……38
顆粒細胞……29, 46, 145, 216
顆粒層……139
感覚系……180
感覚性ゲート機能……75
感覚性失語……39
眼窩部……25
眼球運動ループ……58
杆状体細胞……193
冠状断……230
眼振……151
眼神経……108
関節受容器……188
間接路……60
貫通線維……45, 46
貫通路……47
間脳……14, 66, 255
顔面神経……169, 219
顔面神経核……110, 128
顔面神経膝……110, 115
記憶の記銘……48
疑核……117, 128, 130
偽単極性ニューロン……189
基底外側核……52
基底樹状突起……45
基底膜……203, 205
企図振戦……150
基板……158
気分……52
脚間核……77, 96
脚橋被蓋核……75, 97, 107
嗅球……215
球形嚢……210
球形嚢斑……211
嗅結節……216, 217
嗅細胞……214, 216
弓状核……80
球状核……140
嗅上皮……214
嗅神経……168, 216
求心性……185
休息と静穏……176

Index

橋……14, 103, 255
境界溝……120, 158
橋核……114
橋小脳……143
胸神経……171
協調運動……136
協調運動障害……150
橋底部……103, 255
橋背部……103
橋被蓋……103
恐怖記憶……51
恐怖記憶の消去……53
恐怖条件づけ……52
橋網様体……106
胸腰系……175
巨細胞性網様核……122
近見反射……89
筋紡錘……188
クモ膜……21
クモ膜下腔……21
クモ膜顆粒……21
クラーク氏背核……157
クラウゼ終棍……188
グルタミン酸・グルタミンサイクル……147
頸胸神経節……175
頸神経……171
茎突咽頭筋……128
頸膨大……152
血圧調節反射……126
血液脳関門……127
結合腕……140
結合腕傍核……53, 108, 219
楔状束……121, 160, 161
楔状束核……121
楔状束小脳路……141
結節乳頭核……82
楔前部……27
楔部……27
原始的触圧覚……187
原皮質……29
口咽頭膜……185
後外側腹側核……72
後外側裂……136
後角……157

交感神経……17
交感神経幹……175
交感神経系……175
後交連……41
後根……154
後根神経節……154, 173
後索……160
後索核……117, 121
後索路……161
後枝……154
高次運動関連領野……183, 221
高次運動野……221
高次視覚野……200
高次体性感覚皮質……191
後脊髄小脳路……141, 160, 161
後大脳動脈……251
後柱……157
喉頭筋……128
後頭静脈洞……254
後頭葉……27
後頭連合野……39
後内側腹側核……72
硬膜……21
硬膜静脈洞……254
後葉……136
抗利尿ホルモン……80
交連線維……19, 40
黒質……56, 92
黒質緻密部……56, 78, 93
黒質網様部……56, 93
鼓索神経……111, 219
誤差信号……124
孤束……124, 134
孤束核……53, 117, 124, 219
孤束核外側部……111, 125, 131
孤束核内側部……124, 131
骨盤神経節……176
骨盤内臓神経……176
骨迷路……203
古皮質……29
固有舌筋……129
固有束……166
固有知覚……188
コリン仮説……64
コリン作動性ニューロン……65

ゴルジ腱器官……188
ゴルジ細胞……146
コルチ器……203
コレシストキニン……127

さ

最外包……40, 256
鰓弓……128, 186
鰓弓筋……128
最後野……125
作業記憶……37
サッケード……88
サブスタンスP……59
左右軸……230
三角部……25
三叉神経……169
三叉神経運動核……109, 128
三叉神経核……108
三叉神経主知覚核……108
三叉神経脊髄路核……108, 117, 130
三叉神経節……108
三叉神経中脳路核……109
三叉神経毛帯……191
視運動性反応……101
視蓋……88
視蓋脊髄路……165, 226
視蓋前域……88, 201
視覚反射……201
視覚連合野……39
耳下腺……128
識別性触圧覚……187
糸球体……214
糸球体周囲細胞……216
視交叉……198
視交叉上核……81, 202
視索……255
視索上核……80
視索前野……82
視床……66, 67, 70, 256
視床VL核……143
歯状回……28, 46, 256
視床下核……56, 75
歯状核……140, 143
視床下部……53, 66, 67, 79, 176
視床下部外側野……81

視床下部下垂体系……79	上昇層……46	深部脳刺激……74
視床下部腹内側核……82	上小脳脚……140, 255	深部の大脳静脈……253
視床後部……72	上小脳脚交叉……102	遂行機能……36
視床上部……66, 67, 77	上神経節……129	髄質……18
視床髄板内核……122	上錐体静脈洞……254	錐状体細胞……193
視床線条体静脈……253	上前頭回……25	水晶体プラコード……186
矢状断……230	上前頭溝……247	髄節……152
視床網様核……72, 74	上側頭回……27	錐体……117
視神経……168, 255	上側頭溝……247	錐体オプシン……194
耳神経節……176	上大脳静脈……252	錐体外路……164
耳石……211	上唾液核……110, 128	錐体外路系……183, 226
耳石膜……211	情動……51	錐体外路症状……227
膝蓋腱反射……167	衝動性眼球運動……88	錐体細胞……29
実行機能……36	上頭頂小葉……26, 37, 191	錐体細胞層……45
室周線維系……83	上頭頂連合野……37	錐体路……102, 134, 164
失書……38	小脳……14, 136, 255	錐体路系……183, 223
膝神経節……111	小脳回……136	錐体路症状……223
室頂核……140	小脳核……139	髄板内核……56, 73
失読……38	小脳核ニューロン……146	水平断……230
室傍核……80	小脳活樹……139	水平方向の音源定位……206
シナプス可塑性……48	小脳糸球体……146	髄膜……21
耳プラコード……186	小脳赤核路……91	ストレス反応……107
視放線……40, 199	小脳長期抑圧……124, 149	星状細胞……29, 145
シャーファー側枝……47	小脳皮質……138	正中中心核……56, 73
縦橋線維……114, 116	小帽……210	正中縫線核……97
自由終末……188	静脈洞交会……254	静的迷路……211
終脳……14, 22, 255	小葉……136	青斑核……76, 106
周波数局在性……34	触圧覚……187	赤核……91
終末グリア……188	触覚……187	赤核オリーブ路……91, 124
終末神経節……176	触覚受容器……188	赤核小細胞部……143
上位運動ニューロン……223	自律神経系……17	赤核脊髄路……91, 165, 226
上オリーブ外側核……206	自律神経節……170, 174	赤核大細胞部……143
上オリーブ核……113	侵害受容器……188	脊髄……152
上オリーブ内側核……206	神経核……18	脊髄円錐……152
上オリーブ複合体……113	神経管……19, 158	脊髄オリーブ路……124, 163
上顎神経……108	神経原線維変化……65	脊髄根……129
松果体……77, 255	神経節……18, 169	脊髄視蓋路……163
上丘……88, 201	神経節細胞……196	脊髄視床路……115, 161
上頸神経節……175	神経叢……171	脊髄小脳……124, 141
条件刺激……52	神経路……18	脊髄小脳路……161
上行性網様体賦活系……73, 96, 97, 122	進行波……204	脊髄神経……17, 171
上鰓プラコード……186	伸展受容器……188	脊髄神経節……154, 173
小細胞部……91	振動覚……187	脊髄網様体路……163
上矢状静脈洞……254	新皮質……29	脊柱……14
	深部知覚……188	赤緑色覚異常……194

Index

舌咽神経……117, 131, 169, 219
舌下神経……169
舌下神経核……117, 129
節後線維……174
節後ニューロン……174
舌状回……27
摂食中枢……81
節前線維……174
節前ニューロン……174
前角……156, 173
前核……70
前額断……230
前嗅核……216, 217
前交連……41
仙骨神経……171
前根……154
前索……159
前枝……154
前障……255
栓状核……140
線条体……56, 256
前脊髄視床路……159, 161
前脊髄小脳路……163
前側索系……115, 161, 191
前大脳動脈……250
前柱……156
前庭……210
前庭小脳……144, 213
前庭小脳路……112
前庭神経……212
前庭神経核……111, 144, 212
前庭神経節……111, 212
前庭脊髄反射
　　……112, 144, 213, 226
前庭脊髄路……165, 226
前庭動眼反射……111, 144, 213
前頭眼窩皮質……36
前頭眼野……33
前頭極……25
前頭溝……247
前頭前皮質……36
前頭前野……36
前頭前野内側部……36
前頭前野背外側部……36
前頭葉……25

前脳基底部……62
前皮質脊髄路……134, 159, 164
前腹側核［蝸牛神経核］……113
前腹側核［視床］……72
前補足運動野……222
前有孔質……62
前葉……136
双極細胞……196
臓性……185
僧帽細胞……216
相貌失認……39
側角……157, 173
側坐核……56
側索……159
側柱……157
側頭溝……247
側頭葉……27
側頭葉・アンモン路……47
側頭葉てんかん……48
側頭連合野……38
側脳室……19, 257
側脳室脈絡叢……45
側副溝……28, 256
束傍核……56, 73
粗大な触圧覚……187

た

第1鰓弓……109
第一裂……136
体温調節……83
台形体……115
台形体核……113, 206
対光反射……88
大細胞部……91
第三脳室……19, 257
帯状回……29, 255
帯状回狭……29
帯状溝……255
帯状溝縁部……255
苔状線維……46
帯状皮質運動野……222
大錐体神経……111
体性……185
体性感覚……187
体性感覚連合野……191

体性神経系……17
体節……152, 186
大大脳静脈……253
大脳……14, 22
大脳横裂……22
大脳核……22
大脳基底核……55, 92, 256
大脳脚……85, 102, 255
大脳縦裂……22
大脳小脳……124, 143
大脳半球……14
大脳辺縁系……39, 176, 183
体部位局在性……34
大縫線核……97, 122
第四脳室……19, 257
多重支配……148
手綱……77
手綱核……77, 97
単一支配……147
淡蒼球……56, 256
緻密部……56, 93
着衣失行……38
中隔……47, 54
昼間視……193
中間質……157
中間質外側核……157
中間質外側部……173
注視……100
中小脳脚……140, 255
中心灰白質……54, 90
中心核……53, 89
中心管……154
中心溝……25, 246, 255
中心後回……27, 255
中心後溝……26, 255
中心前回……25, 255
中心前溝……25, 255
中心被蓋路……102, 115, 219
中心傍小葉……255
中枢神経系……14
中前頭回……25
中側頭回……27
中大脳動脈……251
中脳……14, 85, 255
中脳蓋……85, 88

中脳水道……19, 257
中脳被蓋……85
中脳網様体……95
虫部……136
腸管神経系……17, 177
長期増強……48
長期抑圧……48
鳥距溝……27, 199, 248, 255
頂上樹状突起……45
調節反射……89
聴放線……40
直静脈洞……254
直接路……59
陳述記憶……48
椎骨動脈……252
椎前神経節……175
椎傍神経節……175
痛覚……187
伝導路……18
島……28, 255
頭蓋……14
動眼神経……169
動眼神経核……100
動眼神経副核……100
統合系……180
瞳孔反射……88
投射線維……19, 40
投射路……18
登上線維……124, 144, 147
闘争か逃走……175
頭頂間溝……26, 247
頭頂後頭溝……25, 248, 255
頭頂葉……26
頭頂連合野……37
動的迷路……210
島皮質……28, 220
等皮質……29
動脈圧受容器反射……126
動毛……205
特殊核……73
特殊求心性……181
特殊臓性遠心性……181
閉じた延髄……117
ドパミン……135
ドパミン作動性ニューロン……94

ドパミン受容体D_1……59
ドパミン受容体D_2……60
トランスデューシン……195

な

内眼筋……99
内嗅領皮質……29, 47, 216, 217
内頸静脈……254
内頸動脈……249
内耳神経……169
内節……56
内側核……71
内側下行路……165, 224
内側膝状体……72, 208
内側縦束……101, 115, 213
内側前庭脊髄路……112, 213
内側前脳束……83, 94
内側中隔……64
内側副オリーブ核……123
内側毛帯……102, 115, 121, 134
内側毛帯系……161, 190
内大脳静脈……253
内包……40, 256
内有毛細胞……203
内リンパ……203
ナルコレプシー……82
軟膜……21
におい受容体……214
日内リズム……81
乳頭体……47, 255
乳頭体核……81
認知ループ……58
脳回……19, 25
脳幹……14
脳幹網様体……95
脳弓……46, 83, 256
脳溝……19, 25
脳室系……19, 257
脳室周囲器官……125, 127
脳神経……17, 168
脳脊髄液……14
脳底静脈……253
脳底動脈……252
脳梁……41, 256
ノルアドレナリン……106, 135

ノルアドレナリン作動性ニューロン……107

は

パーキンソン病……93
バーグマングリア……147
背外側被蓋核……75, 97, 107, 108
排泄腔膜……185
背側核［蝸牛神経核］……113
背側経路……37
背側視床……70
背側皮質……89
背側副オリーブ核……123
背側縫線核……76, 97
背内側核……71
ハイパー直接路……60
背腹軸……230
白質……18, 159
薄束……121, 160, 161
薄束核……121
白板……46
薄明視……193
バスケット細胞……145
バゾプレッシン……80
パチニ小体……188
馬尾……153
バビンスキー反射……223
パペッツの情動回路……81
半規管……210
半球……136
反屈束……77
反射……166
反射弓……166
パンソー……145
半側空間無視……38
被殻……56, 256
光受容体……193
光・電位変換……194
尾骨神経……171
皮質……18
皮質オリーブ路……124
皮質核路……223
皮質橋路……116
皮質視蓋投射系……88
皮質赤核路……91

Index

皮質脊髄路……164, 223
皮質内側核……54
尾状核……56, 256
ヒスタミン……82
皮節……171
非特殊核……73
鼻プラコード……186
表在性の大脳静脈……252
開いた延髄……117
フィードバック学習……149
フィードフォワード制御……150
フィネアス・ゲージの鉄梃事件……37
フォレル野……75
不確帯……75
副楔状束核……122
副交感神経……17
副交感神経系……176
副神経……129, 169
輻輳反射……89
腹側核……72
腹側経路……39
腹側視床……74
腹側淡蒼球……56
腹側被蓋野……56, 78, 94
物体失認……39
不等皮質……29
不動毛……205
プラコード……186
プルキンエ細胞……144
プルキンエ細胞層……138
ブローカの運動性言語中枢……25, 37
ブローカの対角帯垂直部……64
ブローカの対角帯水平部……64
ブロードマン領野……29
分界条……51, 84
分界条床核……54
分子層……138
吻内側被蓋核……96
吻尾軸……230
分離脳……43
平行線維……144, 145

平衡斑……211
ヘシュル氏回……208, 255
ベル麻痺……110
辺縁系ループ……59, 94
辺縁葉……29, 39
弁蓋……220
弁蓋部……25
扁桃体……51, 84, 216, 217
片麻痺……42
片葉小節葉……136, 144
傍巨細胞性網様核……119, 122
放射状層……46
報酬系……84, 95
報酬予測……95
房飾細胞……216
紡錘状回……28, 39
縫線核……77, 97, 119, 122
放線冠……40
膨大部……210
膨大部稜……210
補足運動野……33, 221
補足眼野……34

ま

マイスナー触覚小体……188
マイスナーの粘膜下神経叢……177
マイネルト基底核……63
マイヤーの係蹄……199
膜迷路……203
末梢神経系……14, 17
満腹中枢……82
味覚受容体……218
味細胞……218
脈絡叢……21
味蕾……218
無条件刺激……52
明順応……195
迷走神経……117, 129, 169, 219
迷走神経背側運動核……54, 117, 130
迷走神経背側複合体……130
メラトニン……77

メルケル細胞……188
メルケル触覚盤……188
網状分子層……46
網膜……193
網膜視蓋投射……88
網膜部位局在性……34
網様体……18, 95, 176
毛様体神経節……176
網様体脊髄路……165, 226
網様部……56, 93

や

薬物依存……95
優位半球……43
有線領……27, 199
有毛細胞……205
腰神経……171
腰膨大……152
翼口蓋神経節……176
翼板……158

ら, わ

ラセン器……203
卵形嚢……210
卵形嚢斑……211
梨状葉皮質……35, 216, 217
立体認知……37
立体認知不能……38
梁下野……29
ルフィーニ小体……188
レクセドの層分類……158
劣位半球……43
連合核……73
連合線維……19, 41
連合野……35
レンショー細胞……167
老人斑……65
漏斗核……80
ロドプシン……193
ロボトミー……72
ワーキングメモリー……37

著者プロフィール

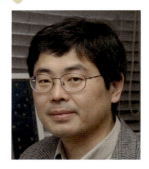

渡辺雅彦（わたなべ まさひこ）

北海道大学大学院医学研究院・解剖学分野教授．
1992年厳冬，荒ぶる津軽海峡を渡って家族5人で札幌に移り住んだ．以来，教育では解剖発生学，神経解剖学，人体解剖学の講義・実習を担当し，シナプス回路の解剖学的研究を行ってきた．形態から神経回路の成り立ちを理解し，その機能発現のしくみを読み解くことが研究の目標．広大な北海道の自然と産物を味わうことが生活の楽しみ．何かに夢中になって時間を忘れる瞬間が人生の悦び．

第Ⅲ部に掲載したMRI画像は，著者が所属する北海道大学大学院医学研究院解剖学分野解剖発生学教室ホームページ内，講義・実習②（https://aande.hokkaido.university/lectures2.html）から，フリーの画像ビューアとともにダウンロードできます．

カラー図解 脳神経ペディア
「解剖」と「機能」が見える・つながる事典

2017年8月10日　第1刷発行

著　者	渡辺雅彦（わたなべまさひこ）
発行人	一戸裕子
発行所	株式会社 羊 土 社 〒 101-0052 東京都千代田区神田小川町 2-5-1 TEL　03（5282）1211 FAX　03（5282）1212 E-mail　eigyo@yodosha.co.jp URL　www.yodosha.co.jp/
イラスト	株式会社日本グラフィックス
印刷所	株式会社 平河工業社

© YODOSHA CO., LTD. 2017
Printed in Japan

ISBN978-4-7581-2082-1

本書に掲載する著作物の複製権，上映権，譲渡権，公衆送信権（送信可能化権を含む）は（株）羊土社が保有します．
本書を無断で複製する行為（コピー，スキャン，デジタルデータ化など）は，著作権法上での限られた例外（「私的使用のための複製」など）を除き禁じられています．研究活動，診療を含み業務上使用する目的で上記の行為を行うことは大学，病院，企業などにおける内部的な利用であっても，私的使用には該当せず，違法です．また私的使用のためであっても，代行業者等の第三者に依頼して上記の行為を行うことは違法となります．

JCOPY ＜（社）出版者著作権管理機構　委託出版物＞
本書の無断複写は著作権法上での例外を除き禁じられています．複写される場合は，そのつど事前に，（社）出版者著作権管理機構（TEL 03-3513-6969，FAX 03-3513-6979，e-mail：info@jcopy.or.jp）の許諾を得てください．

羊土社のオススメ書籍

実験医学別冊　最強のステップUPシリーズ
初めてでもできる！超解像イメージング
STED、PALM、STORM、SIM、顕微鏡システムの選定から撮影のコツと撮像例まで

岡田康志／編

これまでの光学顕微鏡の限界200nm以下の分解能での観察を可能にする夢の技術「超解像イメージング」．現場のプロトコール・原理・関連技術をまとめた実験書がついに誕生！ 撮像例のフォトグラビアとWEB動画付き．

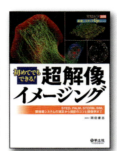

- 定価（本体7,600円＋税）
- B5判
- 308頁
- ISBN 978-4-7581-0195-0

実験医学別冊　最強のステップUPシリーズ
in vivo イメージング実験プロトコール
原理と導入のポイントから2光子顕微鏡の応用まで

石井　優／編

これまでなかった＆これから必須な，注目の先端実験を詳説する入門書が満を持して登場！ 生きたマウスの中で免疫・がん・神経細胞の動きを可視化する，生体イメージングの原理・機器・手技の実際までがこの一冊に．

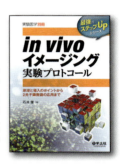

- 定価（本体6,200円＋税）
- B5判
- 251頁
- ISBN 978-4-7581-0185-1

完全版 マウス・ラット疾患モデル活用ハンドブック
表現型，遺伝子情報，使用条件など

秋山　徹，奥山隆平，河府和義／編

医薬生物学研究で必須のマウス・ラットを，がん・脳神経・免疫などの研究分野ごとに厳選して収録．遺伝子情報や使用条件といった実践的データをコンパクトに解説したガイドブック．満載の図表で表現型がよくわかる！

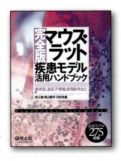

- 定価（本体8,500円＋税）
- B6判
- 605頁
- ISBN 978-4-7581-2017-3

マウスカラーアトラスと写真で見る脳実験マニュアル

黒川　衛／編

マウスの頭部解剖からヒト脳の基礎知識まで掲載したアトラス編と，脳関連実験手技や行動解析法が写真でわかる実験・解析編の2部構成．ほかにもマウスの基礎知識が満載！

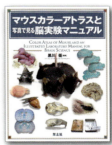

- 定価（本体6,800円＋税）
- A4変型判
- 212頁
- ISBN 978-4-89706-494-9

発行　羊土社 YODOSHA
〒101-0052　東京都千代田区神田小川町2-5-1　TEL 03(5282)1211　FAX 03(5282)1212
E-mail：eigyo@yodosha.co.jp
URL：www.yodosha.co.jp/

ご注文は最寄りの書店，または小社営業部まで

羊土社のオススメ書籍

免疫ペディア
101のイラストで免疫学・臨床免疫学に強くなる！

熊ノ郷 淳／編

複雑な免疫学を体系的に解説！ビジュアライズされた紙面と豊富なイラストですぐに理解！免疫学の基礎から、がん免疫・腸内細菌など注目の話題までしっかり網羅！河本宏先生描下ろしイラストの表紙が目印です．

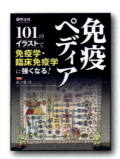

- 定価（本体5,700円＋税）　■ B5判
- 317頁　■ ISBN 978-4-7581-2080-7

骨ペディア
骨疾患・骨代謝キーワード事典

日本骨代謝学会／編

骨粗鬆症，関節リウマチ，骨転移など多岐にわたる骨疾患，これらを基礎から臨床までまるごと理解！骨代謝を司る重要な因子や疾患，治療・診断をキーワードにイラスト入りで簡潔に解説．骨研究の全てが髄までわかる．

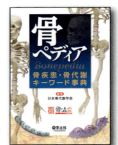

- 定価（本体6,800円＋税）　■ B5判
- 328頁　■ ISBN 978-4-7581-2056-2

Rとグラフで実感する生命科学のための統計入門

石井一夫／著

無料ソフトRを使うことで手を動かしながら統計解析の基礎が身につく！　グラフが豊富で視覚的に確率分布や検定を理解できる！　統計の基本から機械学習まで幅広く網羅した1冊．すぐに使えるRのサンプルコード付．

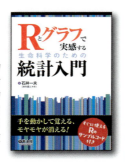

- 定価（本体3,900円＋税）　■ B5判
- 212頁　■ ISBN 978-4-7581-2079-1

行動しながら考えよう
研究者の問題解決術

島岡 要／著

行動しながら考えれば，あなたの研究生活を取り巻く「悩み」を解決できる．重苦しい悩みに足を絡め取られた状態で漫然と実験をするのはもうやめよう．あなた自身を取り戻し，あなたが一番するべき仕事に集中しよう．

- 定価（本体2,400円＋税）　■ 四六判
- 239頁　■ ISBN 978-4-7581-2078-4

発行　羊土社 YODOSHA
〒101-0052　東京都千代田区神田小川町2-5-1　TEL 03(5282)1211　FAX 03(5282)1212
E-mail：eigyo@yodosha.co.jp
URL：www.yodosha.co.jp/

ご注文は最寄りの書店，または小社営業部まで